Heike Nordmann

Demenz

Ein Ratgeber für Angehörige und Freunde

mit Porträts von Susanne Berg und
Fotografien von Sibylle Fendt

Stiftung Warentest

Inhaltsverzeichnis

6 Was wollen Sie wissen?

11 Demenz und nun?
12 Haben Sie Mut zur richtigen Diagnose!
21 Nun sind Informationen wichtig
24 Prüfen Sie Ihre Ressourcen, wenn Sie helfen wollen
30 Was sich für Sie ändern wird
34 Nicht vergessen: Was wünscht sich Ihr Angehöriger?
37 Treffen Sie Entscheidungen

42 Den richtigen Weg finden: **Die Geschichte von Willi und Inge Nossol**

47 Das Alleinleben ermöglichen
48 Hilfe und Unterstützung für Alleinlebende
55 Die Wohnung sicher gestalten
61 Die Grenzen des Alleinlebens
64 Alternative Wohnformen

70 Den richtigen Weg finden: **Die Geschichte von Margareta Mezei und Erika Godo**

75 Den Alltag gemeinsam gestalten
76 Miteinander kommunizieren
84 Tag und Nacht strukturieren
90 Die richtige Ernährung
100 Körperpflege und Hygiene
107 Das soziale Umfeld
111 Gefährliche Situationen vermeiden
114 Mit Demenz im Krankenhaus

118 Den richtigen Weg finden: **Die Geschichte von Elke und Lothar Gärtner**

123 Konflikte bewältigen
124 Die täglichen Herausforderungen
131 Aggression erkennen und vermeiden
134 Finden Sie Entlastung
138 Netzwerk helfender Hände

144 Den richtigen Weg finden: **Die Geschichte von Gisela Albig und Manfred Dennerlein**

24
Zu Hause pflegen oder nicht: Eine Entscheidung treffen

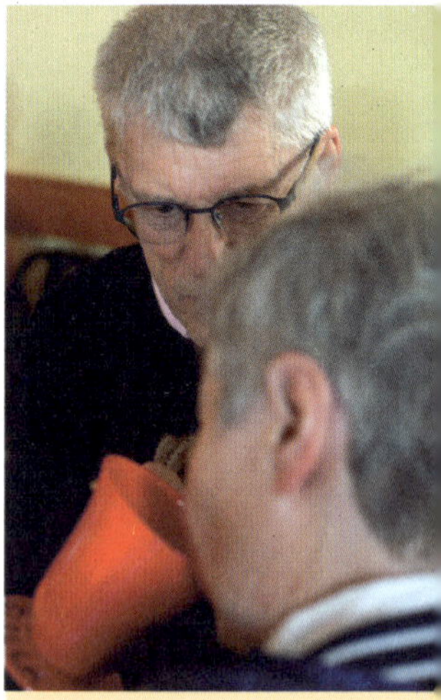

134
Selbst gesund bleiben: Hilfe und Entlastung finden

42

„Viele Gewohnheiten muss man ändern."

Inge Nossol

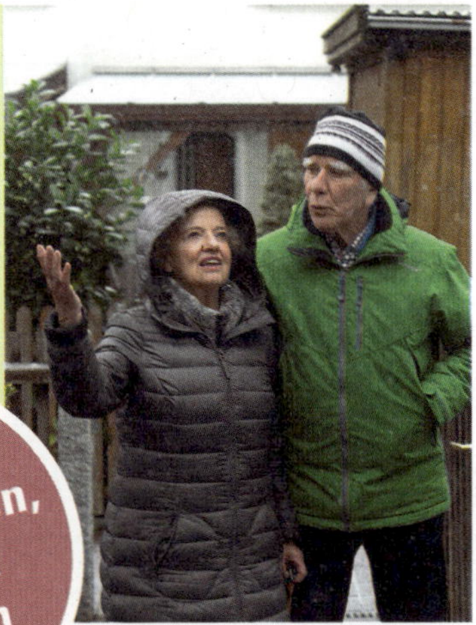

Erfahrungen, die Mut machen

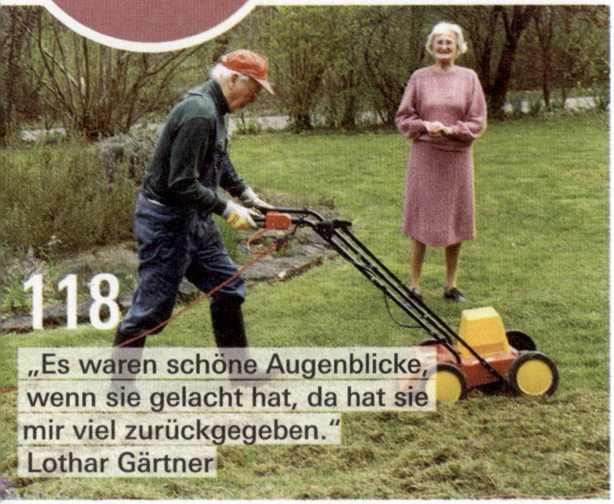

118

„Es waren schöne Augenblicke, wenn sie gelacht hat, da hat sie mir viel zurückgegeben."

Lothar Gärtner

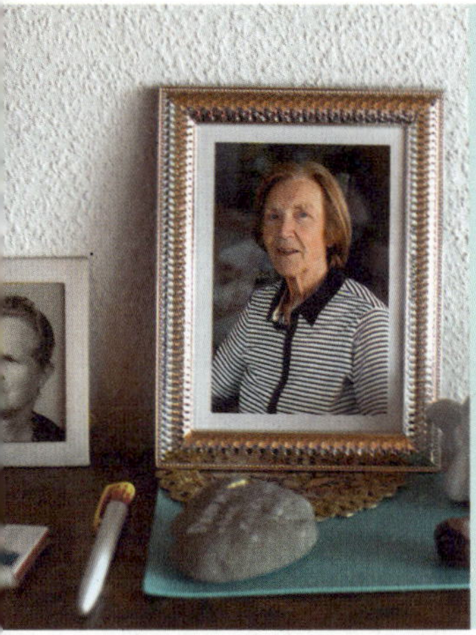

164

„Ich denke nicht nur an die schwierige letzte Zeit, sondern an das Schöne."

Horst Kolb

149 Abschied zu Lebzeiten

150 Abschied auf Raten

156 Begleitung bis zuletzt

159 Das Leben danach

164 Den richtigen Weg finden: **Die Geschichte von Helga, Horst und Kristine Kolb**

169 Extra: Finanzen und Vorsorge

170 Richtig vorsorgen

181 Leistungen der Pflegeversicherung

190 Die gesetzliche Krankenversicherung

194 Staatliche Unterstützung

197 Teilhabe bei Schwerbehinderung

200 Rechte und Ansprüche pflegender Angehöriger

202 Hilfe

202 Adressen

204 Stichwortverzeichnis

Was wollen Sie wissen?

Die Begleitung eines Menschen mit Demenz ist eine langfristige und verantwortungsvolle Aufgabe. Zwischen der ersten Diagnose und dem Lebensende liegen viele Jahre, die schöne und traurige Zeiten umfassen. Dieser Ratgeber richtet sich an diejenigen, die gemeinsam mit einem Demenzkranken diesen Weg gehen wollen.

Wo liegt die Grenze zwischen Schusseligkeit und beginnender Demenz?

Stellen Sie sich zuerst die Frage: „Hat sich wirklich etwas verändert?" Wenn jemand schon immer vergesslich war, wird sich dies mit zunehmendem Alter nicht ändern. Werden Sie aufmerksam, wenn Ihr Angehöriger Schwierigkeiten mit Situationen hat, die früher kein Problem waren. Das kann die Orientierung im Hotel am Urlaubsort sein oder die Vorbereitung eines Familientreffens. Auch Stimmungsschwankungen oder Antriebslosigkeit können Zeichen einer beginnenden Demenz sein. Nehmen Sie solche Symptome nicht einfach als normale Alterserscheinung hin. Je früher die Ursachen gefunden sind, desto früher kann der Krankheitsverlauf verlangsamt werden. Motivieren Sie Ihren Angehörigen deshalb zum Besuch beim Facharzt (siehe S. 13f). Je früher Sie sich mit der Diagnose und Ihren Folgen für Ihren Angehörigen, Ihre Familie und Sie selbst auseinandersetzen, umso mehr können Sie gemeinsam erreichen.

Eine demenzielle Erkrankung wurde diagnostiziert. Was heißt das nun für uns?

Von der Diagnose der Demenz sind immer wenigstens zwei Seiten betroffen: der Kranke selbst und seine Angehörigen, also seine Partner, seine Verwandten und alle weiteren Personen, die sich mit ihm verbunden fühlen. Wenn Sie Angehöriger eines Demenzkranken sind, sollten Sie sich zunächst gut über die Krankheit informieren und auch darüber, welche Möglichkeiten es gibt, das Leben mit Demenz zu gestalten. Beraten lassen können Sie sich persönlich in Beratungsstellen, aber auch telefonisch und übers Internet (siehe S. 21). Überlegen Sie sich, wieweit Sie sich selbst in die Versorgung und Begleitung Ihres demenzkranken Angehörigen einbringen können und wollen. Ab Seite 37 finden Sie Hinweise, die Ihnen bei der Entscheidungsfindung helfen.

Kann meine Mutter mit dieser Diagnose weiterhin allein in ihrer Wohnung leben?

Die Diagnose Demenz bedeutet nicht automatisch, dass jemand kurzfristig umziehen muss. Es gibt viele Möglichkeiten, die Wohnung so zu gestalten, dass auch ein Mensch mit Demenz dort sicher und zufrieden leben kann. Technische Lösungen helfen, Gefahren durch Feuer, Wasser oder durch „Weglaufen" zu minimieren (siehe S. 128). Ab Seite 55 finden Sie Tipps, wie Sie die Selbstständigkeit Ihres Angehörigen in der eigenen Wohnung verbessern und unterstützen können. Irgendwann wird jedoch der Zeitpunkt kommen, an dem ein Demenzkranker nicht mehr allein wohnen kann. Mittlerweile gibt es in vielen Regionen Deutschlands auch Alternativen zum Pflegeheim. Welche dies sind und worauf Sie beim Umzug achten sollten, erfahren Sie auf Seite 64ff.

Ein normales Gespräch überfordert meinen Ehemann. Wie können wir einander verstehen?

Im frühen und mittleren Stadium einer Demenz können Sie viel dazu beitragen, dass der Betroffene Sie besser versteht (siehe S. 76f). Das fängt schon damit an, dass Sie eine ruhige Atmosphäre schaffen, sodass Ihr Angehöriger sich leichter auf Sie konzentrieren kann. Sprechen Sie in einfachen und leicht verständlichen Sätzen. Schreien Sie nicht und vermeiden Sie „Kindersprache"! Wenn die Demenz weiter fortgeschritten ist, wird Ihr Angehöriger die Inhalte eines Gesprächs vielleicht nicht mehr verstehen. Trotzdem wird er Emotionen und die Stimmung wahrnehmen. Ab Seite 82 finden Sie Beispiele, wie Sie auch ohne Worte sprechen können. Denn, egal in welcher Form, Kommunikation bleibt wichtig.

Die Pflege meiner Mutter kostet Kraft. Wie kann ich schwierige Situationen besser bewältigen?

Es ist ganz normal, wenn Sie in der Begleitung Ihres Angehörigen auch mal mit Ihren Kräften am Ende sind. Ab Seite 124 finden Sie Tipps, wie Sie klassische Alltagssituationen für alle Beteiligten einfacher gestalten können. Behalten Sie auch Ihre eigenen Bedürfnisse und Ihre Gesundheit im Blick. Wer sich in der Pflege völlig aufopfert, wird häufig selbst krank. Eine Demenzerkrankung verläuft meistens über viele Jahre. Überlegen Sie sich deshalb von Anfang an, wie Sie sich Auszeiten von der Pflege gönnen können (siehe S. 134ff). Machen Sie sich klar: Die langfristige Begleitung eines Menschen mit Demenz gelingt nie allein, sondern nur gemeinsam. Ab Seite 138 finden Sie Informationen zur Gestaltung Ihres Hilfenetzwerks. Installieren Sie es frühzeitig, damit es funktioniert, wenn es wirklich nötig ist, und scheuen Sie sich nie, Hilfe in Anspruch zu nehmen.

Der Tag wird kommen, an dem mein Vater mich nicht mehr erkennt. Wie gehe ich damit um?

Im Verlauf einer Demenzerkrankung verliert Ihr Angehöriger immer wieder Fähigkeiten und irgendwann auch seine Persönlichkeit. Damit müssen Sie sich auseinandersetzen. Deshalb wird eine Demenzerkrankung auch als ein „Abschied auf Raten" beschrieben. Ähnlich wie beim Tod eines geliebten Menschen ist es ganz normal, wenn Sie Trauer, Schuldgefühle, vielleicht auch Wut verspüren. Machen Sie sich bewusst, dass das Abschiednehmen zur Begleitung eines Menschen dazugehört und dass Sie mit widersprüchlichen Gefühlen (siehe S. 149ff) konfrontiert werden. Abschied nehmen heißt auch loslassen. Wenn Ihr Angehöriger Sie nicht mehr erkennt, nehmen Sie ihn – so schwer es für Sie auch sein wird – als Mensch mit seinem momentanen Erleben an.

So viel Papierkram! Wo fange ich an?

Wichtig ist: Wenn Sie für Ihren Angehörigen den Papierkram erledigen sollen, benötigen Sie dafür eine Vollmacht oder das Gericht muss Sie zum gesetzlichen Betreuer (siehe S. 176ff) berufen. Checken Sie Verträge und Finanzen: Welche Versicherungen bestehen, wo liegen wichtige Verträge, wie ist die soziale und finanzielle Absicherung Ihres Angehörigen geregelt? Stellen Sie einen Antrag auf Leistungen der Pflegeversicherung (siehe S. 181ff), sobald Sie Einschränkungen bei der Bewältigung des Alltags Ihres Angehörigen feststellen. Informieren Sie sich über weitere Leistungen beispielsweise von der Krankenversicherung, dem Sozialamt oder vom Versorgungsamt (siehe S. 197ff). Auch Sie als pflegender Angehöriger haben Ansprüche auf finanzielle Leistungen (siehe S. 200ff).

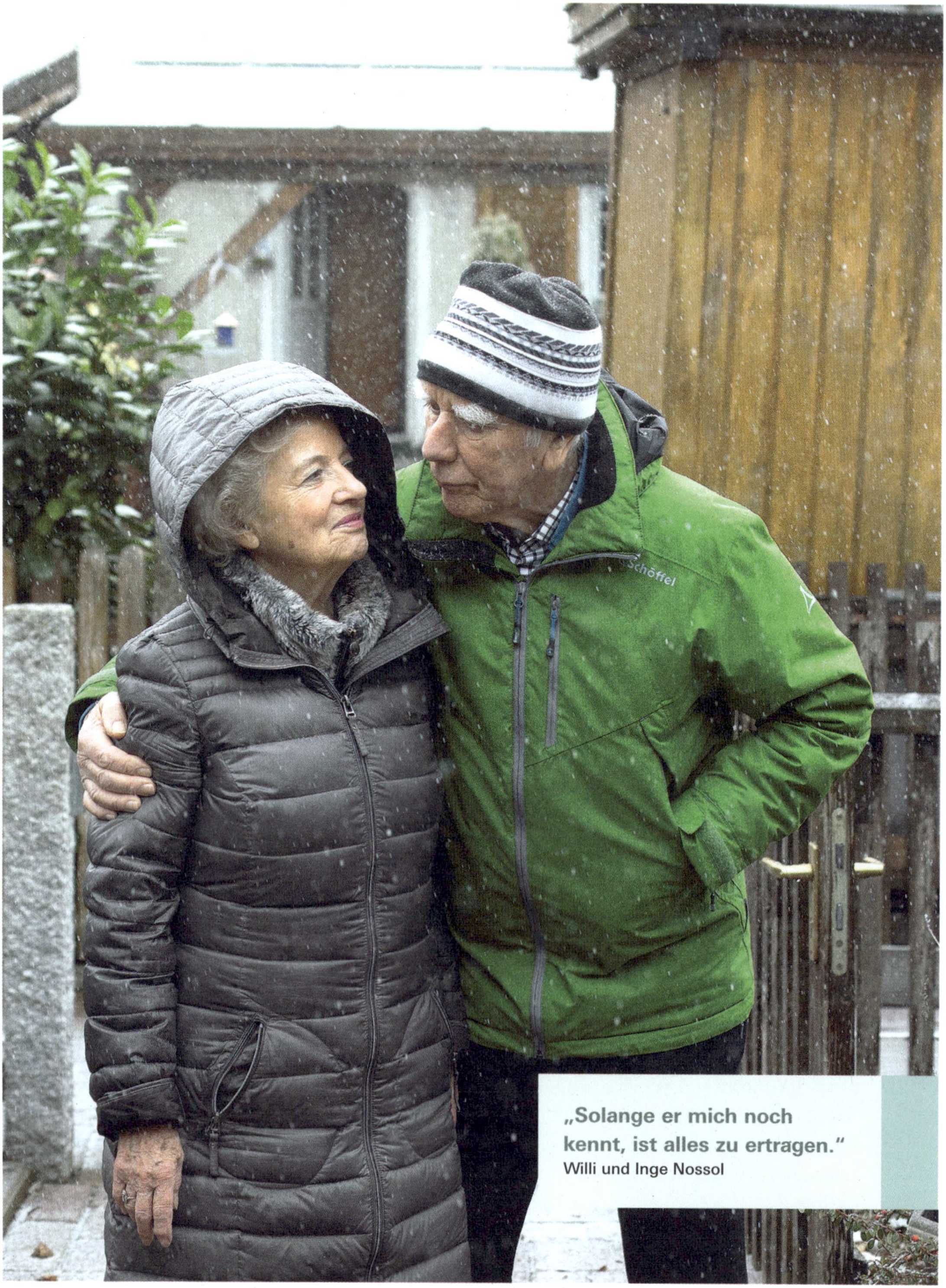

„Solange er mich noch kennt, ist alles zu ertragen."

Willi und Inge Nossol

Demenz und nun?

Wenn bei Ihrem Angehörigen eine Krankheit diagnostiziert wird, die zur Demenz führt, ist das ein immenser Einschnitt in sein, aber auch in Ihr Leben. Gemeinsam sollten Sie nun wichtige und für beide richtige Entscheidungen für die Zukunft treffen.

Am Anfang steht oft nur eine böse Vorahnung. Die Mutter oder der Ehemann benimmt sich in letzter Zeit komisch, es werden immer häufiger Termine vergessen oder der Haushalt wird vernachlässigt. Vielleicht haben Sie Ähnliches auch schon mal im Familien- oder Bekanntenkreis erlebt? Dann kursiert schnell das Schreckgespenst der Demenz. Weder Angst noch Verdrängung helfen jedoch weiter, wenn es um eine demenzielle Erkrankung geht. Auch wenn es schmerzt, sollten Sie im Interesse des Betroffenen und auch in Ihrem eigenen Interesse auf eine frühzeitige Diagnose drängen. Denn erst wenn Sie wissen, was die Ursache der Demenz ist, können Sie sich darauf einstellen und den weiteren Umgang mit der Erkrankung und damit die nächsten Jahre planen.

Viele Angehörige berichten, dass ihnen die Diagnose nach dem anfänglichen Schock auch Erleichterung verschafft hat. Die Krankheit hat einen Namen. Manche Entwicklungen sind vielleicht nun sogar in gewissem Umfang vorhersehbar, sodass sich alle Beteiligten frühzeitig damit beschäftigen können. Dann fällt es oft auch leichter, wichtige Entscheidungen zu fällen.

Haben Sie Mut zur richtigen Diagnose!

Hinter einer Demenz können viele Krankheiten stehen. Erst wenn die Ursache der Demenz bekannt ist, lassen sich Entscheidungen für die Zukunft treffen.

Demenz ist nicht gleich Demenz. Genau genommen ist Demenz selbst keine Erkrankung, sondern ein Sammelbegriff für bestimmte Symptome wie Vergesslichkeit, mangelnde Orientierung in Raum und Zeit, Veränderungen der Persönlichkeit und bei fortschreitendem Krankheitsverlauf auch zunehmend der Verlust von Körperfunktionen. Eine Vielzahl von Krankheiten kann diese Symptome verursachen. Viele sind tatsächlich degenerative Erkrankungen, die sich letztlich nicht heilen lassen. Es gibt aber auch viele Krankheiten mit demenziellen Symptomen, die sehr gut behandelbar sind. Die Diagnose zu scheuen, würde in diesem Fall einen unnötigen Verlust von Lebensqualität bedeuten, für den Betroffenen, für Sie und für alle anderen Personen im sozialen Umfeld.

Demenz ist nicht einfach Vergesslichkeit

Vor allem ist eine Demenz keine Alterserscheinung, die man einfach als „normal" hinnehmen muss. Eine Demenz unterscheidet sich grundlegend von einer „gesunden" Vergesslichkeit oder Schusseligkeit. Werden Sie aufmerksam, wenn sich bei Ihrem Angehörigen Verhaltensweisen verändern. Wer sich noch nie gut Namen merken konnte, wird dies mit oder ohne Demenz auch im Alter nicht gut können. Wer immer etwas zerstreut ist, Termine durcheinanderbringt oder sich nicht mehr so ganz sicher ist, was er am Vortag getan hat, ist nicht demenzkrank.

„Je früher Sie herausfinden, was hinter einer Demenz steckt, desto größer sind die Chancen, eine behandelbare Krankheit zu erkennen oder den Krankheitsverlauf zu verlangsamen.

Eine Demenz fällt vor allem auf, wenn Fähigkeiten, die vorher vorhanden waren, offensichtlich nachlassen oder wenn der Betroffene plötzlich auffallend traurig, zurückgezogen oder aggressiv ist.

Häufig bemerken Angehörige eine Demenz erst dann, wenn sich irgendetwas am Umfeld verändert. In Beratungsstellen berichten viele, dass ihnen zum ersten Mal im Urlaub aufgefallen ist, dass etwas nicht stimmt, beispielsweise weil der Ehepartner sich auch nach mehreren Tagen noch auf dem Weg vom Zimmer zum Frühstücksraum verlaufen hat. Auch bei Familientreffen, etwa zu Weihnachten oder Geburtstagsfeiern, kann es auffallen, dass sich ein Familienmitglied ungewöhnlich verhält, beispielsweise gut bekannte Familienmitglieder nicht mehr richtig zuordnen kann oder den zeitlichen Ablauf des Tages mehrfach vergisst oder seine geistigen Fähigkeiten nachgelassen haben.

An welchen Arzt können Sie sich wenden?

Die Diagnose einer Demenz ist eine schwierige Angelegenheit. Es gibt bisher nicht die eine Blutuntersuchung oder das eine bildgebende Verfahren, um die Krankheit hinter der Demenz herauszufinden. Stattdessen muss sich der Arzt über verschiedene diagnostische Verfahren an die Ursache herantasten. Wichtig ist dabei auch, dass behandelbare Krankheiten, die zu demenziellen Symptomen führen, frühzeitig erkannt werden. Wie bei anderen schwerwiegenden Krankheiten gelingt dies nur, wenn die richtigen Fachleute beteiligt sind.

Der erste Ansprechpartner ist oft der Hausarzt. Dieser ist gerade für ältere Menschen häufig eine langjährig bekannte Vertrauensperson. Hier liegt eine große Chance der Frühdiagnostik, wenn der Arzt sensibel für Veränderungen bei seinem Patienten ist und diesen im Verdachtsfall auch zum Besuch eines Facharztes oder einer Klinik motiviert. Die Diagnosemöglichkeiten beim Hausarzt sind jedoch eher beschränkt. Oft machen Hausärzte nur ein kurzes Screening, etwa mit dem Uhrentest.

Meist überweist der Hausarzt den Patienten beim Verdacht einer demenziellen Erkrankung zu einem niedergelassene Neurologen und Psychiater. Fachärzte für Neurologie oder Psychiatrie haben spezielle Kenntnisse zur Funktionsweise der Nerven und des Gehirns und zu den damit zusam-

Seien Sie aufmerksam! Viele Demenzkranke merken selbst, dass mit ihnen etwas nicht stimmt und dass ihnen bestimmte Situationen schwerfallen. Wenn jemand plötzlich keine Lust mehr auf sonst übliche Reisen oder Familienfeiern hat, obwohl er körperlich fit erscheint, können dies erste Anzeichen für Einschränkungen der Gehirnleistung sein.

menhängenden körperlichen und psychischen Krankheiten. Viele von ihnen haben eigene Praxen oder sie haben sich medizinischen Zentren angeschlossen. In ihren Praxen ist eine differenzierte Diagnose und Behandlung der Demenz möglich. Für manche aufwendige diagnostische Verfahren, etwa die Computertomografie (CT) oder die Magnetresonanztomografie (MRT), wird bei Bedarf an entsprechende medizinische Einrichtungen verwiesen.

Kliniken und Gedächtnissprechstunden

Wenn niedergelassene Fachärzte nicht in der Nähe sind, beim gleichzeitigen Auftreten verschiedener (altersbedingter) Krankheiten oder auch bei akuten psychischen Störungen ist der Besuch einer Klinik eine Alternative. Im Rahmen einer Gedächtnisambulanz oder -sprechstunde bieten neurologische, psychiatrische oder geriatrische Fachkliniken umfassende Diagnosemöglichkeiten. Bei Bedarf werden Patienten auch stationär aufgenommen, etwa um eine Nervenwasseruntersuchung durchzuführen oder die Medikation zur Demenzbehandlung richtig einzustellen, da in einer Klinik direkt auf mögliche Neben- und Wechselwirkungen reagiert werden kann. Viele Menschen haben jedoch große Vorbehalte gegen den Besuch einer Klinik. Das ist insbesondere bei älteren Menschen der Fall und könnte dazu führen, dass sich der Betroffene lange gegen eine Erstdiagnose wehrt oder der innere Widerstand das Ergebnis verfälscht. Andererseits bieten die Fachkliniken das größte Spektrum an Diagnosemöglichkeiten und Fachpersonal. Wägen Sie deshalb ab, ob die Klinik die richtige Wahl ist, und besprechen Sie dies mit dem Haus- oder Facharzt.

▶ **Die Berufsverbände und Fachgesellschaften für u. a. Neurologie und Psychiatrie bieten auf einer gemeinsamen Internetseite Informationen zu neurologischen und psychischen Erkrankungen und auch eine Arztsuche an. Alle Informationen finden Sie unter www.neurologen-und-psychiater-im-netz.org oder www.dgn.org.**

Hausärzte haben eine wichtige Position im Hilfenetzwerk bei Demenz. Einige tun aber vielleicht demenzielle Probleme als Alterserscheinungen ab und verschreiben eventuell auch ohne gesicherte Diagnose Beruhigungsmittel oder Psychopharmaka. Spätestens wenn solche Medikamente verordnet werden, drängen Sie auf die Überweisung zu einem Facharzt.

Behandelbare Erkrankungen mit demenziellen Symptomen

In vielen Fällen wird eine degenerative, also eine nicht heilbare Demenzerkrankung diagnostiziert. Umso wichtiger ist es aber, zunächst alle Krankheiten, die behandelbar sind, auszuschließen.

→ Diagnose nur vom Profi

Jemandem aufgrund einer vorschnellen (Fehl-)Diagnose eine Behandlung und damit Lebensqualität vorzuenthalten, ist ein grober medizinischer und ethischer Fehler. Häufig sind einzelne Symptome sehr ähnlich und im Alter können die Grenzen noch mehr verschwimmen. Deshalb ist hier die fachärztliche Kompetenz gefragt.

Depressionen im Alter werden beispielsweise häufig weder von Laien noch von Ärzten erkannt. Problematisch ist, dass die Symptome zunächst oft eher körperlich sind, etwa Schmerzen, Magen-Darm-Beschwerden, Herzprobleme oder Schlafstörungen. Alles Dinge, die schnell als übliche Altersbeschwerden angesehen werden. Vielen ist außerdem nicht bekannt, dass die Altersdepression häufig auch mit Beeinträchtigungen von Aufmerksamkeit, Konzentration und Denkgeschwindigkeit einhergeht. Weil die körperlichen Beschwerden nicht ernst genommen werden, sind geistige Defizite und Stimmungsschwankungen häufig die ersten Symptome, die auffallen. Eine Depression lässt sich durch eine Kombination von Medikamenten, Psychotherapie und einer Aktivierung der sozialen Kontakte behandeln. Die geistigen Einschränkungen können bei frühzeitiger Behandlung weitgehend verschwinden.

Ein weiteres Beispiel für eine behandelbare Erkrankung ist die Demenz bei einer Parkinsonkrankheit. Sie ist meistens entweder auf die Parkinsonkrankheit selbst oder auf eine die Parkinsonerkrankung begleitende Depression zurückzuführen. Die Störung der Botenstoffe im Gehirn, die die Parkinsonkrankheit auslösen, kann auch die Gedächtnisleistung negativ beeinflussen. Eine gute medikamentöse Behandlung der Parkinsonerkrankung und eventuell die Diagnostik und Behandlung einer Depression können deshalb die Hirnleistung oft deutlich verbessern.

Alzheimerkrankheit

In vielen Fällen ist die Ursache der Demenz leider eine langfristig nicht behandelbare Erkrankung. Bei diesen sogenannten degenerativen Erkrankungen kommt es zu Abbauprozessen im Gehirn. Die häufigste dieser Erkrankungen ist die Alzheimerkrankheit. Das Risiko, daran zu erkranken, steigt mit zunehmendem Alter. Etwa zwei Drittel der Demenzerkrankten im höheren Alter sind Frauen. Dies liegt vor allem daran, dass Frauen insgesamt älter werden. Bei der Krankheit kommt es zu einem fortschreitenden Absterben der Gehirnzellen, sodass das

Behandelbare Krankheiten, die einer degenerativen Demenz ähneln

Die nachfolgend beispielhaft genannten Erkrankungen oder Körperzustände werden häufig mit degenerativen Demenzerkrankungen verwechselt. Eine genaue Diagnose muss durch den Facharzt erfolgen.

	Symptome	Behandlung
Depression (im Alter)	Stimmungsschwankungen, Niedergeschlagenheit, Einschränkung von Konzentrationsfähigkeit und Denkvermögen	Medikamente, Psychotherapie, soziale Kontakte
„Wasser im Gehirn", Normaldruck-Hydrozephalus	Gedächtnisstörungen, Orientierungsschwierigkeiten, Verhaltensauffälligkeiten, meistens in Kombination mit Harndrang und Gangstörungen	Operation zur Ableitung überschüssigen Nervenwassers aus dem Gehirn
Schilddrüsen-unterfunktion	Langsame Verminderung der geistigen Leistungsfähigkeit, später auch Persönlichkeitsveränderungen oder akute Unruhe	Medikamente
Gehirntumor	Je nach Lage des Tumors unterschiedliche Einschränkungen der Hirnleistung	Behandlung der Begleiterscheinungen des Tumors, bestenfalls Entfernen des Tumors
Flüssigkeitsmangel, Exsikkose	Trockene Schleimhäute, Hautfalten bleiben stehen, Kreislaufprobleme, akute Verwirrtheit	Trinken, bei starkem Flüssigkeitsmangel Infusion
Nebenwirkungen von Medikamenten	Einschränkungen des Denkvermögens und der räumlichen Orientierung	Vor allem, wenn mehrere Medikamente eingenommen werden, genaue Prüfung, ob es Wechselwirkungen und unerwünschte Nebenwirkungen geben kann; auch nicht verschreibungspflichtige Medikamente berücksichtigen
Delir (im Krankenhaus)	Akut auftretende Verwirrtheit, Aggression oder Apathie vor allem nach Operationen im Krankenhaus	Medikamente, Bewegung, soziale Kontakte (siehe S. 107ff)

Gehirn insgesamt schrumpft. Gleichzeitig lagern sich charakteristische Eiweißstoffe im Gehirn ab. Beides lässt sich bei fortgeschrittener Erkrankung durch bildgebende Verfahren erkennen. Durch den Abbau der Hirnzellen kommt es auch zu Störungen wichtiger Botenstoffe im Gehirn. Deshalb wird die Übertragung von Informationen zwischen den Nervenzellen gestört und es kommt schon in einem sehr frühen Krankheitsstadium zu Einschränkungen des Kurzzeitgedächtnisses. Wenn im Krankheitsverlauf weitere Botenstoffe betroffen sind, kommt es zu Stimmungsschwankungen, Gefühlsausbrüchen, Angst oder Unruhe.

Die Alzheimerkrankheit äußert sich zu Beginn oft mit Vergesslichkeit und zunehmenden Schwierigkeiten, sich zu orientieren. Auch die Fähigkeit, gleichzeitig verschiedene Dinge zu tun, nimmt ab. Das Langzeitgedächtnis bleibt häufig noch lange erhalten. Das ist der Grund, weshalb Alzheimerpatienten oft gut darauf reagieren, wenn man Erinnerungen aus ihrer Jugend oder aus ihrer Zeit als junge Erwachsene weckt. Im späteren Verlauf nimmt aber auch das Langzeitgedächtnis immer mehr ab und selbst nahe Angehörige werden nicht mehr erkannt.

Als belastend werden von Menschen aus dem Umfeld oft vor allem die Verhaltensauffälligkeiten empfunden. Am Beginn der Krankheit stehen oft Depressionen, Angst und ein gestörter Tag-Nacht-Rhythmus. Je nach Ausprägung der Alzheimererkrankung kann es zeitweise zu Wahnvorstellungen oder Halluzinationen kommen, die dann zu aggressivem Verhalten führen können.

Mit zunehmendem Abbau des Gehirns nehmen später auch die Körperfunktionen ab. Es entstehen beispielsweise Gangunsicherheit mit hoher Sturzgefahr, Inkontinenz und Schluckstörungen, bis die Demenz im letzten Stadium zur vollständigen Bettlägerigkeit führt.

Vaskuläre Demenz

Bei dieser Demenzform kommt es zu Durchblutungsstörungen im Gehirn. Durch einzelne oder viele kleine Schlaganfälle werden gedächtnisrelevante Strukturen geschädigt. Mit jedem Mini-Schlaganfall verringert

---

Mischformen sind möglich. Forscher haben mittlerweile verschiedene Krankheiten identifiziert, die das Gehirn auf unterschiedliche Art beeinflussen und damit auch zu verschiedenen Symptomen und auch Therapieansätzen führen. Oft tritt jedoch nicht nur eine Krankheit auf, sondern eine Mischform mit mehreren Erkrankungen.

sich die Hirnleistung. Im Gegensatz zur Alzheimerkrankheit verschlechtert sich das Krankheitsbild deshalb stufenweise. Auch hier steht der Verlust des Kurzzeitgedächtnisses am Anfang des Krankheitsbildes. Wie bei einem großen Schlaganfall treten aber häufig Probleme beim Sprechen und Verstehen auf. Außerdem sind die Fähigkeiten des komplexen Handelns früh betroffen. Je nach Lage des Schlaganfalls kann es früh zu Ausfällen einzelner Körperfunktionen und Lähmungserscheinungen kommen.

Frontotemporale Demenz

Diese Demenzform ist eher selten und betrifft vor allem Menschen zwischen 50 und 60 Jahren, teilweise auch noch jüngere. Charakteristisch sind ein fortschreitender Sprachverfall oder Verhaltensauffälligkeiten wie Enthemmtheit, Aggressivität und unangemessenes Sozialverhalten. Dazu kommt es, weil bei dieser Erkrankung vor allem der Stirn- und Schläfenbereich (Fronto-Temporal-Lappen) betroffen ist, in dem die Sprache und die Emotionen gesteuert werden.

Lewy-Körperchen-Demenz

Bei dieser Demenzform bilden sich charakteristische Einschlüsse in bestimmten Nervenzellen des Hirnstamms. Auffällig bei Lewy-Körperchen-Demenz sind starke Schwankungen der Hirnleistungen im Tagesverlauf. Typisch sind auch Halluzinationen, bei denen die Betroffenen Menschen oder Tiere sehen. Darüber hinaus kommt es häufig zu Bewegungsstörungen, die der Parkinsonkrankheit ähnlich sind.

Die Therapie von Demenzerkrankungen

Die meisten Demenzerkrankungen lassen sich auf Dauer nicht heilen. Es wurden aber sehr gute Erfolge erzielt beim Versuch, den Krankheitsverlauf aufzuhalten, wenn im frühen Krankheitsstadium mit einer umfassenden Therapie begonnen wurde. Zur Therapie gehören immer drei Säulen, die gut aufeinander abgestimmt werden sollten: Medikamente, nicht medikamentöse Therapie und das soziale Umfeld. Bei der nicht medikamentösen Therapie, vor allem aber bei der Gestaltung des sozialen Umfelds, können Sie Ihren Angehörigen durchaus unterstützen. Die Anwendung von Medikamenten gehört grundsätzlich in die Hände eines Facharztes.

Häufig gibt es nicht die eine richtige Behandlung, sondern Ärzte, Betroffene und Angehörige müssen gemeinsam herausfinden, was dem Patienten in der aktuellen Situation guttut. Im Frühstadium sind vor allem therapeutische Ansätze erfolgreich, die die Alltagsfähigkeiten fördern und erhalten. Außerdem zeigen die meisten Medikamente ihre besten Erfolge im Frühstadium. Je früher begonnen wird, gegen das Fortschreiten der Krankheit anzugehen, desto länger kann der Krankheitsverlauf aufgehalten werden.

Maßnahmen zur Behandlung einer Demenz

Eine degenerative Demenzerkrankung lässt sich zwar nicht heilen, aber der Krankheitsverlauf lässt sich verlangsamen. Die verschiedenen Maßnahmen lassen sich drei Säulen zuordnen.

Medikamente	**Nicht medikamentöse Therapie**	**Soziales Umfeld**
Antidementiva, vor allem zur Steuerung der Botenstoffe im Gehirn	Gedächtnistraining, in Maßen und in frühen Stadien sinnvoll, um geistige Fähigkeiten zu erhalten; Vorsicht bei Überforderung	Soziale Kontakte, Kontakte zur Familie, zu Freunden und Nachbarn halten und pflegen
Antidepressiva, vor allem im frühen Stadium teilweise geeignet	Verhaltenstherapie, vor allem am Krankheitsbeginn und bei Depressionen; geeignet für Betroffene und Angehörige	Orte des Erinnerns, die der Betroffene gerne aufgesucht hat, weiter besuchen (zum Beispiel Kneipe, Fußballplatz, Friedhof, Park, Hundewiese, Tante-Emma-Laden, Garten)
Blutdrucksenker und Gerinnungshemmer bei vaskulärer Demenz	Ergotherapie, Üben von Alltagsfähigkeiten, um die Selbstständigkeit zu erhalten, später zur Wahrnehmung des Körpers	Hobbys, Leidenschaften so lange wie möglich erhalten
Antipsychotika (Neuroleptika), gezielte Anwendung bei wahnhaften Störungen und Halluzinationen	Logopädie, Verbesserung der Sprachfähigkeit und im späteren Krankheitsverlauf bei Schluckstörungen	
	Physiotherapie zum Erhalt von Balance, Kraft und Bewegungsfähigkeit	
	Musiktherapie, Hören, Singen, Musizieren, Tanzen; zur Erinnerung und Aktivierung	
	Kunsttherapie, selbst malen als Ausdrucksform, Bilder ansehen als Erinnerung	

Diagnose und nun?

Die Diagnose einer schwerwiegenden Erkrankung ist immer ein Schock, selbst wenn man schon mit diesem Ergebnis gerechnet hat. Es ist ganz normal, wenn Ihnen tausend Gedanken kommen, Sie entweder gar nichts mehr sehen und hören oder aber gleich alles auf einmal regeln wollen. Nehmen Sie sich trotzdem erst einmal Zeit!

Sprechen Sie mit Angehörigen oder Freunden, um Ihre Gedanken zu sortieren, und auch über Ihre Sorgen zu reden. Sammeln Sie möglichst viele Informationen, um Entscheidungen für die Zukunft treffen zu können. Dieses Buch kann eine Quelle für Informationen sein. Nutzen Sie aber auch die vielen verschiedenen Beratungsangebote, die auf den folgenden Seiten näher vorgestellt werden. Fragen Sie außerdem mit etwas Abstand noch einmal genau beim diagnostizierenden Facharzt nach, welche Krankheit sich hinter Demenz Ihres Angehörigen verbirgt, welche Behandlungsoptionen im Raum stehen und mit welchem weiteren Verlauf zu rechnen ist.

Machen Sie sich stets Notizen und scheuen Sie sich nie, ein zweites und drittes Mal nachzufragen.

→ Tabuthema Demenz?

Sprechen Sie auch mit Ihrem weiteren Umfeld und dem Umfeld des Betroffenen. Demenz ist immer noch ein Tabu, aber drüber zu reden entlastet und hilft auch anderen, Handlungen und Reaktionen des Betroffenen besser einzuordnen. Die Krankheit zu verschweigen, schafft dagegen eher Frust und Missverständnisse.

Eine schwierige Frage ist, wie detailliert der Betroffene selbst über die Krankheit informiert werden sollte. Bedenken Sie: Grundsätzlich hat jeder Mensch das Recht, über seine Krankheit Bescheid zu wissen. Vor allem im Frühstadium kann das Wissen um die Krankheit und den weiteren Verlauf für den Betroffenen eine echte Chance sein, seine Wünsche für die Zukunft zu formulieren (siehe S. 34) und beispielsweise notwendige Vollmachten zu erteilen (siehe S. 170ff). Vermeiden Sie es jedoch, Ihren Angehörigen immer wieder auf die Krankheit und die daraus folgenden Defizite hinzuweisen. Auch ein kranker Mensch bleibt eine Persönlichkeit mit eigenem Willen, Rechten, Wünschen und auch Pflichten.

Sogenanntes Gehirnjogging ist zur Behandlung oder Therapie einer Demenz nicht hilfreich, weil dies auf Gesunde zugeschnitten ist und nicht die Anforderungen an eine Demenztherapie erfüllt.

Nun sind Informationen wichtig

Treffen Sie Entscheidungen nicht unüberlegt. Es gibt zahlreiche Beratungsangebote vor Ort und im Internet. Auch andere Betroffene können wichtige Unterstützer sein.

Um sich über Demenz zu informieren, gibt es mittlerweile eine Vielzahl von Angeboten. Angesichts dieser Masse kann es für Sie eine Herausforderung sein, zusätzlich zum behandelnden Arzt noch weitere vertrauenswürdige und kompetente Stellen zu finden, die Ihnen und Ihrem Angehörigen zur Seite stehen können. Neben der klassischen persönlichen und telefonischen Beratung gibt es nun auch Online-Beratungen oder Foren zum Austausch von Betroffenen.

Bei allen Informations- und Beratungsangeboten sollten Sie sich immer die Frage stellen, wie neutral das Angebot ist bzw. welche Interessen eventuell dahinterstehen.

Insbesondere wenn Sie im Internet auf Informationen stoßen, sollten Sie zunächst im Impressum nachsehen, wer hinter dem Angebot steckt. Prüfen Sie, ob die Anbieter gewerblich sind und von welcher Seite sie finanziert werden. Nur wenn Sie wissen, welche Interessen mit einem Informationsangebot verbunden sind, können Sie die Information richtig bewerten. Am besten, Sie nutzen verschiedene Beratungsquellen.

Pflegestützpunkte

Für alle pflegebedürftigen Personen und deren Angehörige besteht ein gesetzlicher Anspruch auf Information, Beratung und bei Bedarf Begleitung durch sogenannte Pflegestützpunkte. Für deren Einrichtung sind die Pflegekassen verantwortlich – entweder in eigener Trägerschaft oder in Kooperation mit Verbraucherverbänden, Kommunen, Wohlfahrtsverbänden und Pflegediensten. Die Kontaktdaten der nächsten Pflegestützpunkte erhalten Sie von Ihrer Pflegekasse. Sie dürfen sich für den Pflegestützpunkt aber frei entscheiden, können also auch einen an einem anderen Ort wählen. Auch wenn Sie das Gefühl haben, der Berater vor Ort geht auf Ihre individuelle Situation nicht genug ein, können Sie jederzeit wechseln. Wichtig für Sie ist, dass die Beratung der Pflegestützpunkte neutral und kostenlos sein muss. Das heißt also, der Berater darf Ihnen etwa keinen bestimmten Pflegedienst oder ein einzelnes Heim empfehlen. Aber er darf Ihnen eine Liste mit Anbietern und allgemeine Hinweise geben, die Ihnen bei der bestmöglichen Wahl helfen könnten.

→ **Beratung auch zu Hause**

Sie können bei bestimmten Situationen – etwa wenn Ihr Angehöriger auf einen Rollstuhl angewiesen ist – auch auf einen Beratungstermin bei Ihnen zu Hause bestehen.

Einen für Sie naheliegenden Pflegestützpunkt können Sie unter www.pflegestuetzpunkte-deutschlandweit.de suchen. In Sachsen und Sachsen-Anhalt allerdings gibt es stattdessen die vernetzte Pflegeberatung, zu der Sie unter www.Pflegenetz.sachsen.de und www.Pflegeberatung-sachsen-anhalt.de mehr Informationen finden.

Alzheimergesellschaften

Die seit Jahrzehnten etablierte und kompetente Beratungsinstitution im Zusammenhang mit Demenz ist die Deutsche Alzheimer Gesellschaft e. V. Dort erhalten Sie umfassende Informationen zur Alzheimerkrankheit und auch zu anderen Demenzformen, deren Ursache und Behandlung. Die Deutsche Alzheimer Gesellschaft betreibt das bundesweite Alzheimertelefon unter der Rufnummer 030/259 37 95 14 und bietet zahlreiche Informationen übers Internet unter www.deutsche-alzheimer.de.

Darüber hinaus gibt es zahlreiche örtliche Alzheimergesellschaften, die persönliche Beratungsangebote, aber auch Betreuungsmöglichkeiten für Erkrankte und Gesprächskreise für Angehörige vorhalten. Eine Kontaktaufnahme lohnt sich sowohl direkt nach der Diagnose als auch im weiteren Verlauf der Krankheit, immer dann, wenn Sie Fragen haben oder Unterstützung benötigen.

Lösungen finden!

Sich gegenseitig helfen. Die Internetseite www.pflegen-und-leben.de richtet sich speziell an pflegende Angehörige, die sich Sorgen und Frust anonym von der Seele schreiben wollen, einander aber auch Fragen beantworten und Informationen austauschen. Auf der Internetseite stehen ausgebildete Psychologen für den Kontakt per E-Mail oder Video-Chat zur Verfügung. Diese können Ihnen auch bei schwierigen Entscheidungen oder Interessenkonflikten weiterhelfen.

Bei rechtlichen Fragen

Speziell für die rechtliche Beratung und Vertretung, etwa beim Widerspruch gegen den Bescheid der Pflegekasse zum Pflegegrad (siehe S. 184f) oder bei Problemen mit Pflegediensten und Heimen, bieten einige Verbraucherschutzorganisationen Hilfe durch Rechtsanwälte an. Zu nennen sind unter anderem der BIVA-Pflegeschutzbund, der Sozialverband Deutschland, der Sozialverband VdK und einige Verbraucherzentralen. Diese rechtliche Beratung ist allerdings entweder nur für Mitglieder (geringer jährlicher Mitgliedsbeitrag) oder gegen Gebühr zugänglich. Die Adressen finden Sie ab Seite 202.

Information und Beratung im Internet

Informationen über die Alzheimerkrankheit und andere Formen der Demenz gibt es an vielen Stellen im Internet. Über die reine Information hinaus gibt es jedoch auch Online-Beratungsangebote durch die Arbeiterwohlfahrt (www.awo-pflegeberatung.de) und den Deutschen Caritasverband (www.caritas.de/hilfeundberatung/onlineberatung/leben-im-alter/). Auch die Deutsche Alzheimer Gesellschaft ist per E-Mail für Fragen erreichbar: www.deutsche-alzheimer.de/unser-service/e-mail-beratung.html.

Natürlich finden Sie im Netz auch jede Mengen Foren und Chats, in denen sich Betroffene und Angehörige austauschen. Vielen Angehörigen tut es gut, wenn sie Gleichgesinnte treffen können, und sei es auch nur virtuell. Zudem erhält man in solchen Foren oft viele hilfreiche Tipps. Seien Sie jedoch grundsätzlich vorsichtig, was die Aussagen auf solchen Seiten angeht. Es gibt hier in der Regel keine professionelle Redaktion und viele Informationen beruhen ausschließlich auf persönlichen Erfahrungen, vielleicht auch nur auf Hörensagen. Nutzen Sie deshalb immer ergänzend auch die Informationskanäle der genannten Institutionen.

▶ **Das Zentrum für Qualität in der Pflege (ZQP) bietet eine bundesweite Datenbank für Pflegestützpunkte, überregionale Beratungsangebote und Online-Beratung. Die Suchmaske für Angebote in Ihrer Region finden Sie auf www.zqp.de. unter der Rubrik „Beratung im Kontext Pflege". Hier sind Beratungsangebote unterschiedlicher Träger aufgeführt. Achten Sie also auf ein mögliches Eigeninteresse der Träger.**

Vergessen Sie nicht sich selbst! Natürlich ist es für Sie erst einmal wichtig, dass es Ihrem Angehörigen gut gehen wird und dafür möchten Sie alle Fachinformationen zur Unterstützung bei der Pflege. Doch denken Sie daran, die Situation wird Sie in den kommenden Jahren seelisch und auch körperlich sehr belasten. Daher nehmen Sie die verschiedenen Angebote der sogenannten psychosozialen Begleitung an. Dort finden Sie Ansprechpartner für all Ihre Ängste und Nöte.

Prüfen Sie Ihre Ressourcen, wenn Sie helfen wollen

Eine Demenzerkrankung verläuft meistens über viele Jahre. Wenn Sie Ihrem Angehörigen helfen wollen, sollten Sie Ihre Motive und Ressourcen, aber auch Ihre Grenzen kennen.

Wer pflegende Personen fragt, warum sie sich um ihren Angehörigen kümmern, bekommt häufig die Antwort: „Das ist doch selbstverständlich." Viele von ihnen stellen ihre eigenen Bedürfnisse und ihr eigenes Leben weit hinten an. Oder sie versuchen, es allen recht zu machen, und reiben sich zwischen eigener Familie, Versorgung des Demenzkranken, Beruf und sozialem Umfeld auf. Die Folge können Schuldgefühle, körperliche und seelische Erschöpfung und sogar Gewalt sein (siehe S. 131). Wenn absehbar ist, dass Sie über längere Zeit die Pflege des Betroffenen übernehmen, seien Sie von Anfang an achtsam mit sich selbst. Mehr dazu erfahren Sie ab Seite 134.

Bevor Sie sich entscheiden, die Aufgabe der Pflege zu übernehmen, sollten Sie Ihre Motive hinterfragen und auch überlegen, wo Ihre Grenzen liegen. Die Antworten müssen Sie nicht auf ewig binden, aber wenn Sie sich frühzeitig darüber bewusst sind, was Sie aus welchem Grund tun oder nicht tun, bleibt oft auch Zeit, Entscheidungen vorzubereiten und nach Alternativen zu suchen.

Die Beweggründe für die Übernahme von Unterstützungs- und Pflegeleistungen sind durchaus unterschiedlich und bergen Chancen und Gefahren. Die hier beschriebenen Motive können nur einen Eindruck der möglichen Bandbreite vermitteln. Im individuellen Fall kann es weitere Gründe oder eine Mischung mehrerer Motive geben.

Persönliche Verbundenheit

Verbundenheit und Liebe sind eine gute Voraussetzung, um die Pflege über lange Zeit für beide Seiten befriedigend zu gestalten. Je enger die Verbindung zum Betroffenen ist, desto schmerzlicher ist es allerdings auch, zu akzeptieren, dass die Krankheit die Persönlichkeit des geliebten Menschen verändert. Familiäre Rollen ändern sich und im weiteren Krankheitsverlauf kann es dazu kommen, dass der Betroffene selbst enge Freunde und Familienangehörige nicht mehr als solche erkennt. Auch wenn es schwerfällt, machen Sie sich bewusst, dass die Veränderungen der Persönlichkeit in der Krankheit begründet sind, nicht in der Einstellung gegenüber Ihnen als Person.

→ Eigene Grenzen beachten

Die Erfahrungen von Experten und Beratungsstellen zeigen, dass pflegende Angehörige, die dem Pflegebedürftigen persönlich sehr eng verbunden sind, ihre eigenen Bedürfnisse besonders weit zurücknehmen, bis hin zur völligen Aufopferung und körperlichen Erschöpfung. Zeigen Sie Ihre Liebe zum Betroffenen auch dadurch, dass Sie Ihre Grenzen realistisch einschätzen und rechtzeitig Hilfe annehmen. Dazu kann auch die Entscheidung gehören, dass ein an Demenz Erkrankter in einem Heim oder einer Wohngemeinschaft besser versorgt ist als zu Hause (siehe ab S. 64).

Traditionen und gesellschaftliche Normen

Gesellschaftliche oder familiäre Normen führen nach wie vor dazu, dass insbesondere Frauen die Versorgung von Hilfebedürftigen übernehmen. Häufig wird wie selbstverständlich davon ausgegangen, dass Frauen im Beruf kürzertreten oder sich nach der Versorgung der eigenen Kinder um Eltern, Schwiegereltern und weiter entfernte Verwandte kümmern. Solange Sie in der sorgenden Rolle selbst Befriedigung finden, spricht nichts dagegen. Problematisch wird es, wenn Sie diese Rolle gar nicht annehmen wollen oder beispielsweise das persönliche Verhältnis zum Erkrankten schon vorher nicht das beste war.

Sprechen Sie es daher frühzeitig in der Familie an, wenn Sie Schwierigkeiten mit der Ihnen zugedachten Rolle haben. Machen Sie sich und anderen bewusst, dass es keinen Automatismus zur Übernahme einer Pflegeverantwortung gibt. Erläutern Sie, warum Sie eine Ihnen zugedachte Rolle nicht übernehmen wollen oder können. Was können Sie dennoch zur Unterstützung beitragen und wo genau liegen Ihre Grenzen? Überlegen Sie – möglichst gemeinsam mit

---

Ist das Verhältnis zum Betroffenen angespannt, ist das eine ungünstige Ausgangslage für die Pflege. Menschen mit Demenz verfügen über ein feines Gespür für Emotionen und Spannungen. Vor allem im fortgeschrittenen Stadium, wenn der Betroffene vermehrt auf Hilfe angewiesen ist und sich nicht mehr richtig verständlich machen kann, besteht auf beiden Seiten das Risiko von Aggressionen. Bevor es dazu kommt, sollten Sie versuchen, die Pflege auf anderem Weg zu organisieren.

dem Demenzkranken, dem Rest der Familie und dem sozialen Umfeld –, wie die Versorgung insgesamt für alle Beteiligten zufriedenstellend gestaltet werden kann.

Dankbarkeit

Viele Menschen möchten mit der Übernahme der Pflege Ihrem Angehörigen etwas zurückgeben. Insbesondere erwachsene Kinder wollen auf diese Weise oft „zurückgeben", was sie an Fürsorge in jungen Jahren von ihren Eltern erhalten haben. Diese Haltung ist völlig legitim. Achten Sie aber darauf, dass Sie sich nicht von Schuldgefühlen leiten lassen, die leicht verstärkt werden, wenn Sie den Eindruck haben, dass das, was Sie leisten können, nicht Ihren eigenen Ansprüchen oder denen anderer genügt. Seien Sie sensibel für Warnsignale der Überforderung und holen Sie sich rechtzeitig Unterstützung bei der Pflege (siehe ab S. 130).

Schwierig wird es, wenn der Erkrankte die Pflege als Gegenleistung für frühere Leistungen einfordert. Machen Sie sich selbst und anderen, aber vor allem auch dem Betroffenen deutlich, was Sie leisten können und wo Ihre Grenzen liegen. Vielleicht hilft das Gespräch mit weniger emotional beteiligten Personen, etwa in einem Gesprächskreis für pflegende Angehörige oder in einer Beratungsstelle (siehe S. 21ff).

Fürsorge als Lebensinhalt

Das Sorgen für hilfebedürftige Menschen, seien es nun Kinder oder andere hilfebedürftige Personen, kann zu einer tiefen Befriedigung führen. Es gibt dem Leben einen Sinn und der Pflegende erfährt im besten Fall auch gesellschaftliche Anerkennung für sein Engagement. Wird Pflege als Lebensinhalt gesehen, ist häufig kein Platz mehr für andere ehrenamtliche oder professionelle Helfer. Damit basiert das ganze Hilfesystem auf einer Person und bricht zusammen, wenn diese unerwartet ausfällt. Seien Sie deshalb immer achtsam dafür, was Ihnen über die Pflege hinaus guttut und woraus Sie sonst noch Kraft und ein gutes Gefühl schöpfen können. Halten Sie zwischendurch inne und überlegen Sie, ob es dem Betroffenen mit der Versorgungssituation wirklich gut geht.

Denken Sie daran, dass auch Sie durch Krankheit oder Unfall ausfallen können und dann eine andere Lösung zum Wohl des Betroffenen gefunden werden muss. Je früher Sie deshalb weitere Helfer als selbstverständlichen Teil ins Hilfenetzwerk einbinden, desto leichter wird es, die Versorgung über einen langen Zeitraum sicher zu gestalten.

Wirtschaftliche Gründe

Auch unter wirtschaftlichen Gesichtspunkten kann es zu überlegen sein, die Pflege eines Angehörigen zu übernehmen. Ist das Geld in der Familienkasse knapp, ist es durchaus legitim zu überlegen, inwieweit sich die eigene Situation durch die Übernahme der Pflege verbessern lässt. Beispielsweise wird das Pflegegeld aus der Pflegeversicherung auf viele staatliche Unterstützungsleistungen nicht angerechnet. Die Pflegeversicherung zahlt Beiträge zur Rentenversicherung der Pflegeperson und manch einer erhofft sich auch spätere Vorteile durch ein etwaiges Erbe oder die Übertragung von Wohneigentum. Gefährlich wird es, wenn der Kranke aus finanziellen Gründen nicht die Unterstützung und Versorgung erhält, die er benötigt, etwa weil trotz eines entsprechenden Bedarfs kein professioneller Pflegedienst genutzt wird, weil sich sonst die Höhe des Pflegegelds reduzieren würde. Dabei gibt es viele Hilfen, die (fast) kein Geld kosten und trotzdem die Betreuung und Pflege erleichtern.

Auch wenn Sie derjenige sind, der das Pflegegeld erhält, sollten Sie trotzdem Familienmitglieder, Nachbarn oder Freunde einbeziehen, die einzelne Aufgaben übernehmen. Nutzen Sie den monatlichen Entlastungsbetrag (siehe S. 186) für Betreuungsleistungen oder Hilfe im Haushalt durch anerkannte Dienstleister oder die Tagespflege. Beratungsleistungen durch Pflegedienste sind für Pflegeversicherte kostenlos. Überlegen Sie auch, ob Sie nicht doch auf einen kleinen Teil des Pflegegeldes verzichten können, damit der Pflegedienst einen Teil der Pflege und Betreuung übernimmt und Sie sich eine Auszeit gönnen können.

Ressourcen einschätzen und Hilfenetz aufbauen

Egal aus welcher Motivation heraus Sie die Pflege übernehmen, machen Sie sich immer bewusst, welche und wie viel Unterstützung Sie leisten können und wo Sie an Ihre Grenzen gelangen. Haben Sie keine Scheu, sich und anderen einzugestehen, dass Sie sich vielleicht anfangs übernommen haben und Ihnen manches doch nicht so gelingt wie gedacht. Außerdem können sich die Rahmenbedingungen immer wieder ändern – und damit auch die Ressourcen, die Ihnen für die Versorgung des Demenzkranken zur Verfügung stehen.

Professionelle Dienste sind eine wesentliche Stütze. Kaum jemand schafft es, über einen langen Zeitraum allein einen Demenzkranken zu versorgen – und das muss auch nicht sein. Je weniger Unterstützung es im Familien- und Freundeskreis gibt, desto mehr brauchen Sie Hilfe von außen. Nutzen Sie Pflege- und Betreuungsdienste (siehe S. 139ff) und informieren Sie sich frühzeitig über alternative Versorgungsformen in einer Wohngemeinschaft oder in einem Pflegeheim (siehe S. 64 ff).

Die Versorgung eines Demenzkranken ist keine Aufgabe für einen Menschen allein. Überlegen Sie sich deshalb von Anfang an, wer bei der Versorgung Ihres betroffenen Angehörigen mitwirken kann. Denken Sie daran, dass es dabei ganz vielfältige Aufgaben gibt. Neben der täglichen Unterstützung, etwa im Haushalt oder bei der Körperpflege, wird es bei fortschreitender Demenz mehr und mehr nötig sein, dass vertraute Personen über längere Zeit dem Demenzkranken Gesellschaft leisten.

Darüber hinaus steht auch jede Menge Organisatorisches an. Es müssen eventuell Fachärzte, Pflege- und Betreuungsdienstleister oder Beratungsstellen recherchiert und Termine koordiniert werden. Vielleicht braucht Ihr Angehöriger jemanden, der ihn zum Arzt oder zu Behörden begleitet. Und schließlich muss sich jemand um die Finanzen und eventuell um Anträge bei den Pflege- und Krankenkassen und sonstige Behördenangelegenheiten kümmern. Gerade die letztgenannten Aufgaben kann beispielsweise ein Familienmitglied übernehmen, das nicht vor Ort ist, aber so den anderen zeitliche Ressourcen freihalten kann.

Unterstützungsangebote kennenlernen

Machen Sie sich frühzeitig schlau, welche institutionellen Unterstützungsangebote es gibt. Örtliche Beratungsstellen sollten eine Übersicht über die professionellen Angebote vor Ort haben. Häufig gibt es aber noch ehrenamtliche und semiprofessionelle Strukturen, etwa das Demenzcafé vom Kirchenkreis oder Hilfsangebote vom örtlichen Nachbarschaftsverein. Fragen Sie bei den Kirchen und Wohlfahrtsverbänden nach und erkundigen Sie sich in Ihrem Bekanntenkreis, wer dort schon gute Erfahrungen mit Angeboten gemacht hat. Auch der Blick in lokale Wochenblätter kann Anregungen bieten.

Generell sollten Sie nach folgenden Angeboten Ausschau halten:

- Beratungsstellen
- Betreuungsdienste für zu Hause
- Pflegedienste für zu Hause
- Hauswirtschaftshilfen
- Essen auf Rädern
- Demenzcafés und ähnliche Angebote
- Tagespflege
- Selbsthilfegruppen für Angehörige Demenzkranker

Lösungen finden!

Unterstützung für ältere Mieter. Wohnt der Betroffene in einer Genossenschaftswohnung oder in einem Wohnhaus in Besitz eines großen Wohnungsunternehmens, lohnt es sich auch, dort anzufragen, ob es eventuell Angebote gibt, um älteren Mietern weiterhin das Leben in ihrer Wohnung zu ermöglichen.

Welche Ressourcen stehen zur Verfügung?

Die folgende Tabelle kann Ihnen als Muster dienen, damit Sie Ihre eigenen Ressourcen und die der anderen Beteiligten strukturierter einschätzen können. Sind mehrere Personen beteiligt, erweitern Sie die Anzahl der Spalten.

		Ich	Weitere Person(en)
Durchschnittlich zur Verfügung stehende Stunden pro Tag für den Demenzkranken			
Entfernung zum Demenzkranken			
Pkw / Führerschein vorhanden?			
Gute Anbindung an den öffentlichen Verkehr vorhanden?			
Aktuell bereits Verantwortung für:	Kinder		
	weitere Pflegebedürftige		
	Tiere		
Ist eine Veränderung in diesem Verantwortungsbereich absehbar/möglich?			
Sozial eingebunden in:	Vereine/Hobbys		
	ehrenamtliche Tätigkeiten		
	sonstiges soziales Umfeld		
Besteht die Bereitschaft, hier kürzerzutreten?			
Berufliche Verpflichtungen:	durchschnittliche Stunden pro Arbeitstag		
	Arbeitstage pro Woche		
	flexible Arbeitszeiten/-tage?		
	flexible Urlaubsplanung?		
Fähigkeiten, die für die Versorgung eines Demenzkranken hilfreich sind:	Erfahrung/Kenntnis in der Betreuung		
	Erfahrung/Kenntnis in der Hilfe bei der Körperpflege		
	Hauswirtschaft/Kochen		
	Finanzangelegenheiten/Behörden/Anträge		
	Kenntnisse im Sozialrecht, v. a. Pflegeversicherung, Krankenversicherung, Sozialhilfe		
	Organisationstalent		
	Empathie/Fürsorge für andere		
	Stressresistenz/Ruhe bewahren		

Was sich für Sie ändern wird

Wenn Sie sich dafür entscheiden, die Pflege Ihres Angehörigen ganz oder teilweise zu übernehmen, müssen Sie sich auf Veränderungen in Ihrem Berufs- und Privatleben einstellen.

Die Übernahme von Pflegeverantwortung wird in jedem Fall Auswirkung auf Ihr eigenes Leben haben. Schließlich übernehmen Sie damit auch bis zu einem gewissen Grad die Verantwortung und Fürsorge für einen anderen Menschen. Für Menschen mit Demenz ist im zunehmenden Krankheitsverlauf die Kontinuität von Abläufen und Personen wichtig. Das bedeutet, dass Sie letztlich über langfristige Lösungen nachdenken müssen.

Die Begleitung eines Demenzkranken erfordert Zeit. Die Anwesenheit beim Betroffenen, eventuelle Fahrtwege und die Organisation von Hilfen samt Papierkrieg mit Anträgen und Formularen bedeuten einen Aufwand, der einen mehr oder minder großen Anteil Ihres Lebens bestimmen wird.

Abgesehen vom zeitlichen Engagement, das sich zumindest theoretisch beschränken lässt, gibt es allerdings auch Entscheidungen für Ihr zukünftiges Leben, die sich nicht so einfach wieder rückgängig machen lassen. Wenn Sie (und Ihre Familie) Einschnitte in der Berufstätigkeit oder Änderungen in der Wohnsituation planen, sollten Sie sich dies gründlich überlegen, denn unverbindliches Ausprobieren ist in der Regel keine Option, sondern Sie schaffen Tatsachen mit langfristigen Konsequenzen.

Im Job kürzertreten?

Wenn der Hilfebedarf des Betroffenen größer wird oder er immer weniger Zeit allein verbringen kann, stellt sich insbesondere für Partner und erwachsene Kinder von Demenzkranken häufig die Frage, wieweit Beruf und Pflege miteinander kombinierbar sind. Die Entscheidung, ob man für die Pflege im Beruf aussetzt oder den Betroffenen professionellen Pflegekräften anvertraut, fällt vielen schwer. Doch eines ist klar:

> **Die Doppelbelastung mit einem Vollzeitjob und Pflegeverantwortung ist auf Dauer zu viel.**

Wesentliche Faktoren für die Entscheidung pro oder kontra Berufstätigkeit sind sicherlich Zeit und Geld: Wie viele Stunden pro Woche wollen oder müssen Sie arbeiten und wie viele Stunden sind für die Pflege erforderlich? Welche wirtschaftlichen Folgen hat eine Entscheidung für oder gegen ein Kürzertreten im Beruf in Ihrem Fall?

Es gibt jedoch weitere Aspekte, die Sie in Ihre Überlegungen einbeziehen sollten: Je nach Beruf und Arbeitsumfeld sind die Kollegen, vielleicht auch die Kunden, wichtige soziale Kontakte für Sie, die zusammen mit der Berufstätigkeit wegfallen würden. Wenn Ihnen Ihr Beruf Freude macht und Anerkennung bringt, verlieren Sie, wenn Sie (vorübergehend) aus dem Job aussteigen, eventuell viel Lebensqualität. In diesem Zusammenhang sollten Sie sich auch frühzeitig mit der Frage befassen, ob und wie Sie später wieder in Ihren Beruf zurückkehren können. Je mehr Ihnen der Beruf bedeutet, desto mehr spricht gegen einen kompletten Ausstieg.

Es gibt durchaus Optionen, Beruf und Pflege miteinander zu kombinieren. Sprechen Sie vor allem mit Chefs und Kollegen über Ihre Situation. Ähnlich wie Eltern kleiner Kinder können Sie durchaus auf Verständnis hoffen, wenn Ihre Lage bekannt ist. Allmählich entwickelt sich ein öffentliches Bewusstsein für die Situation pflegender Angehöriger. Unternehmen haben selbst ein Interesse daran, gute Mitarbeiter zu halten und bieten vermehrt Möglichkeiten an, beides zu verbinden. Oft sind nach Absprache beispielsweise flexible Arbeitszeiten, kurzfristige Freistunden bei dringenden Pflegesituationen oder Arbeitszeitkonten möglich, mit denen längerfristig Mehr- und Minderstunden ausgeglichen werden können.

Mit dem Betroffenen zusammenziehen?

Für viele ist eine derartige Entscheidung naheliegend, insbesondere wenn ein alleinlebender Angehöriger zunehmend Hilfe benötigt. Die Lösung scheint zunächst einfach, dennoch sollte man sich diesen Schritt gut überlegen. Bedenken Sie, dass ein Umzug für Menschen mit Demenz besonders belastend ist und dass man Wechsel des Umfelds so weit wie möglich vermeiden sollte. Es „einfach mal ausprobieren“ ist daher nicht ratsam. Wenn Ihr Angehöriger bei Ihnen einzieht, sollte er sich dort dauerhaft zu Hause fühlen können.

i

Gesetzliche Ansprüche, etwa auf Pflegezeit, sollen es Menschen ermöglichen, Beruf und Pflege zu kombinieren. Allerdings sind pflegende Angehörige nach wie vor deutlich schlechter gestellt. Dennoch sollten Sie Ihre Ansprüche kennen und prüfen, wieweit diese Ihnen nutzen. Mehr dazu erfahren Sie auf S. 200.

Lösungen finden!

Eine eigene Wohnung in der Nähe. Eine Alternative zum Zusammenziehen ist eine eigene, barrierearme Wohnung für Ihren Angehörigen in Ihrer Nähe. So können Sie sich und anderen Angehörigen lange Anfahrtswege ersparen, sodass Sie zwischendurch nach dem Rechten sehen und Hilfestellung geben können. Darüber hinaus ist es so auch einfacher, Rückzugsbereiche für alle Beteiligten zu schaffen.

Prüfen Sie deshalb zuerst, ob es für Sie und Ihre Familie vorstellbar ist, Ihr Zuhause auf längere Zeit mit einer zusätzlichen Person zu teilen, zumal Sie davon ausgehen müssen, dass der Betroffene mit zunehmender Demenz die Grenzen von privaten Bereichen nicht mehr erkennt. Fragen Sie auch Ihren Angehörigen selbst, möglichst in einem frühen Stadium, ob er sich ein solches Zusammenleben überhaupt vorstellen kann. War es in früheren Zeiten noch selbstverständlich, dass mehrere Generationen unter einem Dach leben und die Kinder für ihre älter werdenden Eltern sorgen, wollen heutzutage viele Eltern ihren Kindern nicht zur Last fallen und wünschen gar kein Zusammenleben. Versuchen Sie hier offen darüber zu sprechen.

→ Ist die Wohnung überhaupt geeignet?

Wesentliche Voraussetzung für ein gemeinsames Zusammenleben ist, dass Ihre Wohnung oder Ihr Haus überhaupt geeignet ist, um dort einen zunehmend pflegebedürftigen Menschen zu versorgen. Das betrifft nicht nur die Größe und den Wohnungszuschnitt, sondern auch die Frage, inwieweit beispielsweise der Wohnungszugang und das Bad barrierefrei sind. Gegebenenfalls sollten Sie prüfen, ob mit überschaubaren Maßnahmen der Wohnungsanpassung eine adäquate Situation geschaffen werden kann. Mehr zu den Beratungsmöglichkeiten für die Anpassungen im Wohnumfeld erfahren Sie auf Seite 55ff.

Auch das vorhandene soziale Netzwerk in der Nachbarschaft des Demenzkranken sollte bei der Entscheidung für oder gegen einen Umzug eine Rolle spielen. Sofern Ihr Angehöriger dort (noch) viele soziale Kontakte hat und die Wege zum Bäcker, zum Friedhof oder zum Wochenmarkt über Jahre eingeübt sind, ist er in diesem Umfeld meistens gut aufgehoben. Bedeutet der Umzug den Verlust dieses Umfelds, weil die Kinder in einem anderen Stadtteil oder gar in einer anderen Stadt leben, kann er dadurch ein hohes Maß an Selbstständigkeit verlieren. Sich bei bereits fortgeschrittener Demenz noch an ein neues Umfeld zu gewöhnen, fällt vielen Betroffenen schwer. Sie versuchen dann, ihre alte Wohnung oder beispielsweise ihr Elternhaus zu finden, weil ihnen die neue Umgebung fremd ist. Statt durch den Umzug Probleme zu lösen, werden so vielleicht noch zusätzlich neue geschaffen.

Mehr darüber, wie Ihr Angehöriger möglichst lange allein in seiner eigenen Wohnung leben kann, erfahren Sie im zweiten Kapitel. Ab Seite 64 werden außerdem Alternativen vorgestellt, wenn das Alleinleben im fortgeschrittenen Krankheitsstadium unmöglich wird, etwa in Pflege- bzw. Demenz-WGs.

Checkliste

Zusammenziehen – die richtige Entscheidung?

Mit dem Betroffenen zusammenzuziehen, kann durchaus eine gute Lösung sein, um dessen Pflege und Versorgung sicherzustellen. Vorab sollten Sie jedoch folgende Fragen klären:

- ☐ **Was will der Betroffene?** Möchte er überhaupt mit Ihnen zusammenleben?
- ☐ **Was möchte Ihre Familie?** Möchten alle Mitglieder des Haushalts, dass der Demenzkranke bei Ihnen lebt? Sind alle Familienmitglieder über die Krankheit und ihre Folgen informiert?
- ☐ **Ist die Wohnung geeignet?** Ist ausreichend Platz, gibt es genügend Räume? Ist zumindest der Bereich, den der Betroffene bewohnen soll, halbwegs barrierefrei?
- ☐ **Ist die Betreuung sichergestellt?** Kann der Betroffene bei Ihnen zu Hause notfalls auch rund um die Uhr betreut werden? Gibt es wenigstens eine Person im Haushalt, die sich für die Betreuung und Pflege des Kranken verantwortlich fühlt? Ist diese Person gesundheitlich und körperlich in der Lage, diese Verantwortung zu übernehmen? Gibt es weitere Hilfen oder Dienstleistungen, um die Pflegeperson bei ihrer Aufgabe zu unterstützen?

Nicht vergessen: Was wünscht sich Ihr Angehöriger?

Eine Person sollten Sie bei der Entscheidungsfindung niemals aus dem Blick verlieren: den Betroffenen selbst. Kennen Sie seine Wünsche?

Dieses Buch richtet sich in erster Linie an diejenigen, die einen Menschen mit Demenz unterstützen und begleiten wollen. Oft wird diese Perspektive der „Angehörigen" tatsächlich vergessen. Doch Sie sollten sich bewusst machen, dass zum Leben mit Demenz immer wenigstens zwei Seiten gehören: diejenigen, die sich um den Betroffenen kümmern – und der Betroffene selbst. Haben Sie deshalb immer auch die Wünsche des Demenzkranken im Blick.

Persönlichkeit trotz Demenz

Eine Demenzerkrankung führt zu Veränderungen der Gehirnleistung und damit auch zum Verlust vieler Fähigkeiten. Doch trotz der Krankheit ist der Betroffene immer noch ein Mensch. Die Demenzerkrankung verursacht zwar viele Veränderungen und Einschränkungen, aber auch Menschen mit Demenz haben Gefühle, Empfindungen und Bedürfnisse.

Dinge wie Liebe und Zuneigung bleiben existenziell bedeutsam. Auch das Gefühl, dazuzugehören und im eigenen Tun einen Sinn zu finden, ist ein existenzielles Grundbedürfnis des Menschen. Binden Sie Ihren Angehörigen deshalb im Rahmen seiner Möglichkeiten in Entscheidungen mit ein. Seien Sie offen für Emotionen, zeigen Sie diese auch gegenüber Ihrem Angehörigen.

Reduzieren Sie einen Betroffenen niemals auf seine Krankheit. Sehen Sie Ihren Angehörigen weiterhin als Menschen mit einer eigenen Persönlichkeit.

Im frühen Stadium der Demenz

Gerade zu Beginn einer Demenz ist der Betroffene durchaus in der Lage, seine Wünsche zu seinem weiteren Leben und seine Meinung zu seiner zukünftigen Versorgung zu formulieren. Allerdings ist die Auseinandersetzung mit der eigenen unheilbaren Krankheit ein schwieriger Prozess. Lassen Sie Ihrem Angehörigen deshalb Zeit, sich selbst mit der Situation abzufinden. Sorgen

Sie dafür, dass er Antworten auf seine Fragen erhält.

Vielleicht vereinbaren Sie auch mal einen Termin in einer Demenzberatung, den der Betroffene ganz bewusst allein wahrnimmt, damit er sich mit einem unbeteiligten Dritten über seine Fragen, Sorgen und Wünsche austauschen kann.

Versuchen Sie, nach und nach die Wünsche Ihres Angehörigen herauszufinden, indem Sie einzelne Themen und mögliche Lösungen immer wieder ansprechen. Beschränken Sie sich dabei nicht nur auf die Entscheidungen zu konkreten Versorgungsoptionen. Fragen Sie den Betroffenen, was ihn im Leben glücklich gemacht hat, ob es vielleicht Dinge gibt, die er unbedingt noch (einmal) erleben will, und was ihm für die Zukunft besonders wichtig ist.

Bei dieser Gelegenheit können Sie gemeinsam in alten Fotos stöbern und sich schöne und wichtige Dinge des bisherigen Lebens vergegenwärtigen. Dies kann die Basis sein, um mit einem Erinnerungsalbum oder einer Sammlung von Geschichten „von früher" zu beginnen, die im späteren Verlauf der Krankheit wichtige Anknüpfungspunkte für den Betroffenen selbst und seine Pflegepersonen sein können (siehe S. 80).

Im fortgeschrittenen Stadium der Demenz

Selbst bei fortgeschrittener Demenz können viele Betroffene in lichten Momenten ihre Meinung äußern, wenn auch vielleicht nicht mehr mit ausgefeilten Argumenten zu einer komplexen Fragestellung. Antworten auf einfache Fragen sind aber durchaus noch möglich. Vieles können Sie allein dadurch herausfinden, dass Sie beobachten, wie der Betroffene auf bestimmte Situationen reagiert. Hinweise, wie Sie mit Ihrem erkrankten Angehörigen kommunizieren können, erhalten Sie darüber hinaus ab Seite 76.

Wenn sich Ihr Angehöriger nicht mehr äußern kann

Je mehr Sie mit dem Demenzkranken über seine aktuellen und zukünftigen Wünsche sprechen, desto sicherer werden Sie sein, dass Sie auch dann in seinem Sinne Entscheidungen treffen können, wenn er sich selbst dazu nicht mehr äußern kann. Nutzen Sie die Gespräche am Anfang der Krankheit dazu, um gemeinsam zu überlegen, wie eventuelle Vorsorgedokumente (siehe S. 170ff), etwa eine Patientenverfügung oder eine Vorsorgevollmacht, gestaltet werden können. Solange der Betroffene noch weitestgehend selbst die Konsequenzen seiner Entscheidungen verstehen kann, kann er seine Vorsorgedokumente für die meisten Themen auch selbst erstellen und unterschreiben, ohne Mitwirkung eines Notars oder anderer offizieller Stellen.

Checkliste

Wichtige Fragen für den Demenzkranken

In einem frühen Stadium der Demenz sollte sich Ihr Angehöriger mit folgenden Fragen befassen:

- ☐ **Wie geht es mir?** Wie erlebe ich die derzeitige Situation? Was sind meine Ängste?
- ☐ **Wie gut bin ich informiert?** Weiß ich alles über meine Krankheit, was ich wissen will? Habe ich eine Vorstellung, wie sich meine Krankheit in den nächsten Jahren entwickelt? Kenne ich die verschiedenen Hilfe- und Versorgungsangebote? Was möchte ich zusätzlich wissen?
- ☐ **Wo möchte ich zukünftig leben?** Fühle ich mich allein in meinem Haushalt sicher? Kann ich mir vorstellen, zu meinen Angehörigen zu ziehen? Wo möchte ich leben, wenn ich nicht mehr allein für mich sorgen kann?
- ☐ **Wer soll mich unterstützen?** Von wem möchte ich mir helfen lassen, wenn ich meinen Alltag nicht mehr allein meistern kann? Wer soll mir in intimen Bereichen Hilfe leisten, etwa bei Körperpflege und Toilettengang? Wem vertraue ich so weit, dass derjenige Entscheidungen zu meinen Finanzen, meinem Aufenthaltsort und meiner medizinischen Behandlung treffen kann? Was möchte ich meinen Angehörigen nicht zumuten?
- ☐ **Was ist mir wichtig?** Was war mir in meinem Leben immer besonders wichtig und wird es vermutlich auch in der Zukunft bleiben? Was möchte ich auf jeden Fall noch erledigen oder unternehmen, solange sich die Krankheit noch in einem Anfangsstadium befindet?

Treffen Sie Entscheidungen

Im Krankheitsverlauf sind immer wieder neue Entscheidungen gefordert. Wenn Sie sich gut darauf vorbereiten, wird Ihnen das leichter fallen.

In den Anlaufstellen für Menschen mit Demenz und deren Angehörige machen die Beratungskräfte die Erfahrung, dass Konflikte und Belastungssituationen häufig ihre Ursache darin haben, dass sich die Beteiligten gar nicht bewusst entschieden haben, wie sie das Leben mit Demenz gestalten wollen. Ohne Alternativen und zukünftige Entwicklungen zu bedenken, hat sich die Situation „einfach so ergeben". Dem sollten Sie vorbeugen, indem Sie bewusst und gut vorbereitet Entscheidungen treffen.

Doch selbst wenn Sie das tun, sollten Sie sich klarmachen, dass Sie immer damit rechnen müssen, dennoch an einen Punkt zu kommen, an dem Sie keine Wahl mehr haben oder sich ganz kurzfristig für Variante A oder B entscheiden müssen. Um sich Lösungsoptionen offenzuhalten, sollten Sie sich bereits möglichst früh, mit den eventuellen Entscheidungswegen befassen. Entscheidungen und die Wege dorthin können Ihnen in unsicheren Situationen Halt und Struktur geben. Wenn Sie dagegen ständig Ihre Meinung ändern und Entscheidungen immer wieder umstoßen, kann das schnell zu Chaos und Unsicherheit bei allen Beteiligten führen.

Wenn Sie merken, dass eine Entscheidung nicht passt oder sich Rahmenbedingungen verändert haben, dann halten Sie inne und überlegen Sie, ob es vielleicht doch bessere Alternativen gibt.

Jede Situation braucht ihre Entscheidungen

Die Begleitung eines Menschen mit Demenz ist ein Prozess über Jahre, vielleicht sogar Jahrzehnte. Im Alltag werden immer wieder kleinere Entscheidungen anstehen, etwa ob nun Pflegedienst A oder B die unterstützenden Dienstleistungen übernehmen soll. Es wird aber mit hoher Wahrscheinlichkeit Situationen geben, in denen Sie ganz grundlegende Entscheidungen treffen müssen, die nicht so leicht zurückzunehmen sind. Gerade diese Situationen sollten Sie schon früh gedanklich vorwegnehmen und sich sowohl für sich allein als auch gemeinsam mit dem Betroffenen und anderen Angehörigen Lösungswege überlegen. Das betrifft beispielsweise folgende Entscheidungen:

- Soll der Betroffene im eigenen Zuhause bleiben oder umziehen? (siehe S. 61ff.)

- Wollen Sie Ihren Angehörigen im eigenen Haushalt aufnehmen? (siehe S. 31ff.)
- Wie viel Hilfe und Pflege können/wollen Sie leisten? (siehe S. 29)
- Soll Ihr Angehöriger in ein Pflegeheim umziehen? (siehe S. 64ff.)
- Wie steht Ihr Angehöriger zu lebenserhaltenden Maßnahmen?(siehe S. 174)

Für sich Entscheidungen finden

In Ihrem Alltag werden Sie viele Dinge entscheiden und mit dem Ergebnis in der Regel gut leben können. Es gibt jedoch einige Entscheidungen, die schwerfallen, etwa weil sie langfristige Folgen haben und weil keine Option eindeutig besser ist als die anderen Möglichkeiten. Häufig zeigen sich die Konsequenzen nach der Entscheidung, sodass Sie erst im Nachhinein beurteilen können, ob es richtig war oder nicht. Und was ist überhaupt gut oder richtig? Entscheidungen rund um die Versorgung eines Menschen mit Demenz sind oft Dilemmata, bei denen Sie nur zwischen unangenehmen Varianten wählen können.

Das heißt keineswegs, dass Sie Entscheidungen vermeiden oder sie immer wieder aufschieben sollten. Gerade weil bei der Begleitung eines Menschen mit Demenz viele Personen beteiligt sind, ist es wichtig, Entscheidungen zu treffen. Dieser Verantwortung sollten Sie sich immer bewusst sein. Zur Not kann es helfen, sich eine Frist zu setzen.

→ Gesunder Egoismus

Selbst wenn Sie das Beste für den Demenzkranken wollen, denken Sie auch an sich selbst. Fragen Sie sich, was Sie sich für sich selbst wünschen – kurzfristig und vielleicht auch in einigen Jahren. Dabei können ganz unterschiedliche Dinge eine Rolle spielen. Oft hilft es, die eigenen Wünsche aufzuschreiben, vielleicht mit Prioritäten zu versehen. Anschließend können Sie dann immer noch überlegen, inwieweit Ihre Wünsche mit denen des Demenzkranken und eventuell denen der anderen Beteiligten vereinbar sind und wo Sie Ihre eigenen Interessen bewusst hintanstellen.

Entscheidungen in Gruppen – eine besondere Herausforderung

Erkrankt ein Mensch an Demenz, ist sein gesamtes Umfeld davon betroffen. Deshalb sollten auch alle Personen, die einen engen Bezug zu Ihrem Angehörigen haben, in Entscheidungen einbezogen werden und diese im besten Falle mittragen. Die Entscheidungsfindung in Gruppen ist eine besondere Herausforderung, denn hier treffen unterschiedliche Charaktere und Interessen aufeinander. Wenn es um die Versorgung eines Demenzkranken geht, kommt noch die emotionale Betroffenheit hinzu, mit der jeder anders umgeht. Voraussetzung ist immer, dass sich alle Beteiligten auf die gemeinsame Entscheidungsfindung einlassen. Bevor Sie ein erstes Treffen initiieren, überlegen Sie deshalb, wer wie auf Gruppensituationen reagiert. Vielleicht müssen Sie Einzelnen vorher erklären, warum ihre Mitwirkung wichtig ist.

Haben Sie den Eindruck, dass jemand so gar nicht für einen Gruppenprozess – oder überhaupt für die Übernahme von Verantwortung für die Gestaltung der Versorgungssituation – zu begeistern ist, überlegen Sie, wie Sie diese Person trotzdem in den Entscheidungsfindungsprozess einbinden können. Vielleicht können Sie vor dem Treffen ihre Meinung abfragen, diese in die Gruppe einbringen und danach von den Ergebnissen berichten. Manchmal lassen sich Menschen auf diese Weise motivieren, persönlich zum nächsten Treffen zu kommen.

Wenn jemand nicht mitmachen will, können Sie nichts ändern. Reiben Sie sich daran nicht auf, sondern machen Sie der Person deutlich, dass sie damit auch die Möglichkeit verliert, sich mit eigenen Ideen und Wünschen einzubringen.

Alle Beteiligten informieren

Damit überhaupt Entscheidungen getroffen werden können, sollten alle Beteiligten den gleichen Informationsstand haben. Planen Sie deshalb immer zunächst den Austausch zur aktuellen Situation ein, wenn Sie sich mit anderen Angehörigen treffen:

- Welche Informationen gibt es vom Facharzt?
- Was hat der Besuch bei der Beratungsstelle ergeben?
- Wie geht es dem Demenzkranken?
- Welche guten und schlechten Situationen gab es in letzter Zeit?

Daraus wird sich dann schon fast automatisch herauskristallisieren, wo Handlungs- und Entscheidungsbedarf besteht.

> Lösungen finden!
>
> **Austausch mit Außenstehenden.** Tauschen Sie sich mit anderen aus, um sich Klarheit über Ihre Prioritäten zu verschaffen. Dafür eignen sich sowohl Gesprächspartner, die etwas Abstand zu Ihrer Fragestellung haben, als auch Menschen mit großer Erfahrung wie aus einer Selbsthilfegruppe. Gemeinsam können Sie das Für und Wider einer Lösung diskutieren und eventuell schon die Gegenargumente anderer vorwegnehmen. Je sicherer Sie sich Ihrer eigenen Sache sind, desto einfacher können Sie diese gegenüber anderen vertreten.

Entscheidungen festhalten

Die Erfahrung zeigt, dass selbst wichtige Dinge schnell im Alltagstrubel vergessen werden und manches vermeintlich Eindeutige sich im Nachhinein doch als unklar erweist. Halten Sie Entscheidungen deshalb schriftlich fest. Es muss kein formales Protokoll sein. Oft reicht schon eine Liste, etwa wer welche Aufgaben übernimmt.

Wurden bei der Entscheidungsfindung visuelle Hilfsmittel eingesetzt, wie Flipcharts oder Ähnliches, ist es sinnvoll, diese zu fotografieren, um die Entscheidung zu dokumentieren. Achten Sie darauf, dass alle Gruppenmitglieder die Ergebnisse erhalten und bei Bedarf die Gelegenheit haben, sich dazu zu äußern. Je eindeutiger das Ergebnis dargestellt ist, desto höher ist die Wahrscheinlichkeit, dass sich die Beteiligten später an Verabredungen halten

Professionelle Unterstützung bei schwerer Entscheidungsfindung

Nicht immer gelingt die Entscheidungsfindung im Familienkreis ohne Reibungen und Konflikte. Vielleicht gibt es schon jahrelange Missstimmungen, mehr oder weniger offensichtliche Streitereien oder einfach nur völlig konträre Vorstellungen. Dann sind Laien häufig damit überfordert, eine für alle tragfähige Entscheidung herbeizuführen. Wenn Sie in eine solche Situation geraten, können Ihnen vielleicht Profis helfen. Nutzen Sie deren Angebot , auch wenn es etwas Geld kostet, sofern Sie nicht das Glück haben, auf private Kontakte oder Hilfsangebote zum Beispiel von lokalen Beratungsorganisationen zurückgreifen zu können.

- **Mediator:** Er gibt der Auseinandersetzung eine Struktur und sorgt durch Fragen dafür, dass die Konfliktparteien ihre Sichtweisen darstellen und Lösungen finden können. Der Mediator strukturiert dabei den Prozess. Für die Ergebnisse sind die Teilnehmer selbst verantwortlich. Mit der Mediation wird also eine Basis geschaffen, damit „Streithähne“ wieder miteinander sprechen und sich gegenseitig zuhören können. Allerdings klappt dies nur, wenn alle Beteiligten sich auf diesen Prozess einlassen. Übrigens muss es nicht unbedingt ein teuer bezahlter Profi sein. Vielleicht kennen Sie jemanden im Bekannten- oder in Ihrem Kollegenkreis, der in Moderation geübt ist. Wichtig ist, dass die moderierende Person neutral ist und dass alle Beteiligten sie akzeptieren.
- **Familienrat:** In der Jugendhilfe ist der Familienrat, auch Familienkonferenz genannt, eine etablierte Methode, um Problemlösungen gemeinsam zu entwickeln. Die Methode lässt sich gut in Ihre Situation übertragen. Damit der Familienrat gelingt, sollten alle Familienangehörigen daran teilnehmen – solange er die Situation erfassen kann, also auch der Demenzkranke selbst. Alle Teilnehmer haben gleiche Rede- und Entscheidungsrechte. Im ersten Teil des Familienrates wird mit Unterstützung einer externen Moderation die Fragestellung erarbeitet und eventuell werden strukturelle Rahmenbedingungen und Handlungsoptionen geklärt. Daran anschlie-

ßend überlegen alle Familienmitglieder gemeinsam, ohne Beteiligung von Dritten, wie sie die Fragestellung lösen wollen. Im letzten Teil stellen sie ihre Lösung dann der Moderation vor und vereinbaren konkrete Handlungsschritte bis zum nächsten Treffen. Beim Folgetreffen wird besprochen, inwieweit die gefundenen Lösungen und Handlungsschritte funktioniert haben und ob es vielleicht weiteren Handlungsbedarf gibt.

Checkliste

Fünf Tipps zur Entscheidungsfindung

Einige Hinweise helfen Ihnen, Ihre Entscheidungen zu treffen:

- ☐ **Frist setzen.** Schieben Sie wichtige Entscheidungen nicht zu lange auf. Am besten, Sie vereinbaren mit anderen, bis wann Sie eine Entscheidung getroffen haben wollen.
- ☐ **Wichtiges aufschreiben.** Notieren Sie sich die Entscheidungsoptionen und Ihre Wünsche und Prioritäten. Wie wäre es mit einer Liste, welche Option welchen Ihrer Wünsche wie erfüllen kann? Oder Sie erstellen für jede Option eine Pro-und-Kontra-Liste.
- ☐ **Hören Sie auf Ihr Bauchgefühl.** Auch wenn Sie alle objektiven Argumente berücksichtigt haben, gibt es immer noch das Unterbewusstsein. Ihr Bauchgefühl ist durchaus ein guter Ratgeber, den Sie nicht ignorieren sollten. Vielleicht hilft es, für jede Option eine Karte zu schreiben. Anschließend nehmen Sie jede Karte einzeln in die Hand und achten darauf, was Sie dabei fühlen.
- ☐ **Schlafen Sie drüber.** Wichtige Entscheidungen müssen nicht in fünf Minuten getroffen werden. Forscher haben festgestellt, dass das Unterbewusstsein in Ruhephasen weiterarbeitet. Lassen Sie sich daher Zeit, damit die Entscheidung reifen kann.
- ☐ **Stehen Sie zu Ihren Entscheidungen.** Sie haben Ihre Entscheidung wohlüberlegt getroffen. Sicher kann es sein, dass sich die Umstände später ändern, doch schließlich kann niemand in die Zukunft sehen.

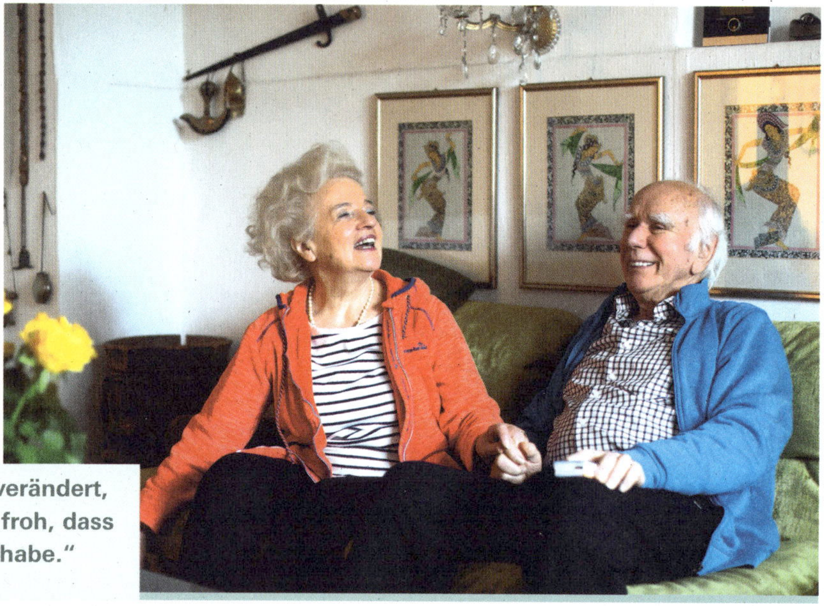

„Er hat sich verändert, aber ich war froh, dass ich ihn noch habe."
Inge Nossol

„Da ist Musik und das ist so schön!"

Geschichte von Willi und Inge Nossol

Ein schwerer Fahrradunfall verändert 2005 das Leben von Inge und Willi Nossol. „Der Arzt hat gesagt, das überlebt er nicht", erinnert sich Inge. Mit ehemaligen Kollegen wie so oft unterwegs, fällt Willi unvermittelt vom Fahrrad auf einer Straße in Richtung Traunstein und verletzt sich schwer. Da ist er 73 Jahre alt. Nach drei Wochen ist endlich Besserung in Sicht. Nach einer Rehabilitation kommt er schließlich wieder nach Hause. „Er hat sich verändert, aber ich war froh, dass ich ihn hatte." Willi war abwesender, unkonzentrierter und müder als zuvor. Aber nie hätte Inge damit gerechnet, dass dieser Sturz eine Demenz befördern könnte. „Ich habe immer alles auf das Schlechterhören oder Älterwerden geschoben und zu ihm gesagt: ‚Schau mir halt auf den Mund!' Aber ich konnte es laut sagen, er schaute mich an und verstand es immer noch nicht." Bei einem Familienurlaub mit Kindern, Enkeln und einem Urenkel wird es vor allem denen klar, dass es mehr sein muss als nur das Älterwerden. Die Tochter vereinbart einen Termin bei einem Neurologen. 2013 erhält der frühere Ingenieur Willi schließlich die Diagnose Alzheimer Demenz in einer Mischform. Als sehr hilfreich betrachtet Inge rückblickend auch die Gedächtnissprechstunde des Klinikums Nürnberg, die sie zusätzlich zu den Terminen beim Neurologen wahrnehmen. „Ich würde heute jedem raten, sich so schnell wie möglich untersuchen zu lassen und der Diagnose zu stellen."

Lieder, Chor und die Mundharmonika

Aus dem Wohnzimmer dringt leise „Muss i denn, muss i denn zum Städele hinaus ...". Willi spielt wieder Mundharmonika. Früher

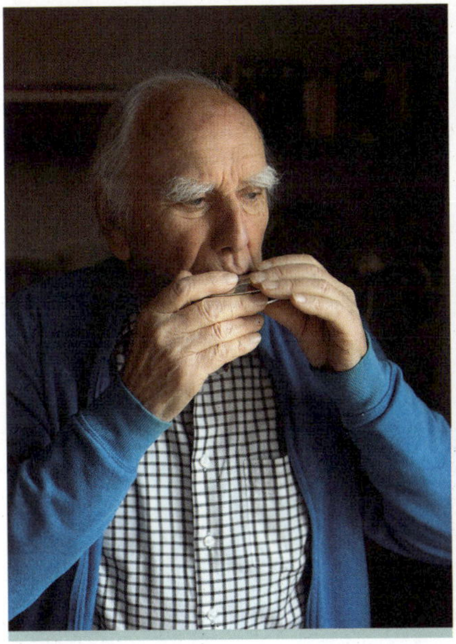

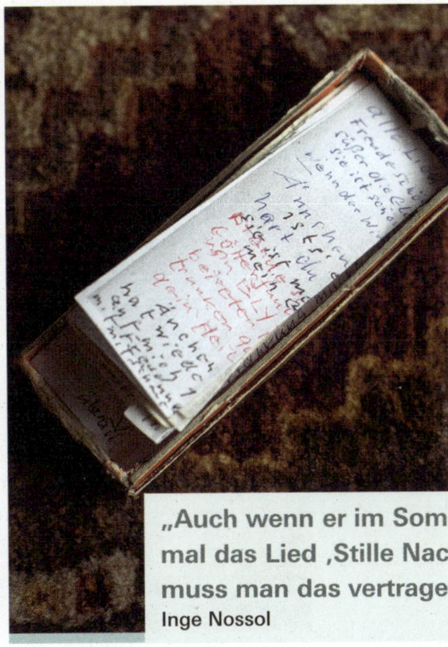

„Auch wenn er im Sommer zehnmal das Lied ‚Stille Nacht' spielt, muss man das vertragen."
Inge Nossol

gingen sie beide leidenschaftlich gerne zu Konzerten, Willi war Mitglied in mehreren Chören. Wie wichtig ihm die Musik ist, zeigen die vielen kleinen Zettel, auf die er sich seine Lieblingslieder notiert und sie den ganzen Tag über singt. „Auch wenn er im Sommer zehnmal das Lied ‚Stille Nacht' spielt, muss man das vertragen", berichtet Inge. „Einen dementen Menschen kann man nicht ändern, du musst dich ändern!" Das war für sie eine wesentliche Erkenntnis der Schulung der Angehörigenberatung, die den Umgang mit der Situation erleichtert hat. Während Inge erzählt, kommt Willi aus dem Wohnzimmer herüber und umarmt sie: „Meine Süße!" Inge berichtet von ihrem Freundeskreis: „Die meisten sind viel jünger. Wir haben bestimmte Rituale und feiern immer Silvester, das möchten wir nicht missen. Da ist Musik und wir tanzen viel miteinander, das ist so schön!"

Am Anfang, sagt Inge, habe sie schon getrauert, dass Willi nicht mehr mitgegangen ist zu den Konzerten. „Das soziale Umfeld verändert sich und viele Gewohnheiten muss man abbauen." 2013 liest sie bei der Beratungsstelle den Hinweis auf einen Demenzchor! Seitdem besuchen Inge und Willi etwa alle zwei Wochen die Proben, geleitet von einer Musiktherapeutin, die spezielle Tipps für Demenzkranke gibt. „Ich weiß, dass meinem Mann das guttut. Wenn wir nur zu Hause sitzen würden, wäre mein Mann nicht so wie er jetzt ist." Neben der Freude, die er offenkundig empfindet, kann er sich im Gegensatz zu anderen Ereignissen an den Chor viel besser erinnern. „Auch wenn es manchmal sehr schwierig ist, dorthinzukommen. Denn sich an eine Zeit zu halten, ist für Willi kompliziert. Wenn ich sage, du musst eine andere Hose anziehen und kurze Zeit später hat er wieder seine Schlafanzughose an. Bis ich dann dazu komme, mich selber fertig zu machen, dauert es einfach!" Zu Hause darf sie keine Schlüssel, Unterlagen oder wichtige Dokumente liegenlassen, sonst versteckt

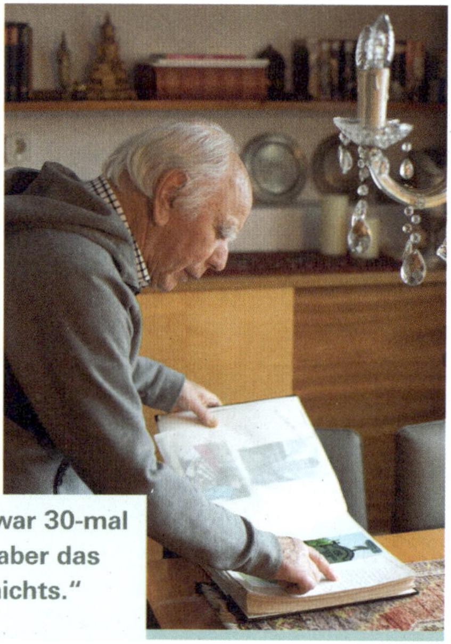

„Er liest zwar 30-mal dasselbe, aber das macht ja nichts."
Inge Nossol

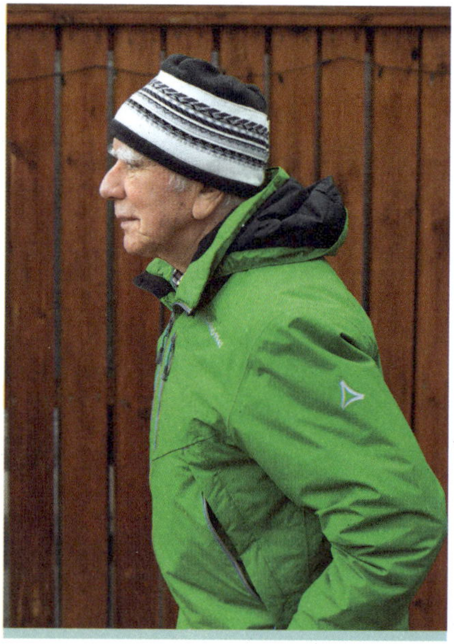

er sie. Das Suchen danach ist sehr zeitaufwendig und nervt Inge. Stets muss sie aufmerksam sein. Ein bisschen Ruhe hat sie erst, nachdem Willi abends ins Bett gegangen ist: „Dann habe ich zwei Stunden für mich, denn tagsüber kann ich ja nichts machen und werde ständig unterbrochen." Da Willi nachtaktiv ist, kann sie nicht durchschlafen. Etwa zwischen 3 und 4.30 Uhr steht er auf. „Das ist unsere Geisterstunde", nennt sie es. „Er geht dann hinunter in die Küche, liest etwas. Oft fragt er, wo denn die Toilette oder wo das Bett ist, also muss ich mitaufstehen und achtsam sein, denn er ist dann meistens schlaftrunken."

Das Haus hält auf Trab

Das Paar bewohnt ein über 100 Jahre altes gemütliches Reihenhaus, das aber aufgrund der früheren Bauweise schmal ist. Auch sonst ist das Haus nicht optimal für ihre Pflegesituation. Mehrere Zimmer sind Durchgangszimmer auf dem Weg zum Treppenhaus. 56 Treppen steigen Willi und Inge täglich auf und ab. Im Schlafzimmer im oberen Stockwerk plagt das niedrige Bett: „Manchmal ist das schwierig, das liegt mir sehr im Magen." Eigentlich bräuchten sie längst ein neues, bequemeres Bett, das den Ausstieg erleichtern würde. Aber es ist umgeben von Büchern, vielen Familienfotos und Reiseerinnerungen wie dem großen Wandschmuck aus Sri Lanka. Alle diese Erinnerungen müssten sie dann abnehmen. Inge sagt: „Wie wir begonnen haben, uns auf die Demenz einzustellen, hat man das alles noch nicht so bedacht." Viel besser passt da die Ferienwohnung der beiden in Prien am Chiemsee. Hier ist alles ebenerdig, genügend Platz vorhanden, die Küche deckungsgleich zur Küche im Reihenhaus. Sie lieben es, mit dem Zusatzticket, das sie aufgrund der Behinderung Willis vergünstigt erhalten, unkompliziert mit der Bahn dorthinzugelangen und auf diese Weise ihre alte Reiselust ausleben zu können.

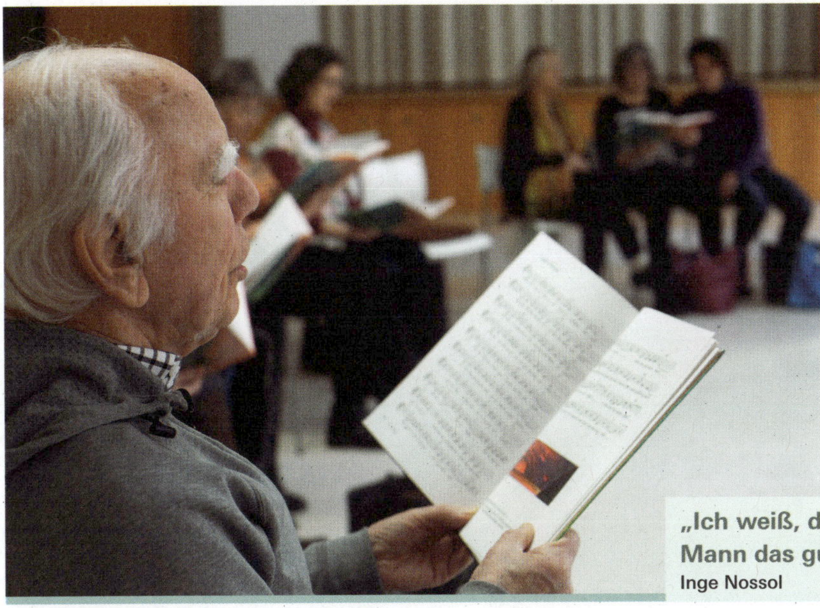

„Ich weiß, dass meinem Mann das guttut."
Inge Nossol

Rituale und Freundschaften tun gut fürs Selbstwertgefühl

Drei Dinge kennt Willi noch: die Wege zum Hausarzt, zur Apotheke und zum Briefkasten. Manchmal schickt Inge ihn mit der Post los. Dafür schreibt sie ihm einen Zettel: „einwerfen, zurückkommen". Vom Fenster aus schaut sie ihm dabei zu. Inge hat mit ihm geübt, dass er ihre Namen und ihr Alter für den Notfall sagen kann. Denn für Willi sind sie 17 und 20 Jahre alt. Die Namen der Familienmitglieder auf dem großen Foto mit Enkeln und Urenkeln geht sie regelmäßig mit ihm durch: „Da üben wir und ich sage immer und immer wieder das Gleiche. Das übt das Denken", ist sie überzeugt. Wenn sie für kurze Wege das Haus verlässt, legt sie ihm einen Zettel auf den Boden, auf dem steht: „Niemanden hereinlassen" und „Bin bei xy".

Regelmäßig besuchen sie neben dem Neurologen die Gedächtnissprechstunde. Die Berater gehen nicht nur auf Willi als Patienten ein, sondern sehen auch die Bedürfnisse und die Situation von Inge. Dort riet man ihr, ihren Mann wenigstens einmal pro Woche in die Tagespflege zu geben. Seit Oktober 2018 geht er immer dienstags in die Betreuungseinrichtung. Währenddessen kann Inge sich um sich kümmern, etwa ihre Behandlungen im Ärztehaus wahrnehmen. Anschließend geht sie zur Stärkung ins Fitnessstudio im gleichen Gebäude. Bei Bedarf kommt nun stundenweise Hilfe ins Haus.

Überzeugt ist Inge davon, die Krankheit von Willi nicht zu verstecken. „Wenn ich das rücksichtsvoll mache, gibt das ja auch dem demenzkranken Angehörigen ein Selbstwertgefühl." So gibt sie sich Mühe, Willi die Dinge so zu erklären, dass er nicht gekränkt oder bloßgestellt wird. In letzter Zeit will er immer wieder „heim". Sie frage ihn dann, wo daheim sei. Er nenne dann zwar die Stadt oder auch die Straße, in der sie wohnen, aber das bringe er nicht mehr überein mit dem Haus, in dem sie leben. „Aber solange er mich noch kennt, ist alles zu ertragen."

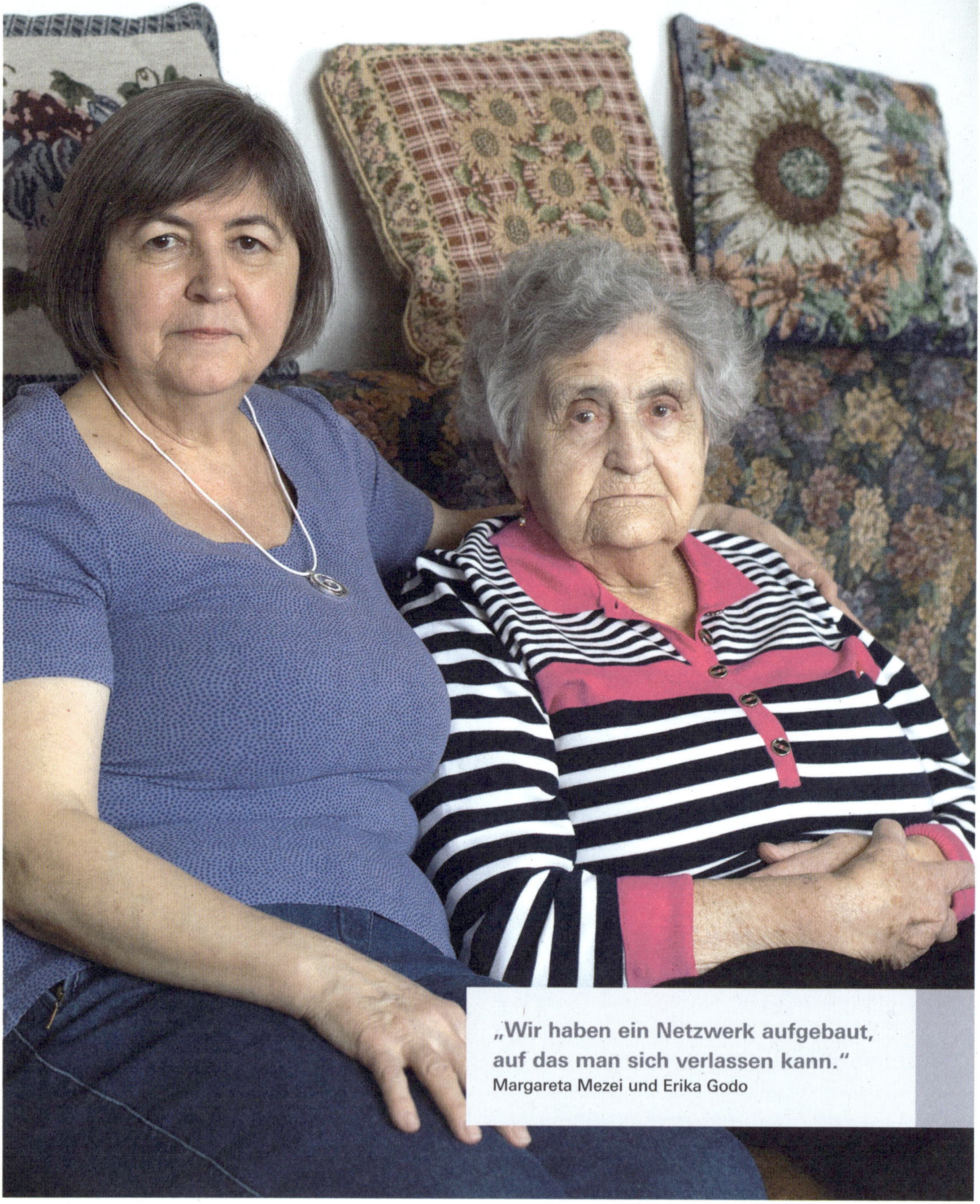

„Wir haben ein Netzwerk aufgebaut, auf das man sich verlassen kann.“
Margareta Mezei und Erika Godo

Das Alleinleben ermöglichen

Das Wohnen in den eigenen vier Wänden ist auch bei einer Demenzerkrankung über viele Jahre möglich. Damit dies gelingen kann, sind Unterstützung im Alltag und eine Anpassung der Wohnung wichtig.

Das bekannte Zuhause bietet ein Gefühl von Sicherheit. Die Orientierung in der Wohnung und in der Nachbarschaft funktioniert „wie im Schlaf" und der gewohnte Alltag lässt sich ohne langes Nachdenken bewältigen. Für Menschen mit Demenz sind dies die besten Voraussetzungen, um sich auch bei Fortschreiten der Krankheit ihre Selbstständigkeit zu bewahren und sich wohlzufühlen. Bevor Sie über einen Umzug nachdenken, sollten Sie deshalb immer zunächst prüfen, welche Optionen die bisherige Wohnung bietet und wie dort Hilfe organisiert werden kann.

Gute Voraussetzungen bestehen, wenn der Betroffene schon vor dem Auftreten der Krankheit mit Ihnen oder einem anderen Angehörigen in einer Wohnung oder in einem Haus zusammengewohnt hat. Immer häufiger leben Menschen im Alter allein, oft weit entfernt von ihren jüngeren Familienmitgliedern. Dann wird sich irgendwann die Frage stellen, inwiefern der demenziell Erkrankte weiterhin allein in seinem Haushalt und seinem gewohnten Umfeld leben kann. Umso wichtiger ist es, frühzeitig eine gute Hilfestruktur zu organisieren. Doch selbst wenn diese vorhanden ist, wird im fortgeschrittenen Stadium das sichere Alleinleben nicht mehr möglich sein und auch Angehörige, die mit im selben Haushalt leben, können an ihre Grenzen gelangen.

Hilfe und Unterstützung für Alleinlebende

Ein geregelter Tagesablauf, ein gutes Hilfenetzwerk und eine verständnisvolle Nachbarschaft ermöglichen es Ihrem Angehörigen, trotz Demenz allein zu leben.

Glücklicherweise sind die wenigsten Menschen wirklich ganz auf sich allein gestellt. Leben alle Familienangehörigen weiter entfernt, existiert vielleicht ein anderes soziales Netz aus Freunden und Nachbarn. Oft ist dieses Netz jedoch nicht so belastbar wie die familiären Bindungen und bei älteren Menschen sind viele der Freunde ebenfalls nicht mehr in der Lage, sich um andere zu kümmern. Je dichter und fester das Netz der sozialen Beziehungen der Betroffenen ist, desto länger können sie allein leben. Ergänzen lässt sich dieses Hilfesystem durch professionelle Dienste.

Als Angehöriger des Demenzkranken sollten Sie sich aber laufend davon überzeugen, dass dieses Hilfenetz noch funktioniert. Wenn es Ihnen nicht möglich ist, regelmäßig selbst zu Besuch zu kommen, geben Ihnen zum einen häufige Telefonate mit dem Betroffenen Aufschluss darüber, ob etwas nicht in Ordnung ist. Zum anderen sollte sich eine andere vertrauenswürdige Person vor Ort in abgesprochenen Zeitabständen ein Bild machen und Ihnen die Eindrücke schildern. Seien Sie für alle an der Unterstützung Beteiligten ansprechbar, falls etwas vorgefallen ist, und um alle zu informieren, wenn sich etwas ändert.

Dem Tag Struktur geben

Menschen mit Demenz erfahren Sicherheit und Geborgenheit durch bekannte und immer gleichbleibende Strukturen und Abläufe. Etablieren Sie daher am besten feste Zeiten, die sich an den bisherigen Gewohnheiten Ihres Angehörigen orientieren. Finden Sie heraus, zu welchen Zeiten er eher aktiv ist, sich vielleicht auch besser orientieren und neue Eindrücke aufnehmen kann. Versuchen Sie, Termine außer Haus, etwa beim Friseur oder Besuche bei der Familie, möglichst in diese Zeiten zu legen. Zeiten, in denen der Betroffene unkonzentrierter oder müde ist, sollten auch der Ruhe dienen.

Wenn Ihr Angehöriger allein lebt, sind regelmäßige Kontakte besonders wichtig und sollten zuverlässig organisiert werden. Im Anfangsstadium genügen Telefonanrufe, beispielsweise morgens, um ans Aufstehen zu erinnern, die Planung für den Tag zu besprechen und Besuche anzukündigen. Im

Tagesplan

Ein klar strukturierter Tagesablauf ist für Menschen mit Demenz eine große Hilfe. So könnte ein Tagesplan beispielsweise aussehen:

8.30 Uhr	Der Pflegedienst hilft beim Aufstehen und bei der Körperpflege.
10.00 Uhr	Ein ehrenamtlicher Helfer der Kirchengemeinde liest die Zeitung vor, bei gutem Wetter Spaziergang in den Park.
12.00 Uhr	Die Tochter bringt Essen. Während der Mahlzeit macht sie sich ein Bild von der Wohnung.
18.00 Uhr	Eine Nachbarin richtet das Abendessen und schaut, ob alles in Ordnung ist.
22.00 Uhr	Der Sohn ruft an und erinnert an das Zubettgehen.

weiteren Verlauf der Krankheit ist ein persönlicher Kontakt wesentlich wirksamer.

Beschäftigungen, denen Ihr Angehöriger in den letzten Jahren nachgegangen ist, sollte er nach Möglichkeit weiter nachgehen können. Motivieren Sie ihn, Kontakte außer Haus zu pflegen, etwa das übliche Kaffeekränzchen zu besuchen. Haben Sie keine Angst, dass er sich verirrt. Viele Demenzkranke finden jahrelang geübte Wege in der Nachbarschaft sehr gut. Sprechen Sie lieber mit Nachbarn, damit diese ein Auge auf den Betroffenen haben und mitbekommen, wenn doch mal Hilfe Not tut. Schwierig wird es, wenn sich Umstände ändern, etwa weil auf einem Straßenabschnitt der gewohnten Strecke gebaut wird oder der Treffpunkt wechselt. Versuchen Sie dann, eine Begleitung oder einen Fahrdienst zu organisieren. Die Mühe lohnt sich, denn es gilt: Alles, was mit sozialen Kontakten und körperlicher Aktivität zu tun hat, verbessert das Krankheitsbild und trägt zum Wohlbefinden bei.

Den Haushalt bewältigen

Die Probleme der Demenz werden meistens zuerst bei der Haushaltsführung offensichtlich, denn dort sind täglich diverse Abläufe zu koordinieren und Entscheidungen zu treffen. So kann es sein, dass Sie während Ihrer Besuche vor allem mit Aufräumen, Putzen und Wäschepflege beschäftigt sind. Statt sich mit dem Betroffenen zu beschäftigen, etwas Nettes gemeinsam zu unternehmen und ein offenes Ohr für schöne Erlebnisse, aber auch Sorgen zu haben, mutiert der Besuch zum Arbeitseinsatz. Achten Sie darauf, dass der Kontakt zu Ihrem Angehörigen nicht zu kurz kommt, und nutzen Sie ergänzende Hilfsangebote:

- **Haushaltsdienst.** Professionelle Reinigungsdienste kümmern sich um die Dinge im Haushalt, die der Betroffene selbst nicht mehr erledigen kann und für die Ihre Zeit zu schade ist. Eine professionelle Fensterreinigung ist fix und nicht sehr teuer. Auch die wöchentliche Grundreinigung kann gut ein Dienstleister übernehmen. Mehr über entsprechende Angebote erfahren Sie auf Seite 54. Vielleicht irritiert es den Demenzkranken aber, wenn „Fremde" in der Wohnung herumwuseln. Bei fortgeschrittener Demenz sollte deshalb möglichst eine Vertrauensperson anwesend sein, wenn der Haushaltsdienst kommt.
- **Einkaufsservice.** Viele Supermärkte bieten mittlerweile die Lieferung von Lebensmitteln nach Hause an. Über ein Online-Portal können Sie die Waren bestellen und der Supermarkt liefert dann bis ins Haus. Allerdings ist das meistens mit einem Aufpreis verbunden.

Lösungen finden!

Umgang mit Geld. Menschen mit Demenz verlieren recht früh den Bezug zu Geld. Sie verschenken große Summen oder vergessen, im Geschäft zu bezahlen. Sprechen Sie mit den Einzelhändlern in der Nachbarschaft. Einige Händler akzeptieren beispielsweise ungültige Schecks und lassen sich die Einkäufe dann wöchentlich von Angehörigen bezahlen. Wenn der Betroffene häufiger große Mengen an Bargeld abhebt, versuchen Sie, die Auszahlung auf kleine Summen zu beschränken. Allerdings brauchen Sie dafür in der Regel eine Bankvollmacht oder den Nachweis einer gesetzlichen Betreuung (siehe S. 176).

Regelmäßig essen und trinken

Um gesund zu bleiben, ist regelmäßiges Essen und Trinken wichtig. Wenn es nicht mehr ausreicht, den demenziell Erkrankten am Telefon danach zu fragen, ob er denn schon gegessen und ausreichend getrunken hat, ist eine persönliche Erinnerung vor Ort und eventuell auch Hilfe bei der Nahrungszubereitung notwendig. Sie können Mahlzeiten vorkochen und portioniert in den Kühlschrank legen. Bei Fortschreiten der Demenz ist es den Betroffenen allein aber oft nicht mehr möglich, aus verschiedenen Vorratsdosen eine Mahlzeit zusammenzustellen. Dann müssen Sie dafür sorgen, dass täglich jemand die Mahlzeiten vorbereitet. Oftmals können dies Nachbarn oder Betreuungsdienste übernehmen.

Eine Alternative, wenn das Kochen zu Hause nicht mehr richtig funktioniert, ist Essen auf Rädern. Einfach gesagt, gibt es zwei unterschiedliche Varianten: täglich warm gelieferte Speisen oder wöchentliche

Lieferungen von Tiefkühlgerichten, die der Kunde selbst erhitzen muss. Für alleinlebende Demenzkranke ist die tägliche Lieferung empfehlenswert, da nur so sichergestellt ist, dass eine warme Mahlzeit auf den Tisch kommt. Achten Sie darauf, dass die Lieferung zu den üblichen Essenszeiten erfolgt, dass die Mahlzeit bei Bedarf ausgepackt und auf dem Teller angerichtet wird. Im besten Falle sind die ausliefernden Personen im Umgang mit Menschen mit Demenz geschult. Essen auf Rädern bieten die Wohlfahrtsverbände, private Lieferdienste und die meisten Pflegedienste an.

Beschäftigung und Betreuung

Wenn Menschen mit Demenz allein wohnen, sollte das kein ständiges Alleinsein bedeuten. Neben der notwendigen Unterstützung im Haushalt, beim Essen und bei der Körperpflege sollten anregende Aktivitäten im Alltag nicht zu kurz kommen. Auch hier können Sie aus verschiedenen Unterstützungsangeboten wählen, deren Umfang nach Bedarf gesteigert werden kann.

1. **Stundenweise Betreuung.** In vielen Regionen Deutschlands hat sich in den letzten Jahren ein umfassendes Netzwerk an Betreuungsangeboten etabliert. Diese Betreuungsangebote finden entweder im Haushalt als Einzelbetreuung oder in kleinen Gruppen, etwa als Demenz-Café, statt. Die Organisatoren können ganz unterschiedlich sein. Oft sind es Wohlfahrtsverbände, teilweise in Kooperation mit Kirchengemeinden und mithilfe von Ehrenamtlichen. Es gibt aber auch privat-gewerbliche Betreuungsangebote, entweder angegliedert an einen von den Pflegekassen zugelassenen Pflegedienst oder von freien Gewebetreibenden. Auch für diese Angebote gibt es Geld von der Pflegeversicherung (siehe S. 186).
2. **Tagespflege.** Diese Einrichtungen bieten eine professionelle Betreuung an. Der Besuch ist ein- oder mehrmals pro Woche möglich und wird teilweise über die Pflegeversicherung (siehe S. 187) finanziert. Der Schwerpunkt einer guten Tagespflege liegt auf gemeinschaftlichen Aktivitäten, die den Gästen Freude bereiten und ihre Ressourcen fördern. Ein Hol- und Bringdienst stellt den Besuch auch für mobilitätseingeschränkte Gäste sicher.

Unterstützung bei der Körperpflege

Die Körperpflege betrifft einen sehr intimen Bereich. Solange Betroffene die tägliche „Katzenwäsche“ noch selbst durchführen können, reicht es aus, ein- oder zweimal in der Woche einen ausgedehnten Badetag zu organisieren. Mit zunehmender Demenz muss die Körperhygiene kleinschrittiger begleitet werden, etwa durch das tägliche Herauslegen der richtigen Kleidung oder Anleitung beim Waschen und beim Zähneputzen. Nur wenige Nachbarn oder Freunde sind in der Lage und bereit, diese Unterstützung zu leisten. Daher sollten Sie sich darauf einstellen, dass Sie diese Aufgabe übernehmen müssen, oder Sie greifen auf professionelle Angebote zurück.

→ Ambulante Pflegedienste

Professionelle Pflegedienste sind von den Pflege- und Krankenkassen zugelassen und werden regelmäßig auf ihre Qualität von unabhängigen Gutachtern geprüft. Sie bieten nicht nur Hilfestellung bei der Körperpflege, sondern auch bei häuslicher Krankenpflege, teilweise bei der Betreuung und im Haushalt. Die Pflege- und Krankenkassen übernehmen unter bestimmten Voraussetzungen die Kosten. Mehr zum Thema erfahren Sie auf Seite 185 und 191f.

Weglaufen und Herumirren

Die größte Sorge vieler Angehöriger ist, dass der Demenzkranke allein vor die Tür geht, sich verläuft oder im Straßenverkehr einen Unfall erleidet. Bevor Sie zu drastischen Maßnahmen greifen, machen Sie sich eines klar: Jeder erwachsene Mensch hat das Recht, sich frei zu bewegen, und dazu gehört auch ein gewisses Lebensrisiko, im Alltag einen Unfall zu erleiden. Einschränkungen dieses Rechts bedürfen immer einer richterlichen Entscheidung, sobald irgendeine Institution an der Freiheitsbeschränkung beteiligt ist. Nur im häuslichen Bereich ist so eine Genehmigung nicht notwendig, trotzdem sind derartige Maßnahmen natürlich immer unter ethischen und moralischen Gesichtspunkten zu prüfen (siehe S. xxx).

Zunächst gilt es, die Frage zu klären, warum der Demenzkranke überhaupt allein die Wohnung verlässt. Überlegen Sie, ob es in der Wohnung attraktive Anknüpfungspunkte gibt, die ihm Gelegenheit zum „Ankommen“ bieten. Das kann ein offenes Regal mit Dingen sein, die ihm einen Bezug zu seiner bisherigen Lebensbiografie bieten, ein Schreibtisch, eine Werkbank oder auch ein großer Blumenkübel mit Pflanzen. Vielleicht ist es dann gar nicht mehr „nötig“, die Wohnung zu verlassen.

Wenn jemand bisher immer regelmäßig das Haus verlassen hat, lässt sich der Bewegungsdrang vielleicht schon durch begleitete Spaziergänge oder Einkaufsbummel kanalisieren. Sind Betreuungspersonen in der Nähe, kann ein Bewegungsmelder ihnen signalisieren, wenn der Betroffene die Wohnung oder das Haus verlässt. Holen Sie auch die Nachbarn ins Boot. Diese können Ihrem Angehörigen bei Bedarf beim Rückweg helfen oder Ihnen wenigstens Bescheid sagen, wenn Ihr Angehöriger Hilfe braucht.

Darüber hinaus gibt es auch sanfte Weglaufbarrieren. Denn viele Demenzkranke verspüren gar keinen Drang, einen Raum zu verlassen, wenn sie den Ausgang nicht als solchen erkennen können. Hier einige gestalterische Tipps für optische Barrieren:

- Halten Sie den Aufenthaltsort des Kranken hell und freundlich, Eingangsbereiche dunkel und unattraktiv.
- Streichen Sie Türen in der Wandfarbe oder bekleben Sie sie mit einer Fototapete, sodass sie weniger auffallen.
- Bekleben Sie Balkon- oder Terrassentüren im unteren Bereich mit Folie, sodass sie wie Fenster aussehen.

Betreuung rund um die Uhr

Mit fortschreitender Demenz reicht die Unterstützung durch ambulante Pflegedienste oder die Betreuung in einer Tagespflege oft nicht mehr aus. Eine professionelle Betreuung rund um die Uhr in den eigenen vier Wänden kann für Ihren alleinlebenden Angehörigen dann eine Lösung sein. Über das Internet werden Hilfskräfte vermittelt, die bei Ihrem Angehörigen leben und sich um alle notwendigen Dinge des Haushalts, die Körperpflege und die Betreuung kümmern. Die Angebote kommen meistens aus dem osteuropäischen Ausland. In der Praxis werden diese Arbeitsverhältnisse leider oft nicht gesetzeskonform organisiert, theoretisch gibt es jedoch zwei legale Möglichkeiten:

- **Arbeitgebermodell.** Der Demenzkranke oder Sie als Angehöriger stellt die Arbeitskraft ein – mit allen Rechten und Pflichten als Arbeitgeber. In manchen Regionen Deutschlands helfen Wohlfahrtsverbände bei der Umsetzung.

Lösungen finden!

Den Heimweg finden. Besteht die Sorge vor allem darin, dass der Betroffene nicht zurück nach Hause findet, ist das einfachste Mittel, in alle häufiger genutzten Kleidungsstücke Zettel mit Namen und Adresse und dem Hinweis auf die Demenzerkrankung zu stecken.

- **Entsendemodell.** Eine Betreuungsfirma im Ausland schickt ihre Mitarbeiter für einen beschränkten Zeitraum in einen deutschen Haushalt. Die letzte Entscheidung über das Personal und dessen Entlohnung trifft der Arbeitgeber im Ausland. Vermittlungsagenturen in Deutschland helfen bei der Abwicklung mit dem ausländischen Vertragspartner.

Machen Sie sich bewusst: Ein seriöses, ordentlich organisiertes Betreuungsangebot zu Hause kostet mindestens so viel wie ein Platz im Heim und braucht immer auch Unterstützung durch ein Netzwerk.

▶ Ausführliche Informationen zu ausländischen Betreuungskräften finden Sie beim Projekt Pflegewegweiser NRW der Verbraucherzentrale NRW unter www.pflegewegweiser-nrw.de.

Checkliste

Eine Haushaltshilfe für die Betreuung zu Hause?

Wenn Sie für eine Rund-um-die-Uhr-Betreuung eine Hilfskraft aus Osteuropa engagieren möchten, sollten Sie sich umfangreich informieren. Unter anderem gilt:

- ☐ **Keine 24 Stunden.** Eine einzelne Betreuungskraft darf keine Rund-um-die-Uhr-Betreuung sicherstellen. Insbesondere für die Nacht muss entweder eine zweite oder dritte Betreuungskraft oder sonstige Entlastung organisiert werden.

- ☐ **Arbeitsrecht.** Für Beschäftigungsverhältnisse im Privathaushalt und auch für Personen aus dem Ausland gilt deutsches Arbeitsrecht und der Arbeitsschutz. Die Betreuungskräfte haben etwa Anspruch auf täglich mindestens elf Stunden Ruhezeit und dürfen maximal 48 Stunden pro Woche arbeiten. Es muss der Mindestlohn, zuzüglich Sozialabgaben, gezahlt werden.

- ☐ **Rückzugsmöglichkeit.** Die Betreuungskraft braucht wenigstens ein eigenes Zimmer, wo sie sich zurückziehen und entspannen kann.

- ☐ **Fachpflege.** Medizinische Behandlungspflege gehört in die Hände von Profis vom ambulanten Pflegedienst. Das gilt beispielsweise, wenn es um die Versorgung von Wunden geht oder das Stellen von Medikamenten in der Wochenbox.

- ☐ **Seriöse Vermittlung.** Wählen Sie eine Agentur aus, die auch persönliche Beratung bei Ihnen vor Ort anbietet und während der Vertragslaufzeit als Ansprechpartner für Sie erreichbar ist. Stutzig werden sollten Sie etwa, wenn eine 24-Stunden-Betreuung durch eine Person angeboten wird oder sehr hohe oder keine Gebühren verlangt werden. Tipp: Caritas und Diakonie haben Programme ins Leben gerufen, die Sie bei der Anstellung von Hilfskräften aus Osteuropa unterstützen. Sie heißen CariFair und FairCare.

- ☐ **Kontrolle.** Lassen Sie Ihren Angehörigen und seine Betreuungskraft nicht völlig allein. Es sollte regelmäßig jemand aus der Familie oder der Nachbarschaft zu Besuch kommen und prüfen, ob alles in Ordnung ist.

Die Wohnung sicher gestalten

Die frühzeitige Anpassung der Wohnung schafft Sicherheit und kann die Pflege erleichtern. Wohnberatungsstellen helfen Ihnen dabei.

Die eigene Wohnung kann erheblich dazu beitragen, dass Ihr Angehöriger trotz seiner Erkrankung lange ein selbstständiges Leben führen kann. Die richtige Gestaltung zur richtigen Zeit bietet viele Vorteile. Führen Sie Änderungen mit Bedacht und so behutsam wie möglich durch, um Verwirrung durch eine fremd wirkende Umgebung zu vermeiden.

Je nach Stadium der Demenzerkrankung werden deshalb zunächst Dinge im Vordergrund stehen, die die Selbstständigkeit des Betroffenen erhalten und Orientierung bieten. Pflegeerleichternde Maßnahmen und Hilfsmittel sind oft erst zweckmäßig, wenn umfangreicher Hilfebedarf bei der Körperpflege besteht. Achten Sie darauf, dass alles, was Ihr Angehöriger selbst bedienen soll, genauso funktioniert wie bisher. Neue technische Möglichkeiten sind hier oft kontraproduktiv. Hightech eignet sich aber hervorragend für Sicherungssysteme im Hintergrund.

Orientierung in der Wohnung

Eine klar strukturierte Wohnung fördert die Orientierung und damit die Selbstständigkeit Ihres Angehörigen. Anders herum kann eine unorganisierte Wohnung zur Verwirrung beitragen und den Betroffenen zunehmend verunsichern. Struktur, die eine gute Orientierung ermöglicht, bedeutet jedoch nicht unbedingt penibles Aufräumen. Vielmehr geht es darum, dass auch bei geistigen Einschränkungen klar erkennbar ist, wo man sich befindet und was dort getan wird.

Orientierung findet auf verschiedenen Ebenen statt. Eine wichtige Rolle spielt die räumliche Orientierung. Häufig ist ständiges Umherwandern nicht Unruhe, sondern die Suche nach einem Ziel. Daher sollten Räume eindeutig zu identifizieren sein. Am besten, Sie hängen die Türen zum Flur aus, damit auf einen Blick der jeweilige Raum erkennbar ist. Versuchen Sie, jedem Raum möglichst nur eine Funktion zuzuordnen. In der Küche wird gekocht, im Schlafzimmer wird geschlafen, im Wohnzimmer entspannt, im Büro gearbeitet. Vermeiden Sie häufiges Umräumen. Alles sollte immer am bekannten Ort stehen. Achten Sie außerdem auf eine gute Beleuchtung. Räume, in denen sich Menschen mit Demenz aufhalten, sollten sehr hell sein. Räume, die sie meiden sollten, hält man eher dunkel. Bewegungsmelder und Lichtleisten helfen, auch in der Nacht sicher den Weg zur Toilette zu finden.

→ Vorsicht bei neuen Räumen

Wenn Sie Räume verlegen wollen, etwa Wohn-, Schlafzimmer und Bad auf eine Etage, ist das heikel. Zwar entfällt dann vielleicht die Treppe, aber Ihr Angehöriger muss sich an einen neuen Wohnungszuschnitt gewöhnen, was zu großer Verunsicherung führen kann.

Eine weitere Ebene der Orientierung betrifft die Tagesgestaltung: Schaffen Sie Plätze in der Wohnung, die den Tagesablauf Ihres Angehörigen unterstützen. Dabei ist es sinnvoll, seine Lebensgeschichte zu berücksichtigen: Gestalten Sie eine gemütliche Ecke zum Ausruhen mit Erinnerungsstücken aus der Jugend. Ist der Lieblingssessel abgenutzt oder das Polster zu tief, ist es nicht nötig, ihn zu ersetzen. Stattdessen können die Füße etwas erhöht und das weiche Polster gegen ein festes ausgetauscht werden. Andere Bereiche der Wohnung können zur Beschäftigung auffordern, etwa ein Wäschestapel zum Falten oder Kisten und Truhen zum Kramen. Wer in einem Beruf gearbeitet hat, hat vielleicht Spaß an einem Schreibtisch mit Papieren zum Sortieren oder einer Bastelecke mit Werkzeug. Viele Anregungen bieten Garten und Balkon. Sonnenlicht ist elementar wichtig. Es ist nicht nur gesund, es schafft auch Wärme und Wohlbehagen. Der Wechsel zwischen Tag und Nacht kann durch eine sinnvolle Lichtgestaltung (siehe S. 89) und durch Tageslicht unterstützt werden. Helfen Sie bei der Orientierung im Hinblick auf Uhrzeit, Wochentag und Datum durch gut sichtbare Uhren und Kalender.

Optische Täuschungen vermeiden

Optische Täuschungen (Verkennungen) stellen für Menschen mit Wahrnehmungsstörungen ein Problem dar. Große, verschlungene Formen, beispielsweise gemusterte Gardinen oder Teppiche, können Wahnvorstellungen begünstigen. Ähnliche Effekte können auch Spiegel verursachen. Manche Betroffene erschrecken, wenn sie plötzlich einen ihnen fremden Menschen entdecken, da sie in späteren Stadien der Demenz sich selbst nicht im Spiegel erkennen. Achten Sie deshalb in der Wohnung auf helle, ruhige Farben ohne Muster. Fußböden sollten eine spiegelfreie, glatte, rutschfeste und möglichst einfarbige Oberfläche haben

Selbstständigkeit erhalten

Menschen mit Demenz können ihre Selbstständigkeit über einen langen Zeitraum erhalten, wenn sie sich im Haus oder in der Wohnung zurechtfinden und Alltagsgegenstände für sie einfach nutzbar sind. Allerdings passen viele heutige Geräte nicht mehr zu den Erfahrungswerten älterer Menschen. Bis in die 1980er-Jahre gab es Telefone mit Wählscheibe, bei denen der Hörer oben quer auf dem Gerät lag. Das Umlernen auf mobile Geräte mit Display, Touchscreen und diversen integrierten Funktionen fällt schon manch Gesundem schwer. Ähnlich groß ist der Sprung vom alten Radio zum Musikstream aus dem Internet. Mittlerweile werden aber durchaus Geräte im Retrodesign angeboten, etwa Telefone, die moderne Technik mit altem Outfit verbinden. Sie finden derartige Produkte im Internet, das Stöbern lohnt sich.

Abläufe des täglichen Lebens werden einfacher, wenn man vieles auf den ersten Blick erkennt: Manchen Betroffenen helfen daher offene Regale statt geschlossener Schränke. Durchsichtige Behältnisse für Lebensmittel bieten einen besseren Überblick. Überlegen Sie, wie Sie die Dosen für Salz und Zucker oder andere leicht verwechselbare Lebensmittel so kennzeichnen können, dass sie sich optisch von Ihrem Angehörigen gut unterscheiden lassen.

Bewährte Handgriffe erleichtern den Alltag. Schon Kleinigkeiten können hier viel bewirken:

- Fürs Licht einfache Kippschalter statt Drehschalter zum Dimmen
- Knöpfe und Schalter statt elektronischer Displays
- Herd mit Gusseisenplatten statt Glaskeramikfeld mit digitalen Sensoren
- Wasserhähne als Mischbatterie mit Zweigriffarmatur (heiß/kalt) statt Thermostatarmaturen

Checkliste

Orientierung verbessern

Schon durch einfache Maßnahmen können Sie es Ihrem Angehörigen leichter machen, sich in seiner Wohnung zu orientieren:

- ☐ Überflüssige Türen aushängen
- ☐ Räume sparsam, dafür eindeutig möblieren
- ☐ Doppelbotschaften (zum Beispiel Bettwäsche im Wohnzimmer) vermeiden
- ☐ Lieblingsplätze mit Bezug zur Biografie gestalten
- ☐ Beleuchtung bewusst einsetzen
- ☐ Balkon und Garten mitnutzen
- ☐ Große Uhren und Kalender aufhängen
- ☐ Wohnung passend zur Jahreszeit dekorieren
- ☐ Tafeln für die Darstellung von Aufgaben des Tages nutzen

Unfallschutz

Mangelnde Orientierung, Stolpern aufgrund von Wahrnehmungsstörungen und zunehmende Vergesslichkeit bergen ein besonderes Unfallrisiko. Dies sollten Sie bei der Gestaltung der Wohnung beachten.

Viele Menschen mit Demenz entwickeln im Krankheitsverlauf ein unsicheres Gangbild mit schlurfenden Schritten. Achten Sie deshalb auf einen ebenen, rutschfesten Bodenbelag. Tückisch sind Teppichkanten, über die man leicht stolpern kann. Haben Sie Sorge, dass Ihr Angehöriger nachts aus dem Bett fällt, ziehen Sie die Anschaffung eines speziellen Pflegebettes in Betracht, das man fast bis auf den Boden absenken kann. So sind Bettgitter oder wohlgemeinte, aber für den Betroffenen irritierende Matratzenstapel vor dem Bett überflüssig. Benutzt Ihr Angehöriger eine Treppe, achten Sie auf gut greifbare Handläufe auf beiden Seiten. Auch nachts sollte die Treppe immer gut beleuchtet sein, beispielsweise durch Leuchtstreifen. Wenn Sie eine Treppe absperren wollen, dann niemals mit Kindersicherungen aus dem Handel. Diese Gitter sind für Erwachsene zu niedrig und die Wahrscheinlichkeit ist hoch, dass beim Versuch, sie zu übersteigen, erst recht ein Unfall passiert.

Feuerschutz

Viele fürchten sich besonders vor einem unentdeckten Feuer in der Wohnung ihres Angehörigen. Sie können vorbeugen, etwa durch Sicherheitsschalter an elektrischen Geräten sowie schwer entflammbare Möbel und Stoffe. Kerzen, Feuerzeuge und Streichhölzer sollten nicht in Reichweite des Betroffenen lagern. Der Klassiker ist der vergessene Topf auf dem Herd. Hier bietet der Handel eine Vielzahl von Lösungen für Elektroherde, etwa Zeitschaltuhren, die die Betriebszeit des Herdes begrenzen, oder Hitzesensoren, die eine ungewöhnliche Wärmeentwicklung überm Herd registrieren.

Für den Fall, dass es dennoch zu einem Brand kommt, sollten Sie die Wohnung mit Rauchmeldern ausstatten. Allerdings nutzt der schrille Piepton nur, wenn außer dem

---

Ein Gasherd mit offener Flamme ist gefährlich. Daher empfiehlt es sich, den Gasherd gegen einen gesicherten und einfach zu bedienenden Elektroherd auszutauschen. Voraussetzung ist allerdings, dass der Kranke noch in der Lage ist, den Umgang mit dem neuen Gerät zu erlernen. Wenn nicht, ist es besser, den Gasherd abzuklemmen und die warmen Mahlzeiten liefern zu lassen.

Demenzkranken auch eine weitere Person den Alarm hört und entsprechend handeln kann. Falls Ihr Angehöriger allein wohnt, können Sie bei ihm einen Rauchmelder installieren, der an ein Netzwerk angeschlossen ist und an einem anderen Ort einen Alarm auslösen kann. Manchmal bietet der Hausnotruf entsprechende Funktionen.

Überschwemmungsschutz

Um das Überlaufen von Waschbecken und Badewannen zu vermeiden, bietet der Markt verschiedene Lösungen. Im einfachsten Fall ist im Becken oben ein Ablaufloch, das so groß ist, dass mindestens genau so viel Wasser ablaufen kann, wie durch den Wasserhahn nachfließt. Nicht empfehlenswert sind Sicherheitsarmaturen, die beispielsweise nur dann Wasser fließen lassen, wenn die Hand unter einen Infrarotsender gehalten wird. Viele Demenzkranke sind damit überfordert und verlieren dann schnell ihre Selbstständigkeit bei elementaren Dingen wie der Körperpflege. Um Schlimmeres zu verhindern, gibt es auf dem Markt Wassersensoren für den Boden vor Wanne oder Waschbecken, die im Falle eines Falles Alarm auslösen. Auch diese Geräte lassen sich mit einem Hausnotrufgerät kombinieren.

Barrierefreiheit

Je weniger Hindernisse, etwa durch Schwellen und Treppen oder enge Türen und geringe Bewegungsflächen eine Wohnung bietet, desto besser ist sie auch bei körperli-

Checkliste

Unfälle vermeiden

Verschiedene kleine Anpassungen in der Wohnung und Vorsichtsmaßnahmen verringern das Unfallrisiko:

- ☐ Stolperfallen beseitigen
- ☐ Fenster und Treppen gegen Stürze sichern
- ☐ Elektrokabel sicher verlegen
- ☐ Gute Beleuchtung an allen Aufenthaltsorten des Betroffenen, nachts Licht mit Bewegungsmelder
- ☐ Scharfe Ecken und Kanten abrunden oder Polstern
- ☐ Verbrühschutz in Warmwasserarmaturen einbauen
- ☐ Medikamente und giftige Stoffe sicher verschließen
- ☐ Giftpflanzen in Haus und Garten entfernen (Telefonnummer für Giftnotruf bereithaben)
- ☐ Gefahrenquellen im Außenbereich sichern oder verschließen

chen Einschränkungen nutzbar. Seit längerer Zeit gibt es eine DIN-Norm, die beschreibt, wie barrierefreie Wohnungen gestaltet sein müssen (DIN 18040). Ziel ist es, dass sich auch Menschen mit körperlichen Einschränkungen selbstständig und sicher in der Wohnung bewegen können. Moderne Wohnungen im gehobenen Standard sind häufig schon wegen des besseren Komforts weitestgehend barrierefrei. Überlegen Sie, wie Sie auch eine alte Wohnung möglichst ohne Hindernisse gestalten können. Wohnberatungsstellen beraten in der Regel kostenlos zu den Möglichkeiten der Wohnungsanpassung. Viele unterstützen auch bei Anträgen bei den Pflegekassen und begleiten Umbaumaßnahmen, teilweise auch in Kooperation mit Architekten. Kontakte zu Wohnberatungsstellen in Deutschland finden Sie unter www.wohnungsanpassung-bag.de (Rubrik „Beratungsangebote“).

Unterstützung bei zunehmendem Pflegebedarf

In späten Krankheitsstadien benötigen Menschen mit Demenz vermehrt Hilfe und Pflege. Dann sollte ein neuer Aspekt in die Gestaltung der Wohnung einfließen, nämlich die Erleichterung der Pflege. Es kommt vor allem auf ausreichend Platz an, damit Pflegekräfte auch tatsächlich helfen können, etwa indem das Bett von beiden Längsseiten zugänglich ist und die Wohnung so umgeräumt wird, dass der Pflegebedürftige auch im Rollstuhl von einem in den anderen Raum gefahren werden kann.

Besonders wichtig ist das Badezimmer, denn ein ungeeignetes Bad schränkt die Selbstständigkeit des Betroffenen ein und erschwert die Hilfe durch Pflegepersonen. Viel Platz lässt sich schaffen, wenn anstelle einer Badewanne oder einer Duschtasse eine flache oder eine bodengleiche Dusche eingebaut werden kann. Soll die Wanne erhalten bleiben, kann ein Wannenlifter den Einstieg erleichtern. Überlegen Sie bei allen Änderungen im Bad, wie der Betroffene diese aufnehmen wird. Wer das Duschen nicht kennt, wird vielleicht mit Abwehr reagieren, ein Wannenlifter kann Angst erzeugen. Am besten, Sie suchen zusammen mit einem Wohnberater nach der passenden Lösung.

Die Pflegekasse finanziert pflegeerleichternde Wohnungsanpassungsmaßnahmen mit bis zu 4000 Euro. Allgemeine Baumaßnahmen für barrierefreies Wohnen werden durch Förderprogramme von Bund und Ländern unterstützt. Fragen Sie bei den Wohnberatungsstellen nach den aktuellen Konditionen an Ihrem Wohnort.

Die Grenzen des Alleinlebens

Für alleinlebende Menschen mit Demenz ist irgendwann ein Umzug nötig. Überlegen Sie frühzeitig, wann der Umzug stattfinden soll, und achten Sie auf Warnsignale.

Die meisten Menschen wünschen sich, dass sie in den eigenen vier Wänden alt werden können. Allerdings ist das nicht immer möglich, etwa weil das Unterstützungsnetzwerk nicht so engmaschig ist, wie es bei fortschreitender Demenz nötig wäre. Dann steht ein Umzug an. Der richtige Zeitpunkt dafür ist nicht einfach zu bestimmen, denn er hängt von vielen Faktoren ab, unter anderem von der vorhandenen Wohnung, der Art und der Entwicklung der demenziellen Krankheit, dem Hilfenetzwerk, dem Ziel des Umzugs und nicht zuletzt vom Willen des Betroffenen. Überlegen Sie deshalb schon frühzeitig, wie Sie welche Hilfe organisieren können, wohin der Umzug gehen soll und welche Schlüsselsituationen aus Ihrer Sicht den Umzugszeitpunkt markieren. Besprechen Sie Ihre Vorstellungen mit dem Betroffenen und mit allen anderen am Versorgungsnetzwerk Beteiligten und treffen Sie möglichst gemeinsam Entscheidungen (siehe S. 38).

Möglichst früh umziehen?

Ein Umzug bereits im frühen Krankheitsstadium hat den Vorteil, dass die Betroffenen selbst mitentscheiden können, wo und wie sie leben möchten, wie sie sich einrichten und welche Dinge sie aus der alten Wohnung mitnehmen möchten. Vor allem bietet sich so die Chance, dass sie sich in der neuen Umgebung einleben können und vielleicht nach einiger Zeit wieder so weit orientiert sind, dass sie sich selbst in der Nachbarschaft zurechtfinden und auch wieder allein vor die Tür können.

Die Voraussetzung für einen frühen Umzug ist immer, dass der Betroffene selbst Einsicht in seinen Hilfebedarf hat und motiviert ist, einen Neustart in einer fremden Umgebung zu wagen. Trotz guter Vorbereitung kann es dennoch sein, dass Ihr Angehöriger Schwierigkeiten beim Einleben in die neue Umgebung hat. Rechnen Sie mit einer deutlich längeren Eingewöhnungszeit als bei gesunden Menschen. Gerade am Anfang kann es sein, dass Ihr Angehöriger sehr unruhig oder niedergeschlagen ist. Alltagskompetenzen können schlagartig weniger werden. Oft bessert sich dies nach einer Eingewöhnungszeit, sofern der Betroffene währenddessen die nötige Unterstützung und Orientierung erhält.

Nicht immer ist dieser Umzug der letzte. Insbesondere wenn sich Familienangehörige entschlossen haben, den demenziell Erkrankten bei sich aufzunehmen, kann es sein, dass sie ab einem bestimmten Grad des Hilfebedarfs überfordert sind, sodass ein Umzug in eine Pflegeeinrichtung, etwa ein Pflegeheim oder eine Demenz-Wohngemeinschaft notwendig wird.

Möglichst spät umziehen?

Wenn im Haushalt und im sozialen Umfeld ein gutes Netz für die Versorgung installiert werden konnte, ist es möglich, trotz fortschreitender Demenz für längere Zeit ein relativ selbstständiges Leben zu führen. In der vertrauten Umgebung findet sich Ihr Angehöriger zurecht und alte Erinnerungen passen in das aktuelle Bild.

Je später im Krankheitsverlauf der Umzug stattfindet, desto geringer ist die Chance, dass sich der Betroffene in der neuen Umgebung so weit zurechtfindet, dass er wieder selbstständig seinen Alltag gestalten kann. In der Regel führt der Umzug deshalb in eine Pflegeeinrichtung.

Für die Betroffenen kann ein später Umzug ein dramatisches Ereignis sein, weil sie nicht verstehen können, dass sie nun ein neues „Zuhause" haben. Die vielen neuen Eindrücke verwirren und führen oft erst mal zu einer deutlichen Verschlechterung des Krankheitsbildes.

Um den Wechsel einfacher zu machen, versuchen Sie, schon vor dem Umzug öfter mit Ihrem Angehörigen in der neuen Umgebung zu Besuch zu sein (siehe S. 64).

Lösungen finden!

Vom Umzug überzeugen. Den fortschreitenden Verfall der eigenen Fähigkeiten zu akzeptieren, ist nicht leicht. Es ist verständlich, wenn Betroffene deshalb jeden Umzug, vielleicht auch Hilfe, verweigern. Manchmal hilft es, wenn eine „Respektsperson", etwa ein Arzt, Richter oder Pfarrer, ein ernstes Gespräch führt und darauf hinweist, dass es so nicht weitergeht.

Höchste Zeit für Veränderungen

Alle Erwachsenen haben ein Recht auf Selbstbestimmung. Irgendwann ist jedoch der Punkt gekommen, an dem Menschen mit Demenz selbst so wenig Einsicht in ihre Situation haben, dass andere Personen an ihrer Stelle entscheiden und – mit richterlicher Genehmigung (siehe S. 174, S. 181) – notfalls gegen ihren Willen einen Umzug durchsetzen müssen. Dies ist natürlich nicht leicht und Sie sollten alles dafür tun, dass Ihr Angehöriger nicht behördlich gezwungen wird, seine Wohnung zu räumen.

Es gibt allerdings einige Situationen, die schnellstmögliches Handeln erfordern:

1. **Verwahrlosung.** Im Laufe der Krankheit geht die Fähigkeit verloren, den Haushalt zu organisieren. Die früher

picobello aufgeräumte und saubere Wohnung wirkt ungepflegt. Eine gewisse Unordnung ist nicht schlimm. Kritisch wird es, wenn sich die hygienischen Verhältnisse so weit verschlechtern, dass sie gravierende Folgen haben, etwa weil der Müll sich stapelt und Ungeziefer anlockt oder der Betroffene verdorbene Lebensmittel aus dem Kühlschrank isst. Ähnliches gilt auch für die Körperhygiene. Man muss sicher nicht jeden Tag duschen oder baden. Sobald jedoch die Kontrolle über die Blase oder den Darm nicht mehr sicher funktionieren, ist regelmäßige Hilfe notwendig, oft mehrmals täglich.

2 **Mangelernährung.** Alarmsignale für eine schlechte Ernährung sind Gewichtsverlust und ein schlechter Allgemeinzustand. Zu wenig trinken äußert sich in akuten Verwirrtheitszuständen (siehe S. 16), die wegen der Demenz vielleicht nicht gleich als solche erkannt werden. Prüfen Sie regelmäßig im Kühlschrank und im Vorratsschrank, ob Lebensmittel und Getränke im normalen Umfang verbraucht werden und keine angebrochenen Packungen mit verdorbenen Lebensmitteln herumstehen.

3 **Gefährliche Situationen.** Schnelles Handeln ist gefordert, wenn Menschen mit Demenz sich oder andere in (lebens-)gefährliche Situationen bringen. Dazu gehört der unbedachte Umgang mit Feuer, aber auch, wenn der Betroffene in ungeeigneter Kleidung, etwa im Nachthemd im Winter, das Haus verlässt. Vielleicht kann die Anpassung der Wohnung, etwa mit einer Herdsicherung, noch helfen. Häufig ist ab diesem Moment jedoch die dauerhafte Begleitung durch eine Betreuungsperson notwendig.

Alternative Wohnformen

Wenn Ihr Angehöriger nicht mehr allein leben kann und eine privat organisierte Pflege nicht möglich ist, sind Wohnangebote mit Versorgungssicherheit eine gute Alternative.

Menschen mit fortgeschrittener Demenz können nicht dauerhaft allein leben, da sie zunehmend auf umfassende Unterstützung angewiesen sind. Wenn es nicht möglich oder nicht gewünscht ist, dass der Betroffene im privaten Umfeld gepflegt wird, dann ist der Umzug in eine Pflegeeinrichtung, die die Rund-um-die-Uhr-Betreuung sicherstellen kann, die bessere Wahl. Das klassische Pflegeheim ist nicht die einzige Wohnform, die für Ihren Angehörigen infrage kommt. In vielen Regionen gibt es spezielle Wohngemeinschaften für Betroffene oder Heime mit besonderen Organisationsstrukturen, die den Bedürfnissen Demenzkranker entgegenkommen.

Wo auch immer der Umzug hinführt – es ist ein schwerer Schritt. Etwas einfacher wird es, wenn Sie sich bereits zu Beginn der Demenz sowohl mit dem Betroffenen als auch mit anderen Familienangehörigen über einen möglichen Umzug verständigt haben. Wenn Ihr Angehöriger zu diesem Zeitpunkt eine klare Vorstellung von seiner zukünftigen Behandlung hatte, kann man sich nun an diesen Wünschen orientieren, die im Idealfall in einer vorsorgenden Verfügung festgehalten wurden (siehe S. 170ff).

Den Umzug vorbereiten

Sie können Ihrem Angehörigen den Umzug erleichtern. Nach Möglichkeit sollte die Einrichtung vorher bekannt sein. Eine gute Gelegenheit dazu bietet die Kurzzeitpflege. Diese ist in der Regel so organisiert, dass in einem Heim einzelne Plätze für die Versorgung auf Zeit reserviert sind. Für bis zu acht Wochen pro Jahr übernimmt dafür die Pflegeversicherung einen Teil der anfallenden Kosten (siehe S. 186f). So kann mit einem „Probewohnen“ ausgelotet werden, ob das ausgewählte Heim geeignet ist.

Ist Probewohnen nicht möglich, sollten Sie die Einrichtung gemeinsam mit Ihrem Angehörigen vorher einige Male besuchen, damit er das Haus mit positiven Gefühlen wie besonderer Zuwendung, freundlichen Menschen oder gutem Essen verbindet.

→ Umzug ankündigen?

Fraglich ist, ob es Demenzkranken im fortgeschrittenen Stadium hilft, wenn sie bereits frühzeitig über den bevorstehenden Umzug informiert werden. Einerseits gebietet dies die Achtung vor ihrem Recht auf Selbstbestimmung. Andererseits kann es sie über Tage hinweg beunruhigen, weil sie nicht genau einschätzen können, wann der entscheidende Tag kommt. Es kann daher durchaus sinnvoll sein, den Umzug erst ganz kurz vorher anzukündigen, wenn es ohnehin notwendig ist, die Koffer zu packen.

Soweit möglich, sollte Ihr Angehöriger in die Vorbereitungen des Umzugs einbezogen werden. Er kann beispielsweise seine Lieblingskleidungsstücke und -gegenstände auswählen und einpacken. Auch an der Entscheidung, welche Möbel und Bilder ins neue Zuhause mitkommen, sollte er beteiligt werden. An den ersten Tagen in einer neuen Umgebung fühlen sich viele Menschen mit Demenz besonders unsicher. Dann hilft es, wenn sich bekannte Personen mit Ruhe und Geduld um sie kümmern. Eine intensive Begleitung in dieser Zeit macht den Wechsel in das neue Zuhause aber nicht nur für die Betroffenen einfacher. Vor allem, wenn Sie sich lange Zeit intensiv um Ihren Angehörigen gekümmert haben, kann der Übergang auch für Sie leichter werden, wenn Sie sich nach dem Umzug intensiv weiter kümmern.

Die passende Einrichtung auswählen

Wenn Sie auf der Suche nach klassischen Heimen oder Kurzzeitpflege sind, finden Sie im Internet in den Angebotsdatenbanken der Pflegekassen Listen von Einrichtungen im Umkreis des gewünschten Standortes mit Preisen und den Ergebnissen der offiziellen Qualitätsprüfungen. Ähnliche Information erhalten Sie auch direkt von Ihrer Pflegekasse oder in Pflegeberatungsstellen. Diese Eckdaten sagen aber wenig aus über die tatsächlich erlebte Qualität. Machen Sie sich deshalb immer persönlich ein Bild. Hören Sie dabei auf Ihr Bauchgefühl. Eine freundliche Atmosphäre, ein angenehmer Umgang zwischen Bewohnern und Pflegekräften und auch der Eindruck, dass die Bewohner zufrieden sind, lassen sich nicht in Punkten oder Pflegenoten messen. Dazu

---

Ethisch bedenklich ist es, dem Demenzkranken vorzumachen, dass er zur Kur oder in den Urlaub fahren würde. Das bringt zwar zunächst vielleicht eine positive Grundstimmung, führt aber dazu, dass er keine Chance hat, sich von seinem alten Zuhause zu verabschieden. Viele Betroffene fragen sich dann nach kurzer Zeit, wann es wieder nach Hause geht, und machen sich Sorgen, was dort alles liegen bleibt.

müssen Sie aber auch Einblick in die Wohnbereiche erhalten und nicht nur in einer attraktiv gestalteten Lobby Informationen beim Management einholen.

Am besten, Sie besuchen mehrere Einrichtungen, vielleicht auch mit unterschiedlichen Konzepten und Organisationsformen, damit Sie ein Gefühl dafür entwickeln, welche Angebote zur Verfügung stehen. Die Einrichtungen der engeren Wahl können Sie ruhig auch mehrmals aufsuchen und dabei Ihren Angehörigen mitnehmen, um zu testen, wie er auf die Umgebung reagiert.

Qualitätskriterien für Wohnangebote

Wenn Sie die Einrichtungen anhand von konkreten, möglichst objektiven Maßstäben vergleichen wollen, finden Sie im Internet diverse Checklisten, teilweise speziell für Einrichtungen für Menschen mit Demenz, sowohl für Heime als auch für Wohngemeinschaften. Einige Qualitätsaspekte sind dabei besonders hervorzuheben:

- **Pflegekonzept für Demenzkranke.** Es gehört zum fachlichen Standard, dass in einem Pflegekonzept dargestellt ist, wie die Versorgung und Betreuung von Menschen mit Demenz umgesetzt werden soll. Gleichen Sie ab, inwieweit Sie die im Konzept beschriebenen Punkte auch in der täglichen Umsetzung wiederfinden.
- **Personal.** Die erlebte Qualität hängt entscheidend vom Personal ab. Die Einhaltung der gesetzlichen Mindestanforderungen zur Menge und Qualifikation des Personals wird durch Aufsichtsbehörden und Qualitätsprüfungen der Pflegekassen kontrolliert. Sie werden aber durchaus Unterschiede feststellen: Ist das Personal in einer Pflegeeinrichtung eher gehetzt oder gar nicht sichtbar? Oder haben Sie das Gefühl, dass sich ausreichend Menschen in den Wohnbereichen aufhalten, die sich um die Bewohner kümmern und auch die Zeit für ein freundliches Wort haben? Fragen Sie nach, wie das Betreuungspersonal über Nacht organisiert ist.
- **Wohnatmosphäre.** Für Menschen mit Demenz ist es wichtig, dass sie in überschaubaren Räumen leben. Konzepte für Demenzkranke setzen deshalb auf kleinräumige Strukturen mit einem gemeinschaftlichen Wohnraum und einer Wohnküche, um die sich die Bewohnerzimmer gruppieren. Ein Zugang ins Freie, am besten in einen abgesicherten Garten, sollte dazugehören. Einzelzimmer sollten selbstverständlich sein.
- **Therapie- und Betreuungsangebote.** Achten Sie darauf, welche Angebote für Bewohner gemacht werden. Fragen Sie, ob regelmäßig Alltagsfähigkeiten geübt werden, etwa durch Bewegungsangebote, Musizieren und Singen oder gemeinsames Zubereiten der Mahlzeiten. Hierbei sollte auch der biografische Hintergrund der Bewohner beachtet werden.

- **Einbindung von Angehörigen.** Fortschrittliche Pflegeangebote sind offen für Angehörige. Erkundigen Sie sich, inwieweit Sie an der Versorgung und Betreuung mitwirken und sich mit Ideen einbringen können. Gibt es bereits andere Angehörige, die aktiv mitgestalten? Ist jemand vom Pflegepersonal Ansprechpartner für Fragen und Wünsche von Ihnen? Es geht dabei nicht darum, dass Angehörigen als „billige Hilfskräfte" ungeliebte Aufgaben übertragen werden. Vielmehr sollten sich Angehörige gerne in der Einrichtung aufhalten, das Gefühl haben, dass sie sich zum Wohle des Demenzkranken einbringen können, und vom Pflegepersonal auch als Partner wahrgenommen werden.

Das Personal in Pflegeheimen

Pflegeheime bieten eine Vollversorgung für die Bewohner an. Dazu gehören Grund- und Behandlungspflege, Betreuung und die gesamte Haushaltsführung inklusive der Mahlzeiten und des Wohnens. In den meisten Heimen arbeiten sowohl Fachpflegekräfte mit einer mehrjährigen Ausbildung in Alten- oder Krankenpflege als auch angelernte Kräfte. Darüber hinaus beschäftigen viele Einrichtungen Sozialarbeiter oder -pädagogen, Ergotherapeuten, Logopäden, Bewegungs- oder Kunsttherapeuten. Einige Einrichtungen schaffen es, neben dem fest angestellten Personal ehrenamtliche Kräfte und Menschen im Freiwilligendienst für die Mitarbeit zu gewinnen. Diese Helfer bieten wertvolle Ressourcen für Beschäftigungs- und Betreuungsangebote. Heime werden sowohl von privaten Trägern, teilweise in Trägerschaft von großen Ketten und Investmentfirmen, als auch von Wohlfahrtsverbänden und Kommunen angeboten.

Kostenstruktur der Heime

Die Kosten für einen Heimplatz setzen sich in der Regel aus drei Posten zusammen:

1. **Pflegekosten.** Für die Pflege müssen die Bewohner eines Heimes seit der großen Pflegereform im Jahre 2017 unabhängig vom Pflegegrad einen einrichtungseinheitlichen Eigenanteil (EEE) selbst bezahlen. Darüber hinausreichende Pflegekosten werden von den Pflegekassen in nach Pflegegrade gestaffelter Höhe übernommen. Abhängig vom Träger, vor allem aber von den rahmenvertraglichen Vorgaben der einzelnen Bundesländer zur Personalausstattung, kommen dabei sehr unterschiedliche Werte zustande. Nach einer Statistik der Privaten Pflegeversicherungen lag der EEE im Bundesdurchschnitt am 1. Januar 2017 bei rund 610 Euro pro Monat.
2. **Unterkunft und Verpflegung.** Für die laufenden Kosten etwa für Mahlzeiten, Heizung oder Verwaltungsaufwendungen muss zusätzlich ein Betrag

gezahlt werden. Auch hier gibt es große Unterschiede zwischen den Bundesländern. Im Schnitt fallen hierfür 420 Euro monatlich an.

3. **Investitionskosten.** Schließlich müssen, analog zur Kaltmiete einer Wohnung, auch die Gebäudekosten eines Pflegeheimes durch die Bewohner getragen werden. Für die sogenannten Investitionskosten werden durchschnittlich 430 Euro monatlich fällig, ebenfalls mit regionalen Unterschieden.

Insgesamt summieren sich die Kosten für einen Heimplatz so auf durchschnittlich 1750 Euro monatlich, in hochpreisigen Bundesländern wie Nordrhein-Westfalen, Baden-Württemberg und dem Saarland können es aber auch weit über 2000 Euro sein. Wer sich diese Preise nicht leisten kann, erhält unter bestimmten Voraussetzungen Unterstützung vom Sozialamt durch die „Hilfe zur Pflege" (siehe S. 194f.).

Wohngemeinschaften für Pflegebedürftige und Demenzkranke

In den letzten Jahren hat sich ein Wohnangebot entwickelt, das sich besonders an Menschen mit Demenz richtet. In einer ambulant betreuten Wohngruppe, Pflege-Wohngemeinschaft genannt, leben etwa sechs bis zwölf pflegebedürftige Menschen zusammen. Jeder verfügt über ein eigenes Zimmer, das er nach seinen persönlichen Vorstellungen einrichten kann. Küche, Gemeinschaftsräume und Bäder werden geteilt. Je nach Bedarf befinden sich tagsüber oder auch in der Nacht eine oder mehrere Betreuungspersonen in der Wohnung, die bei der Haushaltsführung und der Alltagsgestaltung unterstützen. Pflegerische Tätigkeiten werden wie im Privathaushalt von ambulanten Pflegediensten erbracht.

Eine Wohngemeinschaft lebt davon, dass die WG-Bewohner und ihre Angehörigen Verantwortung für die Umsetzung des Zusammenlebens übernehmen und sich selbst in die Haushaltsführung und die Alltagsgestaltung einbringen. Dieses Konzept

Demenzdörfer werden als neuer Trend bei der Versorgung von Demenzkranken angeboten. Ausgehend von guten Erfahrungen in den Niederlanden bauen auch in Deutschland einige Heimbetreiber auf einem abgesicherten Gelände kleine Häuser für einzelne Wohngruppen, in denen das Alltagsleben so normal wie möglich ablaufen soll. Rechtlich gelten aber auch diese Versorgungsformen als Heime.

bietet den Vorteil, dass die Betroffenen selbst bestimmen können, wie das Angebot umgesetzt wird. Nachteilig ist es aber immer dann, wenn weder Bewohner noch Angehörige oder gesetzliche Betreuer mitwirken können oder wollen. In diesem Fall sind Wohngemeinschaften nicht geeignet.

→ Rechtliche Grundlage

Für Pflege-Wohngemeinschaften gelten in allen Bundesländern unterschiedliche ordnungsrechtliche Vorgaben. Allen gemein ist aber, dass hier, anders als im Heim, kein verantwortlicher professioneller Träger mit seinem Personal eine Vollversorgung organisiert und dafür die Verantwortung übernimmt.

Die meisten Wohngemeinschaften werden von Pflegediensten, teilweise in Kooperation mit einem Immobilienunternehmen, organisiert. Nur in seltenen Fällen geht die Initiative von den Bewohnern und ihren Angehörigen aus. Inwieweit sich der Pflegedienst später weiter in die Organisation der Wohngemeinschaft einbringt und welche vertraglichen Bindungen zwischen Wohnen, Betreuung und Pflege bestehen, hängt von den rechtlichen Vorgaben im Bundesland, aber auch vom Konzept der einzelnen Wohngemeinschaft ab. Versuchen Sie, Einblicke in verschiedene Wohngemeinschaften zu erhalten und sprechen Sie mit den Verantwortlichen, entweder vom Pflegedienst oder von der Bewohnergemeinschaft, wie das Konzept umgesetzt wird.

In einer Wohngemeinschaft fallen Kosten für Miete, Nebenkosten und Gebühren an, etwa für Fernsehen, Telefon und Internet. Dinge des täglichen Bedarfs, aber auch die Neuanschaffung einer Waschmaschine, werden über eine gemeinsame Haushaltskasse verwaltet. Auch hier entscheiden die WG-Bewohner selbst, wofür das Haushaltsgeld verwendet werden soll und wie hoch die monatlichen Beiträge sind. Individuelle Pflegeleistungen kann jeder Bewohner beim Pflegedienst nach Bedarf einkaufen und über die Pflegeversicherung finanzieren. Die Besonderheit der Wohngemeinschaft ist aber die gemeinschaftlich organisierte Alltagsbegleitung und Betreuung. Hierfür wird in der Regel gemeinsam ein Pflegedienst oder ein Betreuungsdienst beauftragt. Wenn die Wohngemeinschaft auf die Versorgung von Menschen mit Demenz spezialisiert ist, findet diese Betreuung rund um die Uhr, auch über Nacht, durch professionelle Kräfte statt. Dafür fallen erhebliche Kosten an, sodass die Gesamtkosten für das Wohnen in einer WG ähnlich hoch ausfallen können wie die für einen Pflegeheimplatz, teilweise liegen sie sogar darüber. Anders als im Heim ist hier eine Beteiligung der Sozialhilfeträger aber nicht eindeutig geregelt, sodass Sie bei Interesse an diesem Wohnangebot im Vorfeld klären sollten, welche Kosten entstehen und wie die Finanzierung geregelt werden kann.

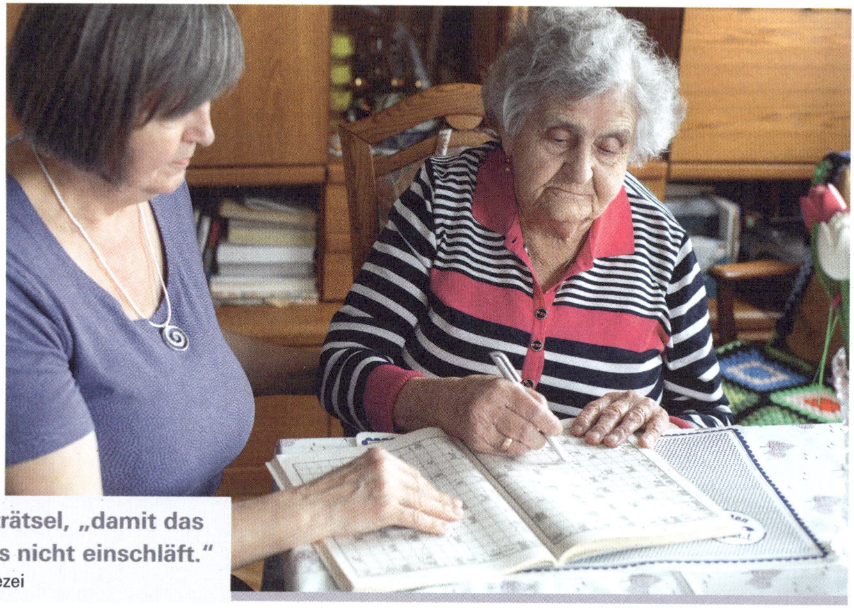

Kreuzworträtsel, „damit das Gedächtnis nicht einschläft."
Margareta Mezei

„Bis jetzt haben wir es gut geschafft."

Die Geschichte von Margareta Mezei und Erika Godo

Als eines Tages die Feuerwehr kommt, wird klar, es muss etwas passieren. „Das hat mich aufgerüttelt", erinnert sich Erika Godo. Es war Sonntag und ihre Mutter Margareta war wie meistens in der Kirche, doch diesmal hatte sie das Essen auf dem Herd vergessen. „Schon mit 90 war es, als wäre ein Schalter umgelegt worden", erinnert sich Erika. Neben dem Kochen sind es die normalen Alltagstätigkeiten, die nun Probleme bereiten. Sehr lange macht ihre Mutter Margareta Mezei noch viel selbst, doch die Kräfte lassen nach. Sie probieren Essen auf Rädern, Aufwärmen des von der Tochter vorbereiteten Mittagessens durch einen Pflegedienst, Hilfe durch die Nachbarschaft. Als Margareta mit 92 Jahren einen Herzinfarkt erleidet, verschlechtert sich die Lage weiter. Nach der Arbeit begleitet Erika die Mutter deshalb bei Einkäufen und Arztbesuchen, holt den Pflegedienst ins Haus. „Abzugrenzen, was in dem Alter normale Vergesslichkeit und was vielleicht nicht mehr normal ist, ist wahnsinnig schwierig", sagt Erika. Der entscheidende Schritt ist die Diagnose des Neurologen: angehende Demenz. Dass Margareta mit ihren stolzen 96 Jahren und der Diagnose trotzdem bis heute selbstständig in ihrer gemütlichen und sonnigen Eineinhalb-Zimmer-Wohnung in Nürnberg-Röthenbach lebt, ist vor allem dank der enormen Unterstützung durch Erika und mit der Hilfe eines Pflegedienstes möglich.

Information und Tagespflege entlasten Mutter und Tochter

Die Diagnose ist es, die Erika mehr Sicherheit gibt, denn nun kann sie sich gezielt informieren. „Das Thema Demenz war völlig

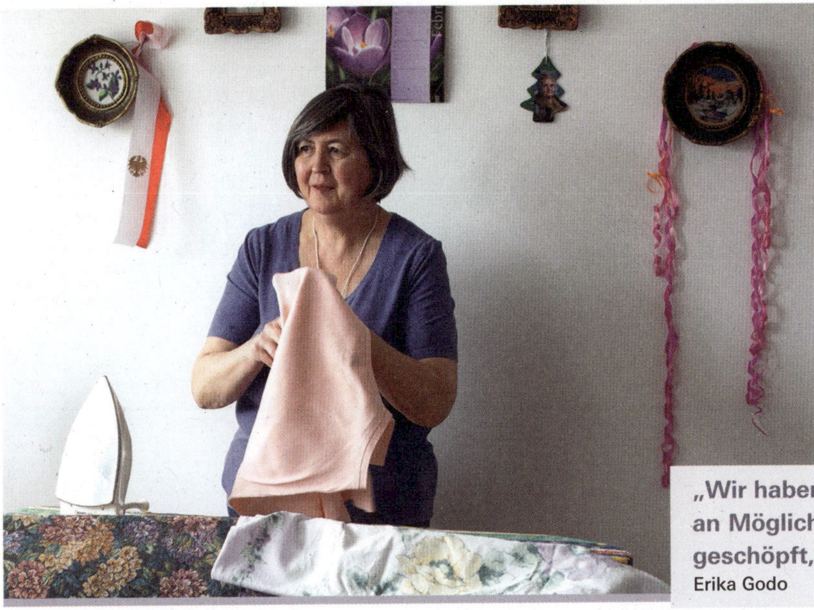

„Wir haben dann alles an Möglichkeiten ausgeschöpft, was es gab."
Erika Godo

neu für mich. Wir haben dann alles an Möglichkeiten ausgeschöpft, was es gab." So nutzt sie die gerontologische Beratungsstelle, die Krankenkasse, den Pflegestützpunkt und das Internet. „Und zwischendurch habe ich dies und jenes gelesen, sonst hätte ich das gar nicht so geschafft." Sogar ein zweiwöchiges Praktikum in einem Pflegeheim absolviert Erika, um mehr über den Umgang mit Demenzkranken im Alltag zu lernen. Sie nimmt auch die Beratung für pflegende Angehörige demenzkranker Menschen in Nürnberg in Anspruch, besucht einen Kurs. „Den finde ich sehr wertvoll und würde ihn jedem empfehlen", appelliert sie. Er gebe Orientierungshilfen und erkläre typische Verhaltensweisen demenzkranker Menschen, die sich in ihrem Charakter oft stark verändern würden. „Wir hatten in der Anfangszeit aufreibende Diskussionen, was so nicht üblich war in unserer Kommunikation. Bei meiner Mutter waren das belanglose Aussagen. Wenn ich gesagt habe: ‚Nein, das ist nicht so', beharrte sie aber darauf und meinte: ‚Doch, das ist so.' Aber ich habe das nicht als Folge der Demenz erkannt!" Einmal habe Margareta wissen wollen, wie es ihren Eltern geht und warum sie keinen Kontakt pflegen. Dann habe Erika Bilder herausgeholt und erklärt, dass die Eltern schon lange gestorben sind und die Gräber gezeigt. „Mit solchen Sachen richtig umzugehen, ist sehr wichtig, denn das belastet die Kommunikation!" Durch den Kurs konnte Erika die Verhaltensweisen ihrer Mutter nachvollziehen und ihre eigenen daran orientieren. So kommen Tochter und Mutter wieder besser miteinander klar. Es war zwar sehr zeitaufwendig, die vielen Informationen hereinzuholen und zu sortieren. „Aber diese Investition kommt vielfach zurück!" Dennoch ist Erika als einzige Tochter ständig gefordert. Sie ruft die Mutter oft an, doch die hat manchmal das Telefon nicht aufgelegt oder den Stecker aus der Steckdose gezogen anstelle des Bügeleisenkabels.

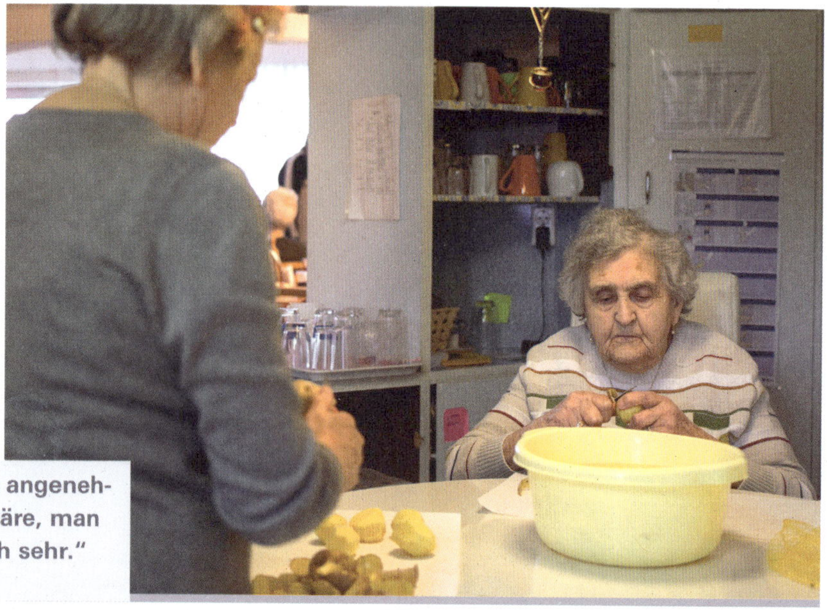

„Das ist eine angenehme Atmosphäre, man kümmert sich sehr."
Erika Godo

Dann gerät Erika in Panik und schaut vorbei, ob etwas passiert ist. Glücklicherweise wohnt sie in der Nähe.

Als Margareta 93 ist, entscheidet sich Erika schließlich für die Tagespflege. Bis dahin, glaubt sie, habe auch der Mangel an Beschäftigung der einst so tatkräftigen Hausfrau Margareta große Lücken hinterlassen. Zeitlebens kochte und buk Margareta, löste Kreuzworträtsel, machte Handarbeiten von Nähen über Patchworkarbeiten bis zum Häkeln aufwendiger Decken. Sie liebte Reportagen im Fernsehen, telefonierte regelmäßig mit Bekannten, unternahm zahlreiche Ausflüge. Nachdem all das nicht mehr ging, habe sich Margareta viel gekratzt, sodass sie oft zum Dermatologen gehen mussten. Mit der Tagespflege wird das spürbar besser. „Außerdem haben wir ein Netzwerk aufgebaut, auf das man sich verlassen kann", sagt Erika Godo. So ist ein Zweitschlüssel der Wohnung in der Nachbarschaft hinterlegt. Bevor der Fahrdienst Margareta gegen 7 Uhr abholt, kommt der Pflegedienst zum Waschen und Anziehen. Nach 16 Uhr wird sie wieder nach Hause gebracht. Tochter Erika isst mit ihr Abendbrot, bevor sie in ihre Wohnung geht. Fühlt sich Margareta schlecht, bleibt Erika bei ihr.

Margareta sitzt in ihrer Wohnung am Kaffeetisch. Erika holt die selbst gebackene Schokotarte. Am Mittag war die Ärztin da und hat Margareta untersucht. An den anderen Wochentagen geht sie in die nahegelegene Tagespflegeeinrichtung. „Das ist eine angenehme Atmosphäre, man kümmert sich sehr, es gibt Gespräche. Mal ist Herbstfest, Weihnachtsfeier oder eine Faschingsfeier, an einem Samstag, zu dem auch Angehörige eingeladen sind", berichtet Erika.

Spazierengehen, Lieder hören und Kartoffeln schälen

Sonntags ist Margareta bei ihrer Tochter. Ihre Wohnung hat einen Balkon, den auch Margareta genießen kann. „So hat sie etwas

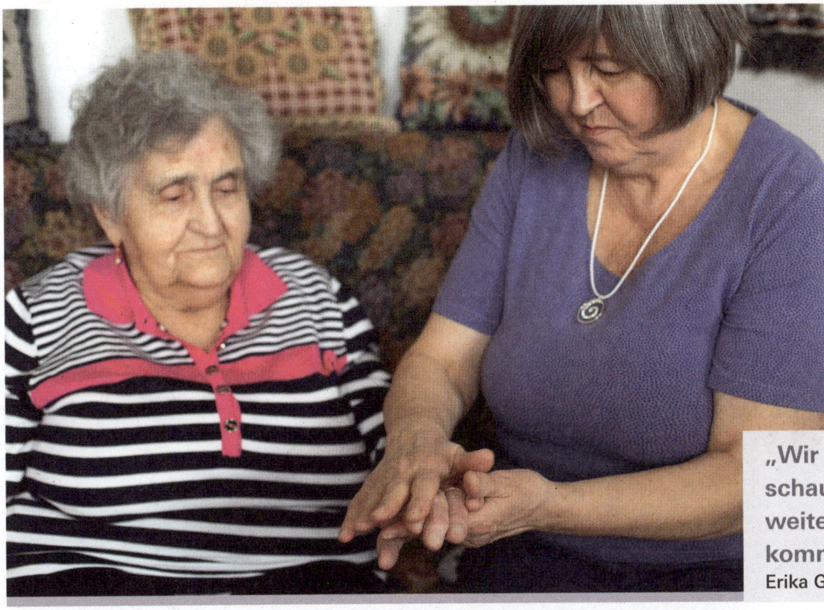

„Wir müssen schauen, dass wir weiterhin zurechtkommen.“
Erika Godo

frische Luft“, freut sich Erika. Dann kochen und essen sie gemeinsam: „Da muss sie Kartoffeln schälen, damit sie sich ihr Essen verdient“, sagt Erika lachend mit Blick auf ihre Mutter, die jetzt schmunzeln muss. Erika konzentriert sich auf das, was geht: „Wenn man über schöne Dinge in der Vergangenheit spricht, das baut auf. Gehen wir etwas mit dem Rollstuhl im Wald spazieren, schauen wir Vögel oder Bäume an, oder was es sonst Schönes gibt. Sonntagnachmittag schauen wir uralte Filme mit Heinz Rühmann, die kennt sie alle aus ihrer Jugend und da sind dann auch Lieder, die sie kennt. Ab und zu machen wir Kreuzworträtsel gemeinsam.“ „Dass das Gedächtnis nicht einschläft“, bestätigt Margareta. Ansonsten wünscht sie sich Zufriedenheit. Wenn sich die Gelegenheit ergäbe, würde sie noch die eine oder andere Fahrt mitmachen. Am liebsten ist Margareta in ihrer eigenen Wohnung, das funktioniert noch sehr gut. Das Bett im kleinen Schlafzimmer steht nah bei der Tür, Lichter und Bewegungsmelder helfen bei der Orientierung, die kleine und gut bekannte Wohnung erweist sich als Vorteil.

Seit einem Jahr ist Ingenieurin Erika in Rente und hat mehr Zeit für ihre Mutter, aber auch für sich selbst. Sie ist sehr kulturinteressiert und trifft sich gerne mit Freunden oder früheren Studienkolleginnen, wenn es ginge, auch wieder in Rumänien, woher sie stammt. Sehr gerne würde sie wandern gehen. Aber länger oder gar über Nacht wegbleiben, vielleicht ihre eigene Tochter in Berlin besuchen, vermeidet sie schon lange. Denn Mutter Margareta sei sehr auf sie „gepolt“ und würde unruhig werden. Deshalb sucht sie jetzt mehrere Varianten für eine sogenannte Verhinderungspflege. Seit vielen Jahren hilft der 66-Jährigen autogenes Training und Qigong, um mit den Belastungen besser umgehen zu können. „Bis jetzt haben wir es gut geschafft. Wir müssen schauen, dass wir weiterhin zurechtkommen.“

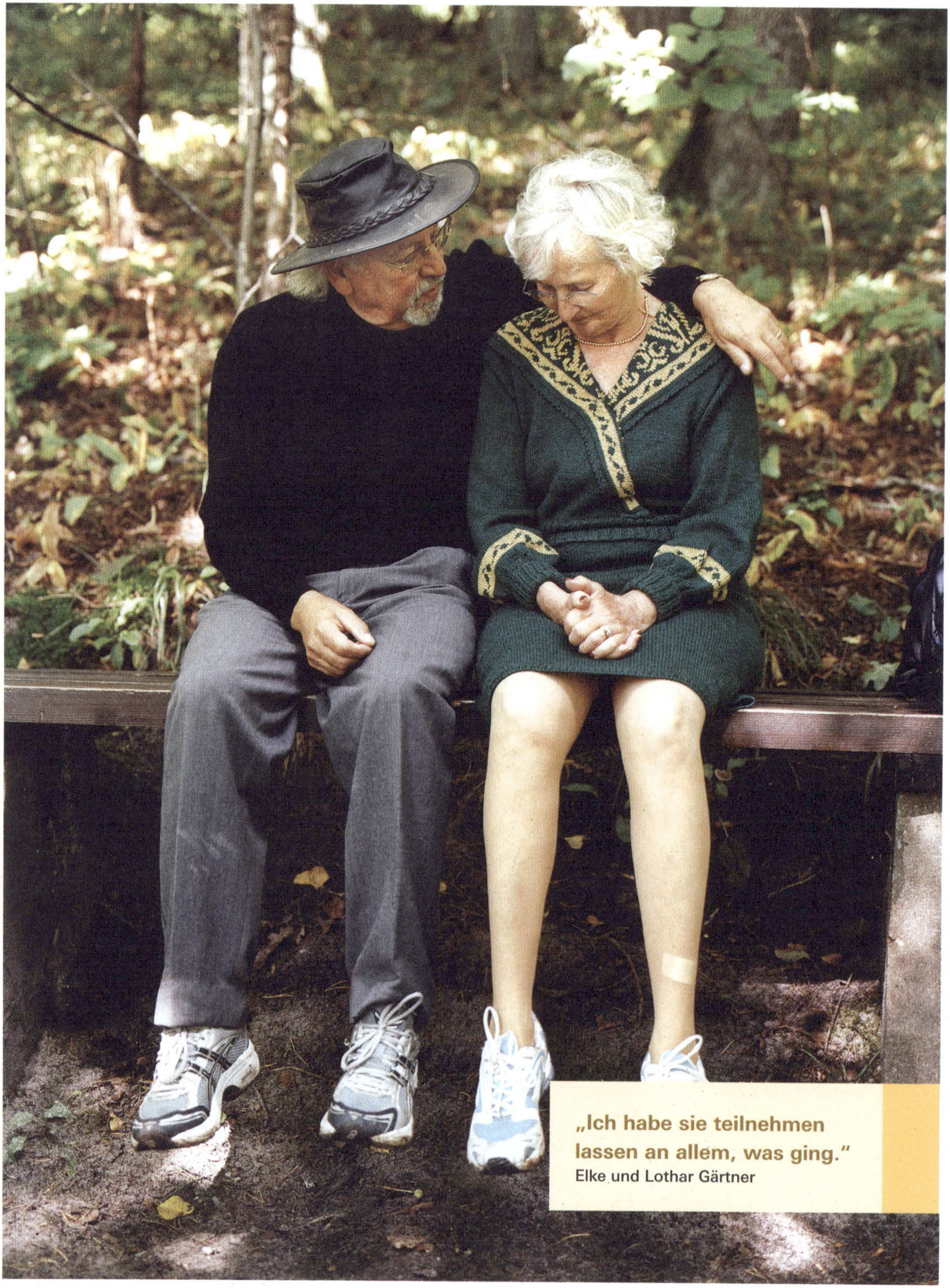

„Ich habe sie teilnehmen lassen an allem, was ging."
Elke und Lothar Gärtner

Den Alltag gemeinsam gestalten

Mit der Diagnose Demenz kommt ein tiefer Einschnitt, der mit vielen Ängsten und Sorgen verbunden ist. Aber das Leben, mit allem was dazugehört, geht weiter. Es wird sich jedoch vieles verändern.

Wer Menschen mit einer dementiellen Erkrankung versorgen und begleiten will, muss sich auf ihr Erleben einlassen. Denn ab einem bestimmten Punkt ist es ihnen nicht mehr möglich, die Welt der Aktualität zu verstehen. Möchten Sie Ihren Angehörigen erreichen, müssen Sie sich selbst in die „verrückte Welt der Demenz" begeben, wie der Pädagoge Erich Schützendorf es nennt. Gemeint ist eine Welt, die verschoben zu Ihrer Realität liegt. Und nur Sie haben die Fähigkeit, zwischen den Welten zu wechseln, Ihr Angehöriger nicht.

Menschen mit Demenz müssen als Person ernst genommen werden, mit ihren Gefühlen, ihrer Sichtweise und ihrer Realität. Insbesondere ihre Emotionen verdienen Beachtung, denn sie sind eine logische Konsequenz ihrer Wahrnehmungen.

Demenzkranke brauchen das sichere Gefühl, dass ihre Handlungen, Äußerungen und Gefühle Sinn ergeben. Selbst wenn einige Fähigkeiten abnehmen, gibt es immer noch andere, die vorhanden sind. Diese Fähigkeiten gilt es zu fördern und positiv zu bestärken.

Miteinander kommunizieren

Mit Menschen mit Demenz zu kommunizieren, ist eine Herausforderung. Doch wenn Sie die Ursachen der Schwierigkeiten verstehen, kann die Kommunikation gelingen.

Mangelndes Verstehen auf beiden Seiten ist häufig die Ursache für Konflikte und Frustration. Machen Sie sich deshalb immer wieder klar, dass es in den meisten Fällen kein böser Wille des Demenzkranken ist, wenn er immer wieder die gleichen Fragen stellt. Auch Gefühlsausbrüche oder völlige Zurückgezogenheit sind häufig die Folge einer falschen Kommunikation.

Wie würden Sie reagieren, wenn Sie plötzlich an einem anderen Ort aufwachen würden, an dem man nicht Ihre Sprache spricht und selbst auf die einfache Frage, wo Sie sich befinden, keine verständliche Antwort kommt? Vielleicht hilft Ihnen dieses Bild, um manche Reaktionen des Betroffenen besser einschätzen zu können.

Probleme in der Kommunikation mit demenzkranken Menschen haben viele Ursachen. Einige sind in der Demenz begründet. Diese gilt es zu kennen und zu akzeptieren. Daneben gibt es weitere Ursachen, die nicht unmittelbar krankheitsbedingt sind, aber im Zusammenhang mit der aktuellen Situation stehen und sich häufig vermeiden lassen.

Nachlassen des Kurzzeitgedächtnisses

Bereits im Frühstadium der Krankheit ist häufig das Kurzzeitgedächtnis betroffen. Neue Informationen können nicht mehr im Gedächtnis verankert werden. Die Folge: Menschen mit Demenz stellen immer wieder die gleichen Fragen. Darauf mit Ungeduld zu reagieren und auf die mehrfache Wiederholung hinzuweisen, nützt ebenso wenig, wie die Frage zu ignorieren, denn die Betroffenen wissen nicht, dass sie die Frage vor wenigen Minuten schon einmal gestellt haben.

Stattdessen hilft es, wenn Sie die Antwort sichtbar festhalten. Solange Ihr Angehöriger lesen kann, reicht es oft aus, die Antwort auf einen Zettel zu schreiben. Wenn es sich um Fragen zum Tagesablauf handelt, können Sie auch eine To-do-Liste erstellen, auf der Ihr Angehöriger dann die erledigten Punkte abhaken kann (siehe S. 84).

Wortfindungsstörungen und Verständnisprobleme

Demenzkranken gelingt es nicht immer, das passende Wort zu finden für das, was sie sagen wollen. Manchmal benutzen sie ein anderes Wort als das gemeinte, manchmal kommt der Gesprächsfluss ins Stocken. Wenn Ihrem Angehörigen das passiert, können Sie ihm das richtige Wort vorsagen. Allerdings sollten Sie ihm nicht sofort ins Wort fallen, denn vielleicht muss er nur kurz seine Gedanken sammeln. Wenn man Betroffene zu oft unterbricht, kann das dazu führen, dass sie immer weniger sprechen. Fehler bei der Wortwahl sollten Sie nach Möglichkeit ignorieren. Wenn Ihr Angehöriger einen Wunsch formuliert, können Sie im Zweifelsfall wiederholen, was Sie verstanden haben, und aufgrund von Erfahrungen darauf schließen, was er möchte.

→ Ein Beispiel

Der Betroffene äußerst den Wunsch: „Will ich ... trinken ... Tee." Sie fassen zusammen: „Du möchtest einen Tee trinken?" Darauf lässt sich mit einem einfachen Ja oder Nein antworten.

Auch Verständnisprobleme können die Kommunikation erschweren. Sie haben vergleichbare Ursachen wie Wortfindungsstörungen, allerdings in umgekehrter Ausprägung. Für das Gehirn ist es eine große Herausforderung, ein Wort mit einer Vorstellung, beispielsweise von einem Gegenstand oder einem Bedürfnis, zu verbinden. Demenzkranke ordnen Wörter nicht immer dem Inhalt zu, den ihr Gegenüber beim Sprechen gemeint hat. Daher hilft es, einfache Wörter zu benutzen. Nach jeder Information sollte der Betroffene Zeit haben, diese zu verarbeiten. Wenn seine Reaktion zeigt, dass er etwas missverstanden hat, sollten Sie Ihre Aussage mit anderen Worten wiederholen, ohne Ihren demenziell erkrankten Gesprächspartner zurechtzuweisen oder bloßzustellen.

Was noch Probleme bereitet

Die Demenz kann, vor allem, wenn sie die Folge eines Schlaganfalls ist, auch Einfluss auf die Gehirnregionen haben, die die Koordination der Sprechorgane steuern. So kommt es zu Problemen bei der Artikulation. Die Betroffenen sprechen dann Wörter nicht mehr deutlich aus. In diesen Fällen kann eine Therapie durch einen Logopäden Besserung verschaffen. Darüber hinaus sollten Menschen mit Demenz immer genügend Zeit haben, ihre Worte zu artikulieren, denn wenn sie sich unter Druck fühlen, fällt ihnen dies noch schwerer.

Eine weitere Hürde, die Sie nicht unterschätzen sollten, sind Hintergrundgeräusche, die es Ihrem demenziell erkrankten Angehörigen erheblich erschweren können, Sie zu verstehen. Gesunde Menschen können filtern, welche Geräusche für sie von Bedeutung sind, und alles andere mehr oder weniger ignorieren. Demenzkranke Menschen benötigen bereits ihre volle Konzentration, um Wörter überhaupt zu verstehen und ihnen eine passende Bedeutung zuzuordnen. Für sie erweist sich die Zusatzaufgabe des Filterns schnell als eine Überforde-

Körperliche Einschränkungen erschweren die Kommunikation zusätzlich. Wer nicht mehr gut hören kann, versteht auch schlecht. Wer das Gesicht des Gesprächspartners nicht richtig sieht, kann seine Mimik nicht deuten. Wenn die Zahnprothese schlecht sitzt, lassen sich Wörter nur schwer formulieren. Menschen mit Demenz können ihre gesundheitliche Lage oft nicht richtig einschätzen. Planen Sie regelmäßige Facharztbesuche ein. Fragen Sie vorab nach Erfahrungen mit Demenzkranken.

rung. Vermeiden Sie überflüssige Hintergrundgeräusche wie Fernseher, Radio oder Straßenlärm durch ein offenes Fenster. In größeren Gesellschaften oder öffentlichen Räumen sollten Gespräche in einer möglichst ruhigen Ecke stattfinden.

→ Hörhilfen regelmäßig prüfen

Lassen Sie gegebenenfalls auch das Hörgerät Ihres Angehörigen regelmäßig überprüfen. Eine schlecht angepasste Hörhilfe kann Hintergrundgeräusche unangenehm verstärken.

Tipps für die verbale Kommunikation

Sprache ist für Menschen der übliche Weg, Informationen zu übermitteln. Da die dazu notwendigen Fähigkeiten im Laufe einer Demenzerkrankung jedoch abnehmen, sind Sie als Gesprächspartner gefordert, eine passende Sprache zu finden und den Betroffenen zu motivieren, seine Sprechfähigkeiten so lange wie möglich zu erhalten:

1. **Langsam und deutlich sprechen.** Damit Menschen mit Demenz Wörter verstehen, ihnen eine Bedeutung zuordnen und den Sinn eines Satzes deuten können, benötigen sie ausreichend Zeit. Je deutlicher ein Wort artikuliert wird, desto geringer ist die Gefahr, dass sie es mit einem ähnlich klingenden Begriff verwechseln. Deutlich sprechen bedeutet aber nicht schreien. Auch „Kindersprache" führt eher zur Verwirrung als zu besserem Verständnis.
2. **Eine Information pro Satz.** Lange, verschachtelte Sätze erfordern eine hohe Konzentration und die Fähigkeit, wichtige von unwichtigen Informationen zu trennen. Kurze Sätze mit je einer Aussage sind deutlich leichter zu verstehen.
3. **Geschlossene Fragen nutzen.** Auch Fragen sollten so einfach wie möglich formuliert sein. Gut sind geschlossene Fragen („Möchtest du einen Tee trinken?"), die sich einfach mit Ja oder Nein beantworten lassen. Alternativ-

fragen („Möchtest du Tee, Kaffee oder Orangensaft trinken?") erschweren hingegen die Auswahl. Offene Fragen („Was möchtest du trinken?") erfordern besonders hohe Hirnleistungen und sollten daher vermieden werden.

4 **Widersprüchliche Botschaften vermeiden.** Verzichten Sie auf ironische Bemerkungen, bei denen Sie das Gegenteil des Gesagten meinen. Derartige widersprüchliche Botschaften erschweren das Verständnis. Achten Sie auch darauf, dass Mimik und Gestik zum Gesagten passen. Fröhliche Worte in Kombination mit einem ernsten oder traurigen Gesichtsausdruck verwirren den Betroffenen.

5 **Blickkontakt halten.** Das Verstehen fällt wesentlich leichter, wenn sich die Gesprächspartner ansehen können. Blick und Mimik verstärken dann die Botschaft der Worte. Daher sollten Gesprächspartner nach Möglichkeit einander gegenüber- oder nebeneinandersitzen, sodass sich Augen und Mimik gut erkennen lassen.

6 **Gesprächsbeitrag aktiv einfordern.** Ein auffordernder Blick oder eine leichte Berührung verdeutlicht dem Betroffenen, wann er mit seinem Beitrag an der Reihe ist. Sonst kann es passieren, dass er an unpassenden Stellen spricht, Ihnen ins Wort fällt oder stumm bleibt, wenn er etwas sagen sollte.

Lösungen finden!

Motivieren statt drängen. Bei fortschreitender Krankheit wird es notwendig sein, den Betroffenen bei verschiedenen Tätigkeiten anzuleiten. Wer aber den ganzen Tag nur hört „Tu dies, tu das", wird schnell keine Lust mehr haben, das Geforderte zu erledigen. Statt der direkten Aufforderung („Bitte iss jetzt deine Suppe!") motiviert eine Einladung, etwas mitzumachen („Hm, die Suppe ist lecker, magst du mal probieren?"), oft mehr. Manchen Betroffenen helfen auch alte Sprichwörter und Wortspiele, um bestimmte Dinge bereitwilliger zu tun.

7 **Gefühle ernst nehmen.** Immer wieder wird es Situationen geben, in denen Ihr demenziell erkrankter Angehöriger aufgeregt, traurig oder ärgerlich ist. Vielleicht erschließt sich Ihnen dann gar nicht, warum dies so ist. Statt sachlich zu argumentieren, dass alles in Ordnung ist, hilft es oft, wenn Sie die Gefühle direkt ansprechen. Allein dadurch, dass sie merken, dass jemand ihre Gefühle versteht, beruhigen sich viele Betroffene und können sich anschließend auf ein Gespräch einlassen.

8 Diskussionen und Streit vermeiden. Menschen mit Demenz nehmen Situationen anders wahr, sodass die vermeintlich logischen Argumente aus ihrer Sicht wenig Sinn ergeben. Der Ton wird schärfer und lauter, die Mimik und die Gestik werden heftiger. Solche Diskussionen münden in schlechter Stimmung, ohne dass irgendeine Verständigung erreicht wurde.

Erinnerungen nutzen

Ein Großteil der menschlichen Kommunikation basiert auf aktuellen Ereignissen und Schlüsselerlebnissen des Lebens. Wenn ein Gesprächspartner diese Erfahrungen nicht passend einordnen oder sich an wichtige Episoden seines Lebens nicht erinnern kann, ist dies für ihn frustrierend und ein Gespräch für beide Beteiligten schwierig. Hier kann ein Erinnerungsalbum beiden helfen.

→ Erinnerungsalbum

Ein Erinnerungsalbum ist ein Fotoalbum, in dem alle wichtigen Ereignisse im Leben des Demenzkranken festgehalten sind. Zu jedem Foto wird eine kurze Information aufgeschrieben: Welche Personen (oder Tiere) sind auf dem Bild zu sehen? Wie lauten die Namen? Um welches Ereignis handelt es sich? Es kommt nicht darauf an, möglichst viele Fotos in einem Album unterzubringen, sondern es geht darum, die Erlebnisse und Personen festzuhalten, die im Leben des Betroffenen eine bedeutende Rolle eingenommen haben. Lassen Sie auf den letzten Seiten des Albums Platz für aktuelle Ereignisse, etwa die Geburt des Enkelkindes.

So wie eine Brille das Lesen erleichtert, hilft ein Erinnerungsalbum beim Erinnern. Schon das Erstellen des Albums bietet viele Anlässe, sich über lange zurückliegende und neue Ereignisse zu unterhalten. Der Betroffene sollte beim Anlegen des Albums so weit wie möglich einbezogen werden, besonders im frühen Stadium der Demenz. Ist das Album fertig, sollte es gut sichtbar an einem bevorzugten Platz liegen. Hier kann Ihr Angehöriger dann für sich allein blättern und seine Gedanken schweifen lassen. Sie können das Album nutzen, um sich gemeinsam mit ihm an wichtige Episoden seines Lebens zu erinnern. Allein das Betrachten der Bilder schafft eine Verbundenheit und regt zu Gesprächen an.

Ein Erinnerungsalbum bietet auch für Betreuungs- und Pflegekräfte, die sich um Menschen mit Demenz kümmern, eine große Hilfe, denn als Fremde wissen sie oft nur wenig über deren Leben. Das Album kann ihnen Einblicke in die Erfahrungen der Betroffenen geben und so das Miteinander erleichtern, vor allem bei einem Umzug in ein Heim oder in eine Wohngemeinschaft. Diese Einrichtungen sollten in ihrem Betreuungskonzept den bewussten Umgang mit Erinnerungen verankert haben.

Die Familie auf einen Blick

Eine weitere wertvolle Orientierung bieten Familienposter. Darauf sollten gut sichtbare Fotos aller Haushaltsmitglieder aufgeklebt sein, jeweils mit einer kurzen Information zur Person. Zu einem Haushalt kann auch die langjährige Haushälterin oder das Haustier gehören. Diese Poster erleichtern es, den Personen Namen zuzuordnen.

Wertschätzung zeigen durch Validation

Auch ein Mensch mit Demenz ist zunächst einmal ein Individuum mit eigenen Lebenserfahrungen und sozialem Umfeld, mit eigenem Willen und Ressourcen. Wenn Sie mit Demenzkranken umgehen, sollten Sie das nie vergessen. Ihr Angehöriger will mit Respekt behandelt werden und wünscht sich positive Rückmeldungen. Deshalb ist es wichtig, zunächst immer den Menschen in seinem Sein zu akzeptieren.

Mittlerweile gibt es viele wissenschaftliche und pflegefachliche Methoden, um einen wertschätzenden Umgang mit Menschen mit Demenz zu gestalten.

Eine der bekanntesten ist das Konzept der Validation von Naomi Feil. Ihre Grundannahme ist, dass es nicht sinnvoll ist, Menschen im fortgeschrittenen Stadium der Demenz ständig mit der Realität zu konfrontieren und sie immer wieder an das Hier und Heute zu binden. Schwer demenziell Erkrankte leben in der Welt ihrer Erinnerungen. Mit ihnen zu kommunizieren gelingt nur, wenn die begleitenden Personen sich darauf einlassen. Die Validation setzt beim Erleben des Demenzkranken an. Sie nimmt die Äußerungen, das Verhalten und die Gefühle des Betroffenen ernst.

„Man nutzt sein Einfühlungsvermögen und man fühlt, was dieser Mensch fühlt. Man geht mit dem Menschen, wo er ist. Keinen Schritt voraus, keinen hintendran, sondern im selben Rhythmus, im selben Schritt."

Naomi Feil, US-amerikanische Gerontologin

Für Sie als Bezugsperson bedeutet das, dass Sie Ihren Angehörigen nicht korrigieren, denn es gibt keine Möglichkeit, ihn in die Realität zurückzuholen. Fragen nach dem Wer, Was, Wann oder Wo erlauben es, Wahrnehmungen auszudrücken. Sie sollten die Schlüsselaussagen wiederholen und die Emotionen des Betroffenen spiegeln. Dazu gehört auch der bewusste Einsatz von Mimik, Gestik und Tonfall der Stimme. Ziel ist es, Ihrem Angehörigen zu vermitteln, dass er verstanden wird. Validation ist somit

Validation: Ein Beispiel

Das folgende Szenario veranschaulicht, inwiefern sich das Verhalten bei der Validation von vermeintlich aufklärender Herangehensweise unterscheidet, bei der der Betroffene „korrigiert" wird.

Situation	Ihre demenziell erkrankte Mutter fängt mitten in der Nacht an, in der Küche zu wirtschaften. Sie sagt, sie muss unbedingt Essen für ihre Kinder kochen, die gleich aus der Schule kommen.
Validation	Sie fragen, wie viele Kinder sie habe und was ihre Aufgaben als Mutter seien. Ihre Mutter wird anfangen zu erzählen, was zu ihrem Leben als Hausfrau und Mutter gehörte. Sie können sie beruhigen und ihr bestätigen, dass sie eine gute Mutter ist. Dieses kurze Gespräch wird Ihre Mutter vermutlich so weit beruhigen, dass Sie sie zurück ins Schlafzimmer begleiten können.
Sinnloser Versuch des Realitätsbezugs	Sie weisen Ihre Mutter darauf hin, dass ihre Kinder längst erwachsen sind und dass jetzt mitten in der Nacht nicht die richtige Zeit zum Kochen ist. Ihre Mutter wird sich nicht verstanden fühlen und mit Verwirrung, Abwehr oder Trauer reagieren.

nicht nur eine Technik zur Kommunikation. Sie ist auch eine Grundhaltung zum Umgang mit Menschen mit Demenz. Diese Menschen erfahren dadurch Wertschätzung, fühlen sich akzeptiert und können ihre Identität und Würde bewahren.

Reden ohne Worte

Demenzkranke Menschen in späteren Krankheitsstadien leben in einer anderen Welt. Worte und deren Bedeutung erreichen sie immer seltener. Doch auch ohne Sprache haben Sie noch vielfältige Möglichkeiten, mit Ihrem Angehörigen zu kommunizieren und ihm positive Gefühle zu vermitteln.

Wenn wir kommunizieren, werden viele Informationen als nichtsprachliche Signale übermittelt. Häufig erfolgt dies unbewusst über einen Gesichtsausdruck, den Tonfall oder Gesten. Viele Demenzkranke sind für solche Signale besonders empfänglich. Versuchen Sie, Ihre eigenen Signale bewusst einzusetzen. Beispielsweise wird ein schriller Tonfall einen unruhigen Menschen vermutlich zusätzlich aufregen.

Aus den nichtsprachlichen Signalen des Betroffenen können Sie wiederum Informationen herauslesen. So können Sie auch dann, wenn Ihr Angehöriger zunehmend seine Sprachfähigkeit verliert, seine Gefühle wahrnehmen und darauf reagieren.

Eine weitere Form der nonverbalen Kommunikation sind Berührungen. Viele Menschen reagieren darauf positiv. Selbst wenn das Sprachverständnis verloren ist, kann eine Umarmung oder sanftes Streicheln vermitteln: „Ich bin da. Es ist alles in Ordnung."

Basale Stimulation

Bei zunehmendem Pflegebedarf gehen Sinnesreize und die Wahrnehmung des eigenen Körpers häufig verloren. Nesteln an der Bettdecke, Verteilen von Lebensmitteln auf dem Tisch, Verschmieren des eigenen Kots oder Schaukeln mit dem Oberkörper können Ausdruck mangelnder Sinnesreize sein. Die basale Stimulation setzt als Konzept auf den bewussten Einsatz von körperlichen Sinnesreizen. Das kann beispielsweise das Waschen mit einem (wärmeren oder kälteren) Waschlappen in langen fließenden Bewegungen sein. Auch Massagen, die Körperteile möglichst weit umfassen, helfen, den eigenen Körper und seine Grenzen wahrzunehmen. Viele Demenzkranke reagieren auch positiv auf sanftes Schaukeln, zum Beispiel auf dem Schaukelstuhl oder in der Hängematte. Versuchen Sie herauszufinden, welche Reize bei Ihrem Angehörigen eine positive Stimmung erzeugen.

Entspannen durch Snoezelen

Ähnlich wie die basale Stimulation baut auch das Snoezelen auf Sinnesreizen auf. Der Begriff setzt sich zusammen aus den niederländischen Worten „snuffelen" (schnuppern) und „doezelen" (dösen). Lichtspiele, Musik oder Klänge, Stoffe und Gerüche sollen entspannen und zum Träumen anregen. Lichtspiele lassen sich an fast alle Wände projizieren, wenn der Raum etwas abgedunkelt wird. Eine beleuchtete Wassersäule, Duftlampen und ruhige Musik schaffen eine behagliche Atmosphäre.

Machen Sie sich jedoch bewusst, dass nicht alle Demenzkranken positiv auf das Snoezelen reagieren. Manche werden eher unruhig, weil sie mit der Vielfalt an Reizen nicht umgehen können. Sie sollten daher – insbesondere am Anfang – Ihren Angehörigen genau beobachten.

Sinnesreize sollten bewusst eingesetzt werden. Vermeiden Sie eine Reizüberflutung. Besondere Sinnesreize für 15 bis 20 Minuten mehrmals pro Woche reichen häufig aus. „Dauerberieselung" ist keine Lösung, auch wenn der Betroffene zunächst positiv auf einen Reiz reagiert. Nutzen Sie die jeweiligen Techniken vielmehr, um eine angenehme Abwechslung zu schaffen.

Tag und Nacht strukturieren

Menschen mit Demenz brauchen Anregungen, die eine Tagesstruktur und Erfolgserlebnisse schaffen. Im Idealfall folgt auf einen erfüllten Tag eine geruhsame Nacht.

Was am Tag unternommen wird, sollte auch von den Vorlieben und Wünschen Ihres Angehörigen abhängen. Die einen beschäftigen sich lieber mit ruhigen Tätigkeiten, andere mögen es aktiver. Doch generell gilt: Jeder Mensch sehnt sich nach Anerkennung und sucht Sinn in dem, was er tut. Dies gilt auch für Demenzkranke.

Während des Tages sollten sich Phasen der Ruhe und Entspannung mit körperlicher Aktivität abwechseln. Die meisten Tätigkeiten machen gemeinsam mit anderen mehr Spaß. Manche Menschen mit Demenz sind unruhig oder teilnahmslos, weil sie einfach nicht wissen, was sie tun können. Sie brauchen Anregungen von anderen. Hier ist Fantasie gefragt.

Die Nacht wiederum kann zur Herausforderung werden, falls Ihr Angehöriger, wie viele Demenzkranke, nachts aktiv ist. Es gilt daher, den Tagesrhythmus so zu gestalten, dass die Nacht Erholung bietet.

Struktur und Routine

Wenn Menschen mit Demenz unruhig sind, kann dies daran liegen, dass sie Abläufe nicht mehr strukturieren können. Sie laufen umher, beginnen Tätigkeiten, ohne sie zu beenden, oder wollen zu unpassenden Zeiten das Haus verlassen. Meistens können sich Menschen mit Demenz den Ablauf des Tages nicht genau vorstellen. Um den richtigen Zeitpunkt für den Spaziergang nicht zu verpassen, stehen sie deshalb vielleicht schon Stunden vorher im Mantel ausgehbereit vor der Haustür.

Damit das Ihrem Angehörigen möglichst selten passiert, sollte sein Tag immer im gleichen Rhythmus ablaufen. Auf Gesunde mag dies langweilig wirken, einem demenziell Erkrankten vermittelt ein regelmäßiger Tagesablauf jedoch Orientierung und Sicherheit. Die Mahlzeiten bieten dafür wichtige Eckpfeiler. Sie sollten nach Möglichkeit immer zu den gleichen Zeiten stattfinden und ausreichend Zeit für Essen und Trinken lassen. Zwischen den Mahlzeiten sollten körperliche Aktivitäten und Phasen der Ruhe und Entspannung wechseln.

→ Eine To-do-Liste für den Tag

Vielen Betroffenen hilft es, zu wissen, was für den Tag geplant ist. Solange sie Wörter lesen und verstehen können, bietet eine To-do-Liste eine hilfreiche Orientierung. Schon das gemeinsame morgendliche Erstellen der Liste der am Tag geplanten Aktivitäten und Termine kann ein Ritual sein. Auch Wünsche für das Mittagessen können notiert werden. Alles wird auf einem großen Zettel oder einer Tafel gut lesbar und in der richtigen Reihenfolge aufgeschrieben und an einem festen Ort, etwa im Flur oder an der Kühlschranktür, aufgehängt bzw. aufgestellt. Darauf lässt sich abhaken, was bereits erledigt wurde.

Ebenso wichtig wie ein regelmäßiger Tagesablauf sind gleichbleibende Personen, die sich um den Betroffenen kümmern. Das heißt nicht unbedingt, dass sich den ganzen Tag dieselbe Person bei Ihrem Angehörigen aufhalten muss. Es ist für ihn jedoch einfacher, wenn er eine Aktivität immer mit derselben Person in Verbindung bringen kann. Diese Zuordnung funktioniert auch dann, wenn sich Ihr Angehöriger die Namen der Menschen in seinem Umfeld nicht mehr merken kann. Die Schwester kommt zum Beispiel jeden Morgen und hilft beim Waschen. Mit einem freundlichen jungen Mann geht es zum Spaziergang oder zum Einkaufen.

Darüber hinaus gilt es, den Tag mit anregenden Aktivitäten zu füllen, die der Demenzkranke regelmäßig ausüben kann. Leider geben viele Demenzkranke recht früh ihre langjährigen Hobbys auf, da sie sie nicht mehr so ausüben können wie früher und so ständig Misserfolge ernten. Aber dafür zeigen sie vielleicht Interesse für etwas ganz Neues. Die folgenden Beispiele können Anregungen für die Gestaltung des Tages bieten.

Arbeiten in Haus und Garten

Arbeiten in Haus und Garten bieten vielfältige Möglichkeiten, die Fähigkeiten des Betroffenen zu nutzen. Gartenarbeit empfiehlt sich besonders, weil sie viele Sinne anspricht und die Bewegung guttut. Gartentherapie ist mittlerweile sogar ein anerkanntes wissenschaftliches Konzept, das in Ausbildungen für Gartentherapeuten und einem Masterstudium vermittelt wird. Wenn Sie keinen Garten haben, reichen auch Balkonkästen und Blumentöpfe. Pflanzen anfassen, leckere Früchte pflücken oder

Lösungen finden!

Abwechslung durch Feste. Für eine gewisse Abwechslung, die den Betroffenen nicht überfordert, sorgen jahreszeitlich bedingte Feste, die er aus seiner Jugendzeit kennt, etwa Ostern, Erntedankfest, Weihnachten oder auch Karneval. Sie bieten vielfältige Gelegenheiten, Tage oder Wochen zu gestalten.

duftende Kräuter nach dem Ernten trocknen und im Tee trinken schafft sinnliche Genüsse.

Je weiter die Krankheit fortschreitet, desto einfacher und monotoner können die Tätigkeiten sein. So wird der Betroffene zwar gefordert, aber er erhält auch stets ein Erfolgserlebnis. Die Mithilfe bei diesen Arbeiten befriedigt sein Bedürfnis, „nützlich" zu sein. Zudem regt körperliche Bewegung an frischer Luft den Appetit an und führt zu erholsamem Schlaf.

Reden und Lesen

Die sprachlichen Fähigkeiten von demenzkranken Menschen sollten regelmäßig trainiert werden, sonst verkümmern sie schnell. Anlässe zum Reden und Erzählen kann unter anderem ein Erinnerungsalbum (siehe S. 80) bieten. Solange sich Ihr Angehöriger noch in Ihrer Realität orientieren kann, ergeben sich zum Beispiel durch eine gemeinsame Zeitungslektüre zahlreiche Anknüpfungspunkte zum Gespräch. Hilfreich ist es, wenn Sie interessante Artikel vorlesen oder deren Inhalte zusammenfassen. Dabei wird die Information über den neuen Schützenkönig im Ort vermutlich mehr interessieren als der Streit um bundespolitische Reformprojekte. Vorgelesene Geschichten erfreuen ebenfalls viele Menschen. Auch bei fortgeschrittener Demenz erkennen viele Betroffene Geschichten und Reime von früher. Im Fachhandel gibt es zahlreiche Bücher mit kurzen Geschichten, Ratespielen oder Gedichten, die Menschen mit Demenz zum Reden anregen können.

Sport und Bewegung

Gemeinsames Spazierengehen ist eine ideale Freizeitbeschäftigung für ältere Menschen, auch bei Demenz. Täglicher Kontakt der Haut mit Sonnenlicht ist wichtig für die Gesundheit. Reize wie Kälte, Wärme und Wind oder auch mal Regen oder Schnee regen die Sinne an. Darüber hinaus kräftigt jede Art von Bewegung die Muskulatur und verbessert die Koordination – und das ist wichtig, um Stürzen vorzubeugen.

Ist das Wetter zu schlecht oder ein Spaziergang zu anstrengend, ist Sitzgymnastik eine Alternative. Ein- oder mehrmals am Tag bringt schon leichte Bewegung, gern am geöffneten Fenster, den Kreislauf in

---

Gemeinsames Erleben. An immer mehr Orten werden sogenannte Demenzchöre ins Leben gerufen. Hier können Sie zusammen mit Ihrem Angehörigen Ihre Leidenschaft für Musik gemeinsam ausleben, die Zeit entspannt genießen und Gleichgesinnte treffen.

Schwung. Musik kann dabei zusätzlich aufmuntern. Um die Koordination zu fördern, können „Igelbälle", also Bälle, die mit weichen Noppen versehen sind, hin- und hergerollt werden. Für Wurf- und Greifübungen bietet sich ein Luftballon an, da er sich nicht so schnell bewegt und gut zu sehen und zu greifen ist. Auch große bunte Tücher werden gern für Bewegungsübungen benutzt.

Musik und Tanz

Selbst wenn sie ihre Sprache verloren haben, können sich viele Demenzkranke an Musik und Lieder aus ihrer Jugend erinnern. Volks- und Kirchenlieder, die sie damals gelernt und häufig gesungen haben, können sie auch bei fortgeschrittener Demenz mitsingen oder summen. Beachten Sie bei der Auswahl der Musik die persönlichen Erlebnisse und Vorlieben Ihres Angehörigen. Traditionelle Volksmusik ist nicht jedermanns Sache und eher für sehr alte Menschen geeignet. Inzwischen gibt es immer mehr Demenzerkrankte, die mit Swing, Rock 'n' Roll, Twist und Popmusik der Sechziger erwachsen geworden sind. Welche Musikrichtung die passende ist, werden Sie schnell erkennen, wenn der Demenzkranke positiv darauf reagiert.

Vermeiden Sie aber eine Dauerberieselung, etwa weil den ganzen Tag das Radio dudelt oder die Lieblingsplatte in Dauerschleife läuft. Eine ständige Geräuschkulisse stört meistens. Musik, zu bestimmten Zeiten bewusst eingesetzt, kann stattdessen gute Stimmungen erzeugen oder zu Aktivitäten anregen.

→ In der Gruppe geht es flotter

Musik regt zum Tanzen an. Insbesondere Menschen, die über viele Jahre getanzt haben, freuen sich, sich in den Armen des Partners zum Takt der Musik zu bewegen. Einige Alzheimergesellschaften organisieren Tanz-Cafés, die nebenbei auch Kontakte zu anderen Betroffenen schaffen. Ist Tanzen zu anstrengend, reichen oft Schunkelbewegungen im Sitzen.

Malen und Ausmalen

Mit Farben und Formen lassen sich Gefühle ausdrücken, die nur schwer in Worte zu fassen sind. Daher nutzen viele Menschen mit Demenz gerne dieses Medium.

→ Mandalas

Eine besondere Form des Malens sind Mandalas. Dabei handelt es sich um geometrische Formen, die kreisförmig angeordnet sind und sich zum Mittelpunkt ausrichten. Das Ausmalen der Formen von außen nach innen soll helfen, sich zu konzentrieren und die eigene Mitte zu finden. Inzwischen gibt es im Buchhandel und im Internet zahlreiche Malblöcke mit Vorlagen für Mandalas.

Vergessen Sie die Männer nicht! Mandalas malen, Knopfkisten zum Fühlen und Greifen und immer wieder Hausarbeit? Viele Männer (und auch einige Frauen) interessiert das nicht. Sie waren in jungen Jahren vermutlich eher im Fußballstadion, beim Schrauben am Auto oder in der Werkstatt zu finden. Deshalb brauchen sie jetzt die richtigen Herausforderungen. Wie wäre es also mit Rasen mähen, Auto polieren, Holz bearbeiten oder dem Treiben auf einer Baustelle zusehen?

Ist der Umgang mit Pinsel oder Buntstiften für Ihren Angehörigen zu schwierig, eignen sich große Kreidestücke vielleicht besser. Oft reicht es schon, die Stifte aus der Packung zu nehmen und dem Betroffenen in die Hand zu geben. Auch Fingerfarben bieten besondere Erlebnisse. Die kräftigen Farben zu sehen und an den Fingern die kühle Farbe und den Maluntergrund zu spüren, das regt die Sinne und die Fantasie an. Besonders gut geeignet zum Bemalen sind raue Materialien wie Leinenstoffe, die sich mit den Fingern gut fühlen lassen.

Gesellschaftsspiele

Gesellschaftsspiele sind schöne Anlässe für gemeinsame Aktivitäten, auch über Altersgrenzen und Generationen hinweg. Über das Spiel finden auch Personen zueinander, die sonst nicht recht wissen, wie sie miteinander umgehen sollen. Das Einhalten der Regeln ist dabei gar nicht so wichtig. Es geht um die Freude am Spielen selbst.

Empfehlenswert sind einfache Karten- oder Brettspiele, die der Betroffene seit Jahren kennt und die einzelne Aktionen erfordern, weniger strategisches Denken. Auch Kinder können sich mit einer solchen Beschäftigung alten demenzkranken Menschen nähern. Oft gefallen ihnen die gleichen Spiele und sie können so miteinander sehr viel Spaß haben.

Fernsehen und Video

So wie viele Gesunde sehen auch die meisten Menschen mit Demenz gerne Filme, bevorzugt alte, die sie schon lange kennen. Nehmen Sie die Lieblingsfilme oder -serien auf Video oder andere Speichermedien auf, sodass Ihr Angehöriger sie immer wieder ansehen und genießen kann. Allerdings gibt es Demenzkranke, für die Fernsehen gar nicht geeignet ist. Wenn Betroffene an Wahnvorstellungen leiden, ordnen sie die Figuren, die auf dem Bildschirm zu sehen sind, als reale Personen im Raum ein. Die Folge: Angst oder Aggressionen. Grundsätzlich gilt für den Fernseher dasselbe wie für das Radio: Er sollte nicht den ganzen Tag laufen, sondern gezielt genutzt werden.

Ruhe für die Nacht

Vielleicht haben Sie selbst schon festgestellt, dass manche Menschen mit Demenz die Nacht zum Tag machen. Dies birgt in vielerlei Hinsicht Probleme. Nachts gibt es weniger Möglichkeiten, den Betroffenen angemessen zu beschäftigen. Das Unfallrisiko steigt aufgrund der Dunkelheit und der fehlenden oder geringeren Beaufsichtigung. Zudem stören nachtaktive Demenzkranke die anderen Haushaltsmitglieder und bringen sie um den Schlaf. Ziel sollte es also sein, dass Ihr Angehöriger die Nacht tatsächlich für Schlaf und Erholung nutzt.

Eine grundlegende Voraussetzung für guten Schlaf ist genügend Aktivität am Tag, denn wer tagsüber viele Stunden schläft oder döst, wird kaum Ruhe in der Nacht finden. Manche Menschen mit Demenz erkennen den Unterschied zwischen Tag und Nacht nicht mehr richtig. Dann hilft es, die Eigenarten von Tag und Nacht stärker zu betonen. Tagsüber sollte es hell sein – durch viel Tageslicht, gegebenenfalls unterstützt durch eine intensive Beleuchtung – und es sollte „Leben" in der Wohnung geben. Nachts hingegen sollte es beispielsweise durch dicke Vorhänge wirklich dunkel und ruhig werden.

Medikamente, Krankheiten, Schmerzen oder Unwohlsein können den Tag-Nacht-Rhythmus negativ beeinflussen. Befragen Sie deshalb bei anhaltenden Schlafstörungen einen Arzt, um medizinische Ursachen ausschließen zu können. Lassen Sie sich dabei nicht mit allgemeinen Floskeln abspeisen, wenn die Ursache nicht gleich gefunden ist.

Wenn Ihr demenziell erkrankter Angehöriger während der Nacht aufsteht, sollte es das oberste Ziel sein, jegliche Aufregung zu vermeiden, denn dann wird das (erneute) Einschlafen nur umso schwieriger. Hilfreich ist es, ein ruhiges Gespräch zu führen und die Gefühle des Betroffenen ernst zu nehmen. Unter Umständen ist es einfacher, der Aktivität ein Ziel zu geben, beispielsweise gemeinsam einen Tee zu kochen und zu trinken, zur Toilette und danach in Ruhe wieder zu Bett zu gehen.

Schlaf- und Beruhigungsmittel sind in der Regel keine Dauerlösung, um einen erholsamen Schlaf zu ermöglichen. Sie wirken oft am Tag nach, verstärken die Verwirrung, erhöhen das Sturzrisiko und machen schlapp und müde. So kommen Betroffene tagsüber nicht richtig in Gang und werden dann abends nicht müde. Dadurch führen Beruhigungsmittel oft in einen Teufelskreis.

Die richtige Ernährung

Bei zunehmender Demenz sind Essen und Trinken immer wieder ein Thema. Mit etwas Hintergrundwissen können Sie Ihren Angehörigen unterstützen und Mangelzustände vermeiden.

Essen und Trinken hält Leib und Seele zusammen. Dieses Sprichwort hat bei Demenz eine ganz besondere Bedeutung. Regelmäßige Mahlzeiten – mit Genuss verzehrt – erhalten nicht nur die körperliche und geistige Konstitution des Menschen, sie tragen auch wesentlich zum seelischen Wohlbefinden bei. Umgekehrt können eine unzureichende Versorgung mit Nährstoffen und vor allem Flüssigkeitsmangel die Gesundheit beeinträchtigen und schlimmstenfalls zu schweren Verwirrtheitszuständen und körperlichem Verfall führen.

Wenn Sie Ihrem Angehörigen helfen wollen, sich gut und ausgewogen zu ernähren, sollten Sie sich Folgendes vor Augen führen: Von Bedeutung ist sowohl das Was als auch das Wie des Essens und Trinkens.

Die richtigen Nährstoffe in höherem Lebensalter

Mit zunehmendem Alter verändert sich die Zusammensetzung des Körpers. Der Anteil an Körperwasser und Muskelmasse sinkt, während die Menge des Fettgewebes steigt. Ein älterer Mensch darf durchaus etwas mehr wiegen als ein jüngerer. Der tägliche Energiebedarf beträgt bei gesunden älteren Menschen etwa 1700 bis 1900 Kalorien, da sich der Grundumsatz verlangsamt und weniger Muskelmasse vorhanden ist. Wie viel Energie individuell benötigt wird, hängt in besonderem Maße von der körperlichen Ak-

Ob Nahrungsergänzungsmittel für Demenzkranke sinnvoll sind, wird kontrovers diskutiert. In erster Linie geht es um die Vitamine D, B_6, B_{12} und Folsäure. Vitaminpräparate sollten Sie nicht „nach Gefühl" verabreichen, sondern mit dem behandelnden Arzt darüber sprechen, zumal auch einige Medikamente (zum Beispiel Antibiotika) den Nährstoffbedarf beeinflussen. Eventuell ist es sinnvoller, zusätzlich zu den Mahlzeiten hochkonzentrierte Nahrungsmittel zu reichen.

Bei Rohkost ist Vorsicht geboten. Nicht jeder verträgt Rohkost in größeren Mengen. Schonende Garverfahren wie kurzes Dünsten in wenig Wasser sind eine gute Alternative für die Zubereitung von Gemüse. Probieren Sie es aus.

tivität ab. Wer überwiegend sitzt oder liegt, kommt mit weniger als den genannten Richtwerten für die Energieversorgung aus. Wer sich viel bewegt oder an bestimmten Krankheiten leidet, braucht deutlich mehr. Während der Energiebedarf im Alter sinkt, bleibt der Bedarf an Nährstoffen nahezu gleich. (Eine Ausnahme stellt Vitamin D dar: Hier verdoppelt sich der Bedarf ab dem 65. Lebensjahr.) Die Kurzformel für die richtige Ernährung im Alter lautet: weniger Energie, aber gleiche Menge an Inhaltsstoffen.

Das bedeutet für die Auswahl der Speisen, dass sie möglichst viele Nährstoffe und wenig Fett enthalten sollten. Ausreichend Ballaststoffe sorgen für eine geregelte Verdauung. Am besten ist dies durch einen gemischten Speisezettel gewährleistet: Lebensmittel, die Kohlenhydrate liefern, wie Brot, Kartoffeln, Reis und Nudeln, viel Obst und Gemüse, Milchprodukte wie Käse, Joghurt und Milch sowie in Maßen Fleisch, Fisch und Eier. Nüsse enthalten wichtige essenzielle Fettsäuren.

Unterernährung bei Demenz

Der Nährstoffbedarf von Menschen mit Demenz kann zumindest in puncto Energiebedarf stark von den allgemeinen Empfehlungen für ältere Menschen abweichen. Menschen, die im mittleren Krankheitsstadium viel umherwandern oder häufiger Angst- und Stresssituationen ausgesetzt sind, benötigen bis zu doppelt so viel Energie wie gesunde alte Menschen. Diese zusätzliche Energie lässt sich kaum durch umfangreichere Mahlzeiten kompensieren. Stattdessen empfiehlt es sich, in diesen Fällen ganz bewusst die fettreicheren Varianten von Nahrungsmitteln zu wählen und Speisen beispielsweise mit Sahne oder Öl energetisch anzureichern. Außerdem sollten die Speisen immer genügend Eiweiß, Mineralstoffe und Vitamine enthalten.

→ Folgen nicht unterschätzen

Unterernährung führt neben der Gewichtsabnahme zu Schwäche und Müdigkeit. Die Betroffenen werden apathisch und antriebslos. Muskelmasse wird vermehrt abgebaut. Dieser Prozess wird durch mangelnde Bewegung verstärkt. Ein unsicherer Gang und erhöhte Sturzgefahr sind die Folgen. Wenn die Fettreserven und damit die „natürliche Polsterung" langsam schwinden, steigt das Risiko des Wundliegens deutlich. Darüber hinaus kann Eiweißmangel die Funktionsfähigkeit von Herz und Lunge beeinträchtigen. Auch die Anfälligkeit für Infektionen steigt durch Unterernährung.

Wie Demenzkranke selbst die Unterernährung wahrnehmen, ist nur schwer einzuschätzen. Zumindest anfangs scheint Unterernährung zu gehobener Stimmung, zu Gefühlen der Leichtigkeit und zu höherer Leistungsfähigkeit zu führen. Dies schlägt später jedoch in Depressionen und zunehmende Verwirrung um. Vermutlich sind Demenzkranke also nicht in der Lage, ihre Unterernährung als lebensbedrohlichen Zustand wahrzunehmen. Daher müssen Sie, andere Pflegepersonen und Ärzte den Ernährungsstatus Ihres Angehörigen regelmäßig kontrollieren, um frühzeitig gegensteuern zu können.

Genügend trinken

Ausreichend zu trinken ist für alle Menschen wichtig. Anders als bei Unterernährung, deren Auswirkungen sich oft erst nach Wochen zeigen, kann eine mangelnde Flüssigkeitsversorgung binnen Tagen zu schweren Ausfallerscheinungen führen.

Für ältere Menschen lautet der Richtwert in etwa 1,2 bis 1,5 Liter Flüssigkeit pro Tag. 1,5 Liter entsprechen circa acht großen oder zehn kleinen Tassen, die man über den Tag verteilt trinken sollte. Starkes Schwitzen, Durchfall oder Erbrechen kann den Flüssigkeitsbedarf deutlich erhöhen.

Ein weiterer Teil des Flüssigkeitsbedarfs, etwa 0,5 Liter pro Tag, wird durch feste Nahrung wie Joghurt oder saftiges Obst gedeckt. Deshalb spielt neben der eigentlichen Trinkmenge auch immer die generelle Ernährung eine wichtige Rolle für die Flüssigkeitsbilanz. Wer zu wenig feuchte Nahrungsmittel isst, muss mehr trinken und umgekehrt. Wenn jemand häufig zu wenig trinkt, achten Sie besonders darauf, dass die angebotenen Speisen viel Flüssigkeit enthalten. Vielleicht wird beispielsweise Saft gefroren am Stiel besser akzeptiert als Getränke aus dem Glas.

→ Dehydration erkennen

Als Folge der Austrocknung (Dehydration) treten akute Verwirrtheitszustände (Delir) bis hin zum Koma auf. Bei Menschen mit Demenz wird dieser Zustand manchmal als Verschlechterung der Krankheit fehlinterpretiert. Nicht selten werden ältere Menschen mit akuten Verwirrtheitszuständen in Krankenhäuser eingeliefert. Nach wenigen Stunden der venösen Flüssigkeitsgabe sind sie wieder vollständig orientiert.

Manchmal verordnen Ärzte eine Infusion von Flüssigkeit unter die Haut, die auch zu

Checkliste

Auf den Ernährungszustand achten

Wissenschaftler haben einen einfachen Fragebogen entwickelt, mit dessen Hilfe Ärzte und Fachleute den Ernährungszustand prüfen können. Darauf basiert diese Checkliste, die Sie für eine erste Einschätzung zu Hause nutzen können. Wenn zwei oder mehrere Aspekte zutreffen, sollte ein Arzt eine vollständige Erhebung des Ernährungsstatus durchführen.

- ☐ **Wenig Appetit.** Der Demenzkranke zeigt keine Lust am Essen, hört schon nach wenigen Bissen auf oder verweigert die Nahrung ganz.
- ☐ **Gewichtsverlust.** In den vergangenen drei Monaten hat das Körpergewicht deutlich abgenommen. Prüfen Sie Gewichtsveränderungen entweder nach Augenmaß, beispielsweise anhand der Kleidung, oder wiegen Sie den Betroffenen regelmäßig.
- ☐ **Ausgefallene Mahlzeiten.** Der Betroffene verweigert häufiger ganze Mahlzeiten und es findet auch keine Kompensation durch Zwischenmahlzeiten oder Snacks statt.
- ☐ **Einseitige Ernährung.** Es werden nur sehr wenige Lebensmittel bzw. Lebensmittelarten gegessen. Obst und Gemüse werden verweigert.
- ☐ **Flüssigkeitsmangel.** Der Betroffene trinkt weniger als fünf große Tassen täglich.
- ☐ **Body-Mass-Index (BMI) unter 21.** Fragen Sie den Arzt nach dem BMI oder berechnen Sie ihn selbst anhand der Formel: BMI = Körpergewicht (kg) : (Körpergröße (m) x Körpergröße (m)).
  Beispiel für ein Gewicht von 55 kg bei einer Größe von 1,64 m: BMI = 55 : (1,64 x 1,64) = 20,4.

Hause durch Pflegedienste durchgeführt werden kann. Allerdings ist das keine langfristige Lösung, um mangelndes Trinkverhalten zu kompensieren. Schöpfen Sie erst alle anderen Möglichkeiten aus.

Zu viel oder zu wenig Appetit

Die neurologischen Veränderungen, die eine Demenzkrankheit mit sich bringt, können aus mehreren Gründen zur Unterernährung führen. Das Gefühl für Hunger und Durst geht verloren und der Warnmechanismus des Körpers, der in lebensbedrohlichen Situationen (dazu gehören auch Verdursten und Verhungern) das passende Verhalten regelt, ist außer Kraft gesetzt. Wenn das Körpergefühl keine Orientierung für angemessenes Essen und Trinken bietet, bleiben noch die Mahlzeiten als regelmäßige Anhaltspunkte.

Falls Ihr Angehöriger eher zu häufig essen und trinken möchte, ist das vergleichsweise unproblematisch. Viel Gemüse in kleinen Portionen sorgen dafür, dass nicht allzu große Mengen an Kalorien verzehrt werden.

Wesentlich gefährlicher ist es, wenn Menschen mit Demenz nicht ausreichend Nahrung und Flüssigkeit zu sich nehmen, ein Problem, das im Verlauf der Krankheit leider oft vorkommt. Der Appetit bleibt häufig aus, wenn das Wohlbefinden beeinträchtigt ist, beispielsweise durch Schmerzen, Verstopfung oder Stress. Versuchen Sie deshalb, die Mahlzeiten möglichst in einer angenehmen Atmosphäre und nicht direkt vor oder nach unangenehmen Situationen anzubieten. Es kann auch helfen, wenn Ihr Angehöriger bei der Zubereitung der Mahlzeiten dabei ist und im Rahmen seiner Fähigkeiten mitmacht.

Mahlzeiten richtig gestalten

Die Gestaltung der Mahlzeiten beeinflusst das Ess- und Trinkverhalten entscheidend. Essen fordert die volle Konzentration Ihres Angehörigen. „Werkzeuge" – Messer, Gabel und Löffel – müssen korrekt gebraucht werden, Speisen und Getränke als solche erkannt und in die richtige Reihenfolge gebracht werden. Ein paar Hinweise können Ihrem Angehörigen helfen, die Mahlzeiten zu genießen:

1. **So selbstständig wie möglich essen.** Wenn die Verwendung von Messer und Gabel zu schwierig ist, tut es möglicherweise ein Löffel, nachdem das Essen zuvor in mundgerechte Stücke geschnitten wurde. Ist auch das nicht möglich, können Sie es vielleicht mit Fingerfood versuchen. Halbfeste Gemüsestücke, kleine Würstchen, Fischstäbchen oder Brothäppchen sind leicht zu handhaben und bewahren ein Stück Selbstständigkeit.

Lösungen finden!

Appetit anregen. Wenn Ihr Angehöriger selten Hunger verspürt, sollten Sie seine Lust am Essen wecken. Auch wenn bei fortschreitender Demenz der Geruchssinn nachlässt, regt manchmal der Geruch von frischem Brot oder Kuchen, frisch aufgebrühtem Kaffee oder gegrilltem Fleisch den Appetit an. Leichte Bewegung vor dem Essen kann ebenfalls hilfreich sein, solange sie nicht zu sehr ermüdet.

Mit Zahnschmerzen kann man nicht gut essen. Demenzkranke können ihre Probleme manchmal nicht ausdrücken. Ihre Handlungen können aber Hinweise geben. So kann das „Spielen" mit einer Zahnprothese darauf hindeuten, dass sie schlecht sitzt. Dann gibt es schmerzhafte Druckstellen und Essensreste setzen sich unter die Prothese. Planen Sie deshalb regelmäßige Besuche beim Zahnarzt ein.

2 **Tageszeiten beachten.** Oft können sich Menschen mit Demenz tagsüber besser konzentrieren und daher morgens besser und mehr essen als gegen Abend. Dann sollten Frühstück oder Mittagessen die Hauptmahlzeit und besonders nahrhaft sein.

3 **Volle Konzentration aufs Essen.** Während der Mahlzeiten sollte nichts vom Essen ablenken. Sorgen Sie für einen aufgeräumten Tisch, auf dem nur die jeweiligen Speisen stehen. Vermeiden Sie auch Unruhe durch Hintergrundgeräusche, herumlaufende Personen und allgemeine Hektik.

4 **Essen als solches erkennen.** Manche Demenzkranke können Lebensmittel auf dem Tisch gar nicht sehen, etwa wenn es weiße Milchsuppe in einem weißen Teller auf einer hellen Tischdecke gibt. Häufiger ist es jedoch so, dass die Lebensmittel nicht als solche erkannt werden, weil ihre Zubereitung oder das Anrichten nicht mit der Erinnerung aus früheren Jahren übereinstimmt. Manchmal löst das Behältnis Irritationen aus. Statt des Joghurtbechers wird eine Müslischüssel eventuell besser akzeptiert.

5 **Zwischenmahlzeiten ermöglichen.** Kann der Betroffene wegen seiner Unruhe nicht für eine ganze Mahlzeit am Tisch sitzen, richten Sie kleine Snackstationen mit Schokolade, Obststückchen und Getränken an den Orten ein, die er häufiger aufsucht.

6 **Soziale Komponente beachten.** Mahlzeiten sind traditionell gesellige Ereignisse. Auch Demenzkranken schmeckt es in der Gemeinschaft besser, allerdings nur, wenn das Bild „passt". Das heißt, für alle Personen am Tisch sollte gedeckt sein und allen sollten Speisen zur Verfügung stehen. Essen in Gemeinschaft bietet dem Betroffenen den Vorteil, dass er beim Gegenübersitzenden „abschauen" kann, welche Speisen wie zu essen sind.

7 **Seien Sie nachsichtig!** Auch beim gemeinschaftlichen Essen sollten gute Tischsitten nicht das Maß der Dinge sein.

Essen anreichen

Trotz aller Bemühungen, die Selbstständigkeit von demenziell erkrankten Menschen zu erhalten, kann es im fortgeschrittenen Stadium der Demenz notwendig sein, das Essen anzureichen. Es ist jedoch kaum möglich, jemanden zum Essen zu zwingen. Deshalb wird es weiterhin eine Herausforderung sein, Wege zu finden, wie der Betroffene stressfrei Nahrung aufnehmen kann.

Am einfachsten ist es, wenn Sie den Arm oder die Hand Ihres Angehörigen vorsichtig mit dem Löffel zum Mund führen. Dies löst einen Reflex zum Öffnen des Mundes aus. Wenn das nicht möglich ist, sollten Sie bzw. sollte die Pflegeperson den Löffel langsam zum Mund führen und dabei neben, nicht vor dem Demenzkranken sitzen. Denn ein Löffel, der plötzlich von vorne in seinem Gesichtsfeld auftaucht, würde ihn ängstigen, sodass er den Kopf wegdreht. Wenn der Betroffene nicht weiteressen möchte, sollten Sie ihn nicht dazu zwingen. Es ist hilfreicher, es später noch einmal zu versuchen.

Schluckstörungen beachten

Einige Demenzkranke verlieren die Fähigkeit, die Zunge zu bewegen und die Speisen zu kauen, im Mundraum nach hinten zu befördern und zu schlucken. Darauf sollten Sie achten, da diese Schwierigkeiten gefährliche Folgen haben können. Wenn Speisen oder Getränke öfter in die Luftröhre gelangen, kann dies zu schweren, lebensbedrohlichen Lungenentzündungen führen.

Es kann ein Hinweis auf Schluckstörungen sein, wenn während des Essens oder Trinkens Flüssigkeit oder Speisebrei aus dem Mund herauslaufen. Weitere Anzeichen sind Husten oder eine heisere Stimme nach dem Essen. Wenn Sie so etwas beobachten, sollte unbedingt ein Arzt überprüfen, wie schwer die Schluckstörung ist. Beachten Sie Folgendes, wenn Ihr Angehöriger unter einer Schluckstörung leidet:

- Bei Schluckstörungen ist es besonders wichtig, jegliche Ablenkung während der Mahlzeiten zu vermeiden. Beim Essen oder Trinken sollte der Betroffene möglichst nicht sprechen.
- Wählen Sie Speisen mit einer einheitlichen Konsistenz. Kritisch sind vor allem kleinere Stückchen in halbflüssigen Lebensmitteln, wie Schokostückchen im Joghurt oder Croûtons auf Cremesuppe.
- Um das Schlucken zu erleichtern, können trockene Lebensmittel mit etwas Flüssigkeit angeweicht werden.
- Getränke sollten nicht zu dünnflüssig sein. Einige Säfte sind von Natur aus etwas dicklich, andere lassen sich mit Quellmittel aus dem Gastronomiefachhandel oder der Apotheke andicken.
- Verschlucken lässt sich durch die richtige Körperhaltung vermeiden: aufrecht und gerade, den Kopf leicht nach vorn.

Geeignete Speisen

Demenzielle Erkrankungen bewirken oft ein Nachlassen oder gar einen Verlust des Geruchssinns. Dies wiederum beeinflusst den Geschmackssinn. Nutzen Sie Kräuter, Gewürze, aromatische Öle und Fette. Seien Sie sparsam mit Salz. Viele Demenzkranke entwickeln eine besondere Vorliebe für süße bis sehr süße Speisen. Bittere Speisen sind dagegen weniger beliebt. Insbesondere auf Grapefruit und Grapefruitsaft sollten Sie verzichten, nicht nur wegen des bitteren Geschmacks, sondern auch wegen möglicher Wechselwirkungen mit Medikamenten.

Viele Menschen mit Demenz entwickeln im Laufe der Erkrankung neue Vorlieben. Seien Sie also nicht verwundert, falls Ihr Angehöriger alte Lieblingsspeisen auf einmal ablehnt. Vielleicht schmecken sie ihm schlicht nicht mehr oder sie schmecken anders als früher, was ihn verwirrt. Es gilt, immer wieder aufs Neue die Vorlieben für Speisen und Getränke herauszufinden.

→ Das Auge isst mit!

Viele bunte Dinge auf Tisch und Teller wecken die Neugier. Selbst wenn demenziell erkrankte Menschen Speisen als solche nicht mehr erkennen, bevorzugen sie oft farbenfrohes Essen. Gelbe Speisen sind bei vielen besonders beliebt. Graue oder bläuliche Lebensmittel werden hingegen eher abgelehnt. Die einzelnen Bestandteile einer Mahlzeit sollten auf dem Teller ansprechend angerichtet werden.

Auch die Konsistenz von Speisen hat einen großen Einfluss darauf, inwieweit Demenzkranke selbstständig essen können. Vor allem kleine, feste Stücke oder Fasern irritieren. Betroffene sind dann mehr damit beschäftigt, die unterschiedlichen Reize im Mund zu verarbeiten und vielleicht nach ihrem Gefühl ungenießbare Teile auszusortieren, als mit dem Essen selbst. Daher sollten sich beispielsweise in Desserts keine Mandelstückchen oder Schokostreusel befinden. Cornflakes in Milch haben einen ähnlichen Effekt, zumal sich einzelne Stücke unangenehm an den Gaumen kleben können. Auch faseriges Gemüse wie Spargel kann Demenzkranke sehr verunsichern. Fischgräten gehören auf gar keinen Fall ins Essen, da Betroffene sie eventuell nicht erkennen und

---

✗ **Reichen Sie auf keinen Fall Getränke an,** um Speisereste im Mund herunterzuspülen. Das führt erst recht zum Verschlucken. Lässt sich ein Bissen nicht abschlucken, animieren Sie den Betroffenen lieber dazu, ihn auszuspucken und es beim nächsten Mal mit einem kleineren Bissen zu versuchen.

deshalb große Unfallgefahr besteht. Empfehlenswert sind Speisen mit einer homogenen Konsistenz, beispielsweise halbweiches Gemüse, zartes Fleisch oder Fisch, Milchprodukte oder Brot mit Aufstrich.

Geeignete Getränke

Getränke können lebenswichtige Nährstoffe und Energie liefern. Nutzen Sie daher Alternativen zu Mineralwasser. Beliebt sind insbesondere süßliche und etwas dickflüssige Getränke wie Pfirsich-, Birnen-, Bananen- oder Multivitaminsaft. Auch warme Milch mit Honig und aufgelösten Schmelzflocken ist eine Alternative. Kaffee, schwarzer Tee und koffeinhaltige Erfrischungsgetränke können sowohl negative als auch positive Wirkungen haben. Beobachten Sie, was Ihrem Angehörigen guttut.

Wichtig ist und bleibt vor allem, dass Betroffene ausreichend trinken. Daher gilt in erster Linie die Devise: „Erlaubt ist, was gefällt." Dazu kann auch ein Gläschen Wein, Bier oder Schnaps in geselliger Runde gehören, sofern es bei ein bis zwei Gläsern bleibt.

Nicht zu heiß und nicht zu kalt

Demenzkranke schätzen Temperaturen von Getränken oder Speisen nicht immer richtig ein. Sie merken eventuell nicht, dass sie sich gerade am heißen Kaffee die Zunge verbrühen. Daher sollten Sie bei fortgeschrittener Krankheit Ihres Angehörigen darauf achten, dass alle Speisen und Getränke eine angemessene Temperatur haben.

Viele Demenzkranke lehnen kalte Speisen oder Getränke ab. Wenn dies bei Ihrem Angehörigen der Fall ist, dann lohnt der Versuch, Kaltgetränke wie Säfte leicht anzuwärmen. Wenn Ihr Angehöriger langsam isst, kann es außerdem sein, dass Speisen auf dem Teller während des Essens zu stark abkühlen. Um dem entgegenzuwirken, können Sie vorgewärmte Teller verwenden oder mehrere kleine Portionen anbieten, die immer wieder warm auf den Teller kommen.

PEG-Sonde: Ja oder nein?

Trotz aller Zuwendung, Tricks und Ideen kommt es vor, dass Menschen mit Demenz über längere Zeit zu wenig essen und trinken. Unter Fachleuten wird kontrovers diskutiert, ob in diesem Fall eine sogenannte PEG-Sonde (perkutane endoskopische Gastroenterostomie) sinnvoll ist. Die Meinungen gehen auseinander, ob das Verweigern von Essen und Trinken ein natürlicher Vorgang zu Beginn der Sterbephase ist, die nicht künstlich verlängert werden sollte, oder ob es sich bei der Sondenernährung im Falle der Demenz lediglich um die Kompensation von Hirnleistungsstörungen handelt.

→ Schwere Entscheidung

Die Entscheidung für oder gegen eine Sonde ist von der individuellen Situation abhängig und sollte von Angehörigen, gesetzlichen Betreuern und Ärzten sorgsam abgewogen werden.

Ein Vorteil der PEG-Sonde besteht darin, dass es damit auch möglich ist, auf normalem Wege zu essen. Daher wird sie üblicherweise eingesetzt, um eine akute Unterernährung auszugleichen. Wenn sich der Gesundheitszustand stabilisiert und der Patient wieder „normal“ essen kann, lässt sich die Sonde relativ einfach wieder entfernen.

Die PEG-Sonde birgt auch Risiken: Wie bei allen Operationen kann es zu Komplikationen oder zu Infektionen und Entzündungen der Wunde kommen. Auch die Gabe der Nahrung durch die Sonde muss gewissenhaft erfolgen, denn wenn Speisebrei in der Sonde nach oben steigt und in die Luftröhre gelangt, kann das lebensbedrohliche Lungenentzündungen auslösen. Demenzkranke verstehen mitunter nicht, was „da am Bauch hängt“ und sie versuchen, den ungewohnten Schlauch zu entfernen, und können sich dabei verletzen. Schlimmstenfalls sind Zwangsmaßnahmen wie entsprechende Kleidungsstücke oder das Einschränken der Beweglichkeit der Hände nötig, um Verletzungen zu vermeiden.

Unter ethischen Gesichtspunkten müssen Sie sich immer die Frage stellen, ob der Demenzerkrankte die Einwilligung zu dem Eingriff geben würde. Im besten Falle liegt eine Patientenverfügung vor (siehe S. 178f), in der sich der Betroffene schon Gedanken dazu gemacht hat.

Fehlen entsprechende Informationen, muss der Arzt gemeinsam mit Ihnen, anderen Angehörigen und/oder gesetzlichen Betreuern den mutmaßlichen Willen des Patienten erforschen und das richtige Maß zwischen dem therapeutisch Sinnvollen und menschlich Zumutbaren finden. Entscheidend ist immer die Gesamtsituation. Es ist davon auszugehen, dass ein demenzkranker Mensch nicht auf Essen und Trinken verzichtet, um sein Leben zu beenden. Um diese Entscheidung zu fällen, muss sich jemand seiner Handlung noch relativ bewusst sein. Wesentlich größer ist die Wahrscheinlichkeit, dass die Betroffenen aufgrund ihrer Demenz nicht mehr in der Lage sind, zu essen oder zu trinken. Die PEG-Sonde kann entscheidend zum Wohlbefinden beitragen, weil durch einen guten Ernährungszustand Verwirrtheitszustände gemildert und auch andere Krankheiten oder ein Wundliegen vermieden werden können.

Wenn Medikamente in Getränke gemischt werden, ist Vorsicht geboten. Die Medikamente können einen bitteren Geschmack erzeugen, der dazu führt, dass der Betroffene ein Getränk ganz ablehnt und so nicht die richtige Menge des Medikaments einnimmt.

Körperpflege und Hygiene

Bei zunehmender Demenz wird irgendwann Hilfe bei der Körperpflege nötig sein. Wer ein paar Regeln beachtet, kann die Selbstbestimmung und Würde aller Beteiligten wahren.

Die Pflege des eigenen Körpers ist eine sehr persönliche Angelegenheit. Wohl kaum jemand möchte sich eingestehen, dass Hilfe in diesem intimen Bereich nötig ist. Umso wichtiger ist es, die Selbstbestimmung des Betroffenen über seinen Körper zu respektieren und ihn möglichst in die Lage zu versetzen, die Körperpflege so lange es geht eigenständig durchzuführen.

Hinzu kommen oft Schamgefühle, sich vor anderen Menschen nackt auszuziehen und im Intimbereich berühren zu lassen. Diese Gefühle sollten Pflegende so weit wie möglich berücksichtigen. Manchmal ist es einfacher, wenn eine Pflegekraft gleichen Geschlechts dem Betroffenen hilft. Manchen Menschen fällt es leichter, Unterstützung von professionellen Pflegekräften anzunehmen, statt sich von den eigenen Angehörigen helfen zu lassen. Hier empfiehlt sich der Einsatz eines ambulanten Pflegedienstes (siehe S. 140), eventuell kombiniert mit der Tagespflege (siehe S. 142).

Baden oder duschen?

Das Hygieneempfinden älterer Menschen unterscheidet sich oft von dem der jüngeren Generation. Wer es aus seiner Jugend gewohnt ist, einmal die Woche zu baden, wird im Alter kaum davon zu überzeugen sein, nun täglich zu duschen. Daher sollten Gewohnheiten möglichst beibehalten werden.

Für die Körperhygiene ist es unerheblich, ob jemand duscht oder badet. Ihr Angehöriger darf entscheiden, was er lieber tun möchte. Einige Menschen mit Demenz fürchten sich vor der Dusche, andere haben Angst vor tiefem Wasser und dem hohen

Lösungen finden!

Rituale nutzen. Demenzkranke Menschen verlieren manchmal das Gefühl für ihre Körperhygiene oder sie sind überzeugt, dass sie sich gerade gewaschen haben. Dann hilft es, die Körperpflege in Rituale einzubinden: Gesichtspflege nach dem Aufstehen oder ein Badetag am Samstag mit Musik und angenehm duftenden Badezusätzen. Manche Betroffenen mögen auch Eincremen oder Massagen nach dem Waschen.

Männer mit Demenz haben oft Schwierigkeiten mit der Nassrasur. Es besteht die Gefahr, dass sie sich dabei verletzen. Wenn sie sich überzeugen lassen, stattdessen einen Elektrorasierer zu benutzen, können sie das Rasieren lange Zeit selbst übernehmen.

Rand der Badewanne. Manche lassen sich zu einem Bad bewegen, mit dem Hinweis, es sei ein ärztlich angeordnetes Heilbad. Bei zunehmenden körperlichen Gebrechen ist Duschen jedoch oft einfacher.

Wenn Ihr Angehöriger sowohl Duschen als auch Baden ablehnt, lässt er sich vielleicht überzeugen, den Körper mit einem Waschlappen abzuwaschen. Dabei ist es besonders wichtig, dass der Raum gut geheizt ist. Außerdem sollte sich der Betroffene bei der Körperwäsche nicht von vornherein komplett ausziehen müssen. Solange der Oberkörper gewaschen und abgetrocknet wird, bleibt der Unterkörper bekleidet oder mit einem Tuch bedeckt; wird der Unterkörper gewaschen, kann der Oberkörper bedeckt sein. Dies kommt dem Schamgefühl entgegen und schützt vor dem Auskühlen.

Anleitung bei der Körperpflege

Einige Menschen mit Demenz waschen sich nur deshalb nicht, weil sie mit den Waschutensilien nicht mehr richtig umgehen können und die Bedeutung einzelner Gegenstände nicht zuordnen können. Wenn Ihr Angehöriger solche Schwierigkeiten hat, können Sie ihm helfen, indem Sie alles vorbereiten: den Raum heizen, Wasser in die Wanne einlassen, Seife und Shampoo bereitstellen und frische Handtücher und Kleidung hinlegen. So kann der Betroffene sich waschen, ohne dass währenddessen eine andere Person anwesend sein muss.

Wenn Ihr Angehöriger es nicht mehr allein schafft, sich zu waschen, versuchen Sie zunächst, ihn nur anzuleiten, ohne die Körperpflege selbst zu übernehmen. Sie können ihm beispielsweise die Zahnbürste mit Zahnpasta darauf in die Hand geben, verbunden mit der freundlichen Aufforderung, sich die Zähne zu putzen. Ähnliches gilt für den Gebrauch von Waschlappen und Handtüchern. Geben Sie immer nur eine Anweisung für den nächsten Schritt.

Selbst wenn umfangreiche Hilfe bei der Körperpflege nötig ist, sollte man dem Betroffenen die Möglichkeit geben, sich wenigstens im Intimbereich selbst zu waschen, sofern er dazu noch in der Lage ist.

Passende Kleidung

Es kommt vor, dass Menschen mit Demenz ihre Kleidung vernachlässigen, sich nicht der Situation oder der Witterung angemessen anziehen oder die Kleidungsstücke in der falschen Reihenfolge anziehen. Sie können hier helfen, indem Sie gemeinsam mit Ihrem Angehörigen zunächst Ordnung im Kleiderschrank schaffen. Je nach Jahreszeit wird Sommer- oder Winterbekleidung an einem anderen Ort verstaut. So fällt die Auswahl zweckmäßiger Kleidung leichter.

Hat Ihr Angehöriger dennoch Schwierigkeiten, können Sie ihm passende Kleidungsstücke in der richtigen Reihenfolge herauslegen. Dabei sollten Sie seine Vorlieben berücksichtigen. Eine Frau, die immer Kleider oder Röcke bevorzugte, wird vermutlich nur ungern Hosen anziehen. Männer, die jahrelang Anzüge trugen, lehnen vielleicht die Jogginghose ab. Achten Sie auf einen bequemen Sitz der Kleidung. Liegt die Kleidung gut am Körper, hilft dies auch, das Gefühl für den eigenen Körper zu erhalten.

→ Die Lieblingskleidung wechseln

Weigert sich Ihr Angehöriger, frische Kleidung anzuziehen, können Sie diese über Nacht austauschen. Einige Menschen mit Demenz reagieren allerdings verstört, wenn ihnen über Nacht die Kleidung „gestohlen" wird. In diesen Fällen ist es sinnvoll, mehrere gleiche Teile zu kaufen, die aussehen wie die Lieblingskleidung des Betroffenen. So fällt es nicht auf, wenn schmutzige gegen saubere Wäsche getauscht wird.

Lösungen finden!

Schminke muss sein. Schminken hilft vielen Frauen, ihr Selbstwertgefühl und ihr Interesse am eigenen Körper zu erhalten. Sie können dies unterstützen, indem Sie Ihrer Angehörigen die Schminkutensilien einzeln reichen und Dosen und Tiegel schon öffnen. Es muss nicht immer das perfekte Make-up sein, etwas Rouge und ein passender Lippenstift genügen oft schon.

Kleidung, die sich leicht an- und ausziehen lässt, hilft, die Selbstständigkeit des Betroffenen zu erhalten. Kleine Knöpfe oder Haken und Schnürsenkel sind ebenso kompliziert zu benutzen wie BHs mit Rückenverschluss. Die schwierige Handhabung von Verschlüssen an der Kleidung kann auch eine Ursache für Inkontinenz oder mangelnde Körperpflege sein. Einfacher sind Reiß- oder Klettverschlüsse und Schuhe zum Hineinschlüpfen. Zwingen Sie Ihren Angehörigen aber nicht permanent in Jogginganzüge, wenn er das nicht möchte. An vielen „normalen" Kleidungsstücken lassen sich kniffelige Verschlüsse gegen Klettbänder oder größere Knöpfe austauschen. Generell gilt: Schöne Kleidung trägt zum Selbstbewusstsein bei, und entsprechende Komplimente erfreuen die meisten. Das gilt auch für Menschen mit Demenz.

Warum sorgfältige Hautpflege so wichtig ist

Bei zunehmendem Pflegebedarf ist eine regelmäßige Hautpflege besonders wichtig. In höherem Alter wird die Haut dünner und empfindlicher. Besonders negativ wirkt sich dann Mangelernährung (siehe S. 91) aus. Wird die Haut nicht ausreichend mit Nährstoffen versorgt und liegt keine polsternde Fettschicht zwischen Knochen und Haut, sind Druckstellen vorprogrammiert.

Nach dem Duschen oder Waschen sollte die Haut gut abgetrocknet werden. Achten Sie dabei besonders auf Hautfalten, etwa im Intimbereich und zwischen den Zehen. Bleiben Hautstellen längere Zeit feucht, ist dies das optimale Klima für Pilze und Bakterien. Trockene Haut können Sie regelmäßig mit feuchtigkeitsspendenden Pflegeprodukten einreiben. Für viele Menschen sind Einreibungen mit fließenden Bewegungen gleichzeitig auch eine wohltuende Entspannung.

Eine besondere Gefahr vor allem für Betroffene, die sich wenig bewegen, ist das sogenannte Wundliegen, in Fachkreisen Dekubitus genannt.

Ist ein Dekubitus erst einmal entstanden, ist die Behandlung aufwendig und langwierig und muss von Wundexperten durchgeführt werden. Sie sollten das Augenmerk deshalb vor allem auf die Vorbeugung (Prophylaxe) legen. Vermeiden Sie dauerhaften Druck an einzelnen Körperstellen. Gefährdet sind alle Menschen, die längere Zeit sitzen oder liegen und sich selbst nicht ausreichend bewegen (können). Motivieren Sie daher Ihren Angehörigen, sich regelmäßig zu bewegen. Schon kleine Positionswechsel reichen zur Entlastung aus. Nutzen Sie Lagerungsrollen oder -kissen, wenn der Betroffene sich nicht ausreichend bewegen kann.

Fachleute haben mittlerweile herausgefunden, dass auch Scherkräfte, bei denen sich die Hautschichten gegeneinander verschieben, die Haut massiv schädigen können. Solche Scherkräfte entstehen beispielsweise, wenn jemand im Bett oder Rollstuhl

---

Nagel- und Fußpflege durch Profis ist in höherem Alter empfehlenswert. Insbesondere Zehennägel verändern ihre Form, reißen leichter ein oder wachsen in die Haut ein. Bei gestörter Durchblutung ist Fußpflege besonders wichtig. Nutzen Sie ausschließlich ausgebildete medizinische Fußpfleger (Podologen), denn Fußpflege im Alter ist mehr als nur Kosmetik. Einige Podologen bieten auch Hausbesuche an.

einfach hochgezogen wird. Nutzen Sie deshalb konsequent Hilfsmittel, die Positionswechsel ohne Hautschäden erleichtern, etwa Gleittücher und Hebehilfen für den Transfer aus dem Bett. Angehörige von Pflegebedürftigen haben Anspruch auf Beratung und Schulung durch Pflegeexperten. Dazu gehört auch die Dekubitusprophylaxe.

Blase und Darm: Wenn die Kontrolle nicht mehr sicher klappt

Wenn jemand seinen Harn oder Stuhl nicht halten kann, sprechen Mediziner von Inkontinenz. Relativ viele ältere Menschen leiden unter Harninkontinenz. Stuhlinkontinenz tritt wesentlich seltener auf.

Wenn erwachsene Menschen unbeabsichtigt Urin verlieren oder sich einnässen, ist es für viele Angehörige unangenehm, einige empfinden vielleicht sogar Ekel. Noch unangenehmer ist es jedoch für die Betroffenen selbst. Sie schämen sich und versuchen, das Missgeschick zu verbergen. Bei demenzkranken älteren Menschen kommt Inkontinenz häufig vor. Allerdings sollte man genau zwischen den verschiedenen möglichen Ursachen unterscheiden. Manche Betroffenen schaffen es einfach nicht, schnell genug die Toilette zu erreichen und die Kleidungsstücke auszuziehen, oder sie nässen sich ein, weil sie den Weg zur Toilette nicht finden, die Toilette nicht als solche erkennen oder nicht wissen, dass sie den Deckel anheben müssen.

Solche Probleme lassen sich im Alltag leicht lösen. Praktische Kleidung mit Klettverschlüssen oder elastischen Bündchen erleichtert das Ausziehen. Alle Haushaltsmitglieder können sich angewöhnen, den Toilettendeckel geöffnet zu lassen. Um Hektik zu vermeiden, sollte der Betroffene regelmäßig, circa alle drei bis vier Stunden, zur Toilette gehen. Die Tür zum Bad sollte mit gut lesbarer Schrift, Symbolen oder einem Foto gekennzeichnet sein. Und auch nachts kann man den Weg zur Toilette mit Nachtlämpchen oder Leuchtstreifen markieren.

Wenn die Harninkontinenz vor allem nachts auftritt, kann man vorbeugen, indem man zwar tagsüber viel, am Abend weniger trinkt. Das gilt aber nur dann, wenn Ihr Angehöriger insgesamt ausreichend trinkt. In jedem Fall sollten Menschen mit Neigung zur Inkontinenz vor dem Zubettgehen keine harntreibenden Lebensmittel wie Spargel, Tomaten, Thymian- oder Nierentee zu sich nehmen.

→ Medizinische Ursachen

Eine Inkontinenz kann allerdings auch medizinische Gründe haben, beispielsweise eine Harnwegsentzündung. Daher sollte zunächst ein Arzt Ihren Angehörigen untersuchen, wenn entsprechende Probleme auftreten. Auch einige Medikamente verursachen Inkontinenz.

Ist das Missgeschick passiert, ist es wichtig, darauf zu achten, den Betroffenen nicht durch abfällig wirkende Äußerungen zu beschämen. Hilfreicher ist eine sachliche Haltung, verbunden mit Hilfe beim Waschen und Wechseln der Kleidung.

Manche Menschen mit Demenz versuchen auf alle erdenklichen Weisen, ihre Inkontinenz zu verbergen. Dann wird auch schon einmal die eingenässte Bettwäsche im Schrank versteckt. Andere kennen dieses Schamgefühl nicht. Dafür trocknen sie ihre benutzten Inkontinenzeinlagen auf der Heizung. In diesen Fällen sind Pflegepersonen und Angehörige gefordert, taktvoll mit der Situation umzugehen und diskret für einen hygienischen Mindeststandard zu sorgen.

Blasenkatheter nur eine Ausnahme

Ein Blasenkatheter ist ein dünner Schlauch, der entweder durch die Harnröhre oder durch die Bauchdecke (suprapubischer Katheter) in die Blase geschoben und dort mit einem flüssigkeitsgefüllten Ballon gehalten wird. Der Urin wird in einem Beutel gesammelt, der regelmäßig geleert werden muss. Das Legen des Katheters sollte nur von Ärzten oder besonders qualifizierten Pflegekräften (nur bei Harnröhrenkatheter) durchgeführt werden.

Ein Katheter ist in der Regel keine Dauerlösung, auch wenn er auf den ersten Blick die Pflege erleichtert. Liegt der Schlauch ungünstig, kann sich an der Stelle schnell eine Druckstelle entwickeln. Trotz aller Vorsicht dringen häufig Keime in die Blase ein und führen zu hartnäckigen Entzündungen. Ein weiteres Problem besteht darin, dass manche Demenzkranke versuchen, den Katheter herauszuziehen und sich dabei selbst verletzen. Wurde der Katheder durch die Harnröhre geführt, können die Betroffenen darüber hinaus während dieser Zeit nicht mehr wie üblich die Toilette benutzen, was zu einem Verlust an Selbstständigkeit führt.

Schulungskurse für pflegende Angehörige

Pflege will gelernt sein. Nicht umsonst bereiten sich professionelle Pflegekräfte auf

---

Inkontinenzhilfen wie Inkontinenzeinlagen und -hosen (Windeln) oder sogenannte Pants müssen für den jeweiligen Bedarf passend sein. Sanitätshäuser beraten dazu und stellen auch verschiedene Muster zum Ausprobieren zur Verfügung. Wenn der Arzt Inkontinenzhilfen verschreibt, übernehmen die Krankenkassen die Kosten für einen Mindeststandard. Dies reicht jedoch nicht immer für den individuellen Bedarf aus.

ihren Beruf in einer dreijährigen Ausbildung vor. Auch für Laien, die ihre Angehörigen pflegen, gibt es spezielle Kurse, um das Handwerkszeug für die Pflege zu lernen. Dies ist umso wichtiger, wenn es darum geht, mit herausfordernden Verhaltensweisen (siehe S. 124ff.) von Demenzkranken angemessen umzugehen.

Wenn Sie Angehöriger eines Demenzerkrankten sind, der Leistungen aus der Pflegeversicherung bekommt, haben Sie einen Anspruch auf Kurse, in denen Sie gesundheitsschonende Pflegetechniken kennenlernen und Informationen über bestimmte Krankheitsbilder erhalten. Da die Zahl der demenzkranken Menschen, die zu Hause versorgt werden, immer weiter steigt, gibt es inzwischen diverse Pflegekurse speziell für Angehörige von Demenzkranken. Hier stehen weniger die Pflegetechniken, sondern vielmehr die Alltagsprobleme im Vordergrund. Die Kursleiter müssen erfahrene Fachkräfte sein. Meistens haben die Kurse einen festen Rahmen von etwa zwei Stunden und finden über zehn bis 15 Wochen statt. Wenn sich die Teilnehmer darüber hinaus über einen längeren Zeitraum treffen wollen, bietet sich die Gründung eines Gesprächskreises an, der dann allerdings selbst organisiert werden muss.

Schulungen zu Hause und Beratungsbesuche

Finden sich keine passenden Kurse vor Ort oder ist ein Gruppenangebot nicht das Richtige für Sie, haben Sie als Angehöriger eines Pflegebedürftigen Anspruch auf eine Schulung zu Hause, bei der Sie spezielle Probleme besprechen können. Allerdings sollten Sie vorher mit der Pflegekasse die Kostenübernahme klären. Normalerweise ist die Pflegekasse des Pflegebedürftigen auch für die Schulung pflegender Angehöriger zuständig. Das Schulungsangebot zu Hause ist in der Regel auf einen oder wenige Termine beschränkt.

Darüber hinaus gibt es regelmäßige Beratungsbesuche, die je nach Pflegegrad halb-

---

Die Kosten für Pflegekurse werden von der Pflegeversicherung übernommen, das heißt, dass die Kurse für die Teilnehmenden in der Regel kostenlos sind. Erkundigen Sie sich bei Ihrer Pflegeversicherung nach Kursangeboten in der Nähe. Die Pflegekassen sind verpflichtet, über Pflegekurse vor Ort zu informieren. Angeboten werden die Kurse beispielsweise von Pflegeschulen, privaten Pflegediensten, Wohlfahrtsverbänden und manchen Alzheimergesellschaften.

oder vierteljährlich abgerufen werden können. Bezieht der Pflegebedürftige ausschließlich Pflegegeld, weil er die Pflege nur durch Laienhelfer organisiert, sind die Beratungsbesuche Pflicht. Für alle anderen Pflegebedürftigen ist es eine Beratungsoption, die Sie nutzen sollten. Diese Beratungsbesuche dürfen nur zugelassene Pflegedienste, Mitarbeiter von Pflegestützpunkten und einzelne zugelassene neutrale Beratungsorganisationen durchführen. Auch diese Angebote sind für die Versicherten kostenlos. Klären Sie schon bei der Terminvereinbarung, dass Sie speziell Fragen zur Betreuung eines Demenzerkrankten haben und deshalb eine mit dem Thema vertraute Beratungskraft wünschen.

Das soziale Umfeld

Kontakte zu pflegen, wird mit zunehmender Demenz schwieriger, nicht nur für den Betroffenen, sondern auch für seine Angehörigen. Erhalten Sie soziale Kontakte so weit wie möglich.

Familien mit Demenzkranken pflegen meist regelmäßigen Kontakt zu Verwandten, Freunden, Arbeitskollegen und Nachbarn. Diese Begegnungen sind sowohl für Ihren Angehörigen als auch für Sie wichtig. Sie bieten Abwechslung, können festgefahrene Situationen entspannen und für Sie als pflegende Angehörige eine zeitliche Entlastung bedeuten. Am einfachsten ist es, bisherige Gewohnheiten beizubehalten. Es kommt Besuch, man geht gemeinsam essen oder einkaufen und bleibt für ein Schwätzchen mit den Nachbarn im Hausflur stehen. Je weiter die Krankheit jedoch fortschreitet, desto größer ist die Wahrscheinlichkeit, dass sich Ihr Angehöriger nicht der Situation angemessen verhält. Ihm fallen Namen nicht ein, er sagt seine Meinung ohne Rücksicht auf anwesende Personen oder behauptet Dinge, die nicht nachvollziehbar sind.

Die beste Strategie besteht dann darin, Menschen, die mit dem Betroffenen regelmäßig zusammentreffen, über die Krankheit aufzuklären. Hilfreich sind dabei kleine Broschüren oder Informationsblätter über die demenzielle Erkrankung, die einige Ärzte und Alzheimergesellschaften kostenlos abgeben. Solche Bemühungen stoßen nicht immer sofort auf Verständnis, denn viele Betroffene können ihre Krankheit in der Öffentlichkeit lange überspielen. Menschen, die dem Kranken nur gelegentlich begegnen, merken vielleicht gar nicht, dass dieser sich oder seine Umwelt verzerrt wahrnimmt. Wer jedoch einmal für die Anzeichen der Demenz sensibilisiert ist, wird sie schneller erkennen und angemessen reagieren können.

Auffälliges Verhalten

Viele Menschen fürchten sich davor, dass sich ihr demenziell erkrankter Angehöriger in der Öffentlichkeit auffällig verhält. Wenn der Betroffene plötzlich schreit und vor der vermeintlich fremden Person Angst zeigt, ist es Außenstehenden nur schwer zu vermitteln, was passiert. Um diese für sie beschämenden oder schwierigen Situationen zu vermeiden, verzichten viele Angehörige sehr früh darauf, mit dem Betroffenen das Haus zu verlassen.

→ Verständniskarte

Manche Alzheimergesellschaften haben eine Lösung für Angehörige und Betreuer entwickelt: eine Art Visitenkarte, „Verständniskarte" genannt, mit dem Hinweis, dass der Begleiter demenzkrank ist und sich daher ungewöhnlich verhält. Eine solche Karte kann in einer kritischen Situation schnell die Hintergründe darstellen, ohne dass längere Erklärungen notwendig sind. Allein die Sicherheit, für Notfälle diese Karte dabeizuhaben, ermutigt viele Menschen, mit ihren demenzkranken Angehörigen weiterhin in die Öffentlichkeit zu gehen.

Nehmen Demenzkranke selbstständig am aktiven Leben teil, kann dies auf Unverständnis und Unsicherheit bei den Mitmenschen stoßen. Wenn Sie wissen, dass Ihr Angehöriger immer im gleichen Laden „einkauft", vielleicht auch mehrmals am Tag, ohne Geld dabeizuhaben, oder sich mehrfach bei der Bankfiliale um die Ecke größere Geldbeträge auszahlen lässt, sprechen Sie mit den Ladenbesitzern und den Mitarbeitern. Es gibt immer mehr Programme, bei denen Einzelhändler in Schulungsangeboten auf die Besonderheiten im Umgang mit Demenzkranken sensibilisiert werden. Mittlerweile ist Demenz als Krankheit in der Gesellschaft bekannt. Auch wenn es anfangs schwerfällt, sprechen Sie mit Nachbarn und Geschäftsleuten in der Gegend, in der sich Ihr Angehöriger regelmäßig aufhält. Sie werden überrascht sein, wie viele Menschen Verständnis zeigen.

Im fortgeschrittenen Krankheitsstadium ist es für den Betroffenen einfacher, wenn Besuch ins Haus kommt. Dabei sollte die Zahl der Gäste beschränkt sein – auf eine oder zwei Personen –, da Demenzkranke sich nur schwer auf mehrere unterschiedliche Gesprächspartner konzentrieren können. Die Besucher sollten wissen, wie man Menschen mit Demenz angemessen begegnet und mit ihnen kommuniziert (siehe S. 76ff).

Lösungen finden!

Besuche als Entlastung. Wenn Besucher bereit sind, eine gewisse Zeit allein mit dem Betroffenen zu verbringen und diesen zu betreuen, sollten Sie dieses Angebot annehmen. Nutzen Sie solche Besuche gezielt, um selbst auszuspannen oder in Ruhe das Haus zu verlassen.

Kinder und Menschen mit Demenz

Angehörige von Demenzpatienten und Eltern kleiner Kinder betrachten es oft mit gemischten Gefühlen, wenn Kinder Demenzkranken begegnen. Die Erfahrung zeigt jedoch, dass Menschen mit Demenz und Kinder oft ein völlig unproblematisches Verhältnis zueinander haben. Insbesondere Kleinkinder scheinen „auf einer Wellenlänge" mit den Betroffenen zu liegen. Die Kinder merken oft gar nicht, dass sich dieser ältere Mensch ungewöhnlich verhält, und spielen mit ihm stundenlang.

Ältere Kinder merken dagegen sehr schnell, dass etwas nicht stimmt. Statt ihnen eine heile Welt vorzugaukeln, sollten Eltern mit ihren Kindern über die Krankheit und ihre Auswirkungen reden. Dabei helfen kindgerechte Informationsbroschüren oder Bücher. Auch Kinder können lernen, wie sie mit dem Demenzkranken umgehen können. Oft verhalten sie sich dabei sogar geduldiger als Erwachsene. Leben die Kinder in einem Haushalt mit dem Betroffenen, ist es wichtig, ihnen trotz der Sorge um den Demenzkranken genügend Aufmerksamkeit zukommen zu lassen.

Manchmal ist es Kindern höchst peinlich, wenn Freunde zu Besuch kommen und sich der Demenzkranke ausgerechnet dann besonders unpassend verhält. Hier sind die Eltern gefragt: Sie sollten ihr Kind ermutigen, den Freunden die Krankheit und das seltsame Verhalten zu erklären. Auch die Lehrer sollten in Kenntnis gesetzt werden, wenn in der Familie eines Schülers ein Mensch mit Demenz lebt, damit sie gegebenenfalls Rücksicht auf besondere Belastungen des Kindes nehmen können. Manche Lehrer erklären sich bereit, dieses Thema im Unterricht anzusprechen.

Tiere als Therapeuten

Tiere können eine sehr positive Wirkung auf Menschen mit Demenz haben: Sie hören geduldig zu und auf Berührungen reagieren viele mit Wohlbehagen und können dies unmittelbar spiegeln. So können Tiere einen Zugang in die Welt der Demenzkranken finden, der Ihnen vielleicht verwehrt bleibt.

Vor allem, wenn Ihr Angehöriger sich schon in jüngeren Jahren um Tiere gekümmert oder selbst welche gehalten hat, kann der Kontakt zum Tier und auch dessen Versorgung sinnstiftend sein. Pflegeheime haben die positive Wirkung von Tieren schon seit Längerem erkannt. In vielen leben Hun-

Welches Tier geeignet ist, hängt von vielen Faktoren ab. Abgesehen davon, dass die Haltungsbedingungen den Bedürfnissen des Tieres angemessen sein müssen, sollte das Tier dem Betroffenen zusagen. Das lässt sich am besten testen, indem man das Tier besucht, bevor man sich dafür entscheidet. Das Tier der Wahl sollte ruhig sein und sich gerne streicheln lassen. Neben Hunden und Katzen eignen sich Kaninchen, Meerschweinchen und eventuell Singvögel.

de oder Katzen oder es gibt ein Außengehege für Kleintiere. In anderen Einrichtungen kommen regelmäßig Tierbesuchsdienste ins Haus. In einzelnen Modellprojekten gibt es mittlerweile auch Bauernhöfe, die ganz bewusst Nutztiere für den Kontakt zu Menschen mit Demenz einsetzen, die selbst in ländlichen Regionen gelebt haben.

Machen Sie sich jedoch bewusst, dass die Tierhaltung nicht nur positive Seiten hat. Denn sie bedeutet auch eine zusätzliche Verantwortung. Bei fortschreitender Demenz müssen andere dafür sorgen, dass es regelmäßig Futter gibt, der Hund ausgeführt, die Katzentoilette oder der Käfig sauber gemacht wird.

Besorgen Sie nicht einfach in der nächsten Zoohandlung ein beliebiges Tier. Klären Sie zunächst, ob der Betroffene überhaupt Tiere mag. Wer als Gesunder kein Verhältnis zu Tieren aufbauen konnte oder sich sogar vor ihnen fürchtete, dem wird ein Tier im Verlauf einer Demenzerkrankung wenig bieten können. Und selbst wer früher Tiere hatte, kann im Verlauf der Demenz Ängste oder Abneigungen gegenüber Tieren entwickeln. Außerdem sind die Geschmäcker verschieden. Beispielsweise muss ein Hundeliebhaber nicht unbedingt Katzen mögen.

Ist die Tierhaltung nicht möglich, bietet eventuell ein Kuscheltier einen kleinen Ersatz, wenn es den Vorlieben des Betroffenen entspricht und so aussieht und sich so ähnlich anfühlt wie sein Lieblingstier. Ein Vorteil: Das Kuscheltier kann mitkommen, wenn Ihr Angehöriger in eine Pflegeeinrichtung umziehen oder im Krankenhaus behandelt werden muss.

Inzwischen gibt es auch Roboter, die niedliche Tiergesichter nachahmen. Seit einigen Jahren sind beispielsweise eine Roboter-Robbe und eine Roboter-Katze auf dem Markt. Diese technischen Wunderwerke sind in der Anschaffung jedoch sehr teuer und deshalb eher etwas für den professionellen therapeutischen Einsatz. Und sie ersetzen nicht die echte Wirkung.

Gefährliche Situationen vermeiden

Auch mit fortschreitender Demenz sollten Gewohnheiten so lange wie möglich beibehalten werden. Eine Ausnahme bilden jedoch potenziell gefährliche Aktivitäten.

Jeder erwachsene Mensch hat das Recht, sein Leben selbst zu gestalten und auch die damit verbundenen Gefahren in Kauf zu nehmen. Dieses Recht endet nicht mit der Diagnose Demenz. Grundsätzlich bleibt immer ein gewisses Lebensrisiko bestehen. Bei fortschreitender Demenz verlieren die Betroffenen jedoch die Fähigkeit, Gefahren richtig einzuschätzen. Dann sind Sie und andere Menschen im Umfeld des Betroffenen gefordert, eine Balance zwischen Selbstbestimmung und Gefahrenreduzierung zu finden. Notwendig ist Ihr Eingreifen spätestens dann, wenn eine realistische Gefahr besteht, dass entweder der Betroffene selbst oder Dritte unmittelbar zu Schaden kommen.

Offenes Feuer

Wie tragische Beispiele zeigen, haben Hausbewohner zu Recht Angst davor, dass durch unvorsichtiges Hantieren eines Demenzkranken mit Feuer ein Brand entsteht. Einige Maßnahmen in der Wohnung wie eine Herdsicherung und Rauchmelder (siehe S. 58) bieten einen gewissen Schutz, dennoch bleibt offenes Feuer für den Betroffenen und andere gefährlich.

Wenn überhaupt, sollten Menschen mit Demenz Feuer nur unter Aufsicht anzünden. Noch besser ist es, alle Kerzen und Streichhölzer aus dem Haushalt zu entfernen. Ein Kamin lässt sich hinter einem Vorhang oder einer Holzwand verbergen, damit er nicht mehr zum Feuermachen reizt. Geräte mit offener Flamme, beispielsweise Gasherde oder Gasthermen zur Warmwasserbereitung, sollten gegen elektrische Modelle ausgetauscht werden.

Raucher mit Demenz

Wenn Ihr demenziell erkrankter Angehöriger Raucher ist, stellt dies eine besondere Herausforderung dar. Gelegenheitsraucher vergessen das Rauchen relativ schnell, wenn sie keine Rauchutensilien im Haushalt finden. Wer jedoch jahrelang regelmäßig geraucht hat, reagiert mit Unruhe, wenn er nicht mehr rauchen kann. Diesen Menschen sollte man dann das Rauchen ermöglichen, allerdings nur unter Aufsicht. Wenn das nicht umsetzbar ist, sollten wenigstens

Lösungen finden!

Elektrisches Feuer. Auf dem Markt gibt es mittlerweile täuschend echte Kerzen und sogar Feuerstellen, die mit Licht und teilweise auch Wärme und Geräuschen echtes Feuer imitieren. Im Baumarkt finden Sie elektrische Kamine mit ansprechender Optik und integriertem Heizlüfter.

an vielen Stellen in der Wohnung große Aschenbecher stehen, die als solche eindeutig erkennbar sind. Streichhölzer zum Anzünden sind tabu. Sie brennen weiter, wenn sie fallen gelassen werden. Besser geeignet sind Feuerzeuge.

Das Schlafzimmer muss eine rauchfreie Zone sein. Dort ist die Gefahr besonders groß, dass der Betroffene mit brennender Zigarette einschläft und Wäsche und Möbel in Brand geraten. Bei Rauchern mit Demenz ist es sinnvoll, schwer entflammbare Kleidung, Bodenbeläge und Stoffe für Bettwäsche, Möbel und Gardinen anzuschaffen. Diese Materialien geraten nicht so schnell in Brand, wenn glühende Asche oder eine brennende Zigarette darauf fällt. Außerdem sollten Papier- und Abfallkörbe aus Metall bestehen und regelmäßig geleert werden.

Langfristiges Ziel sollte es sein, dem Demenzkranken das Rauchen abzugewöhnen. Sind keine Zigaretten im Blick, vergessen viele Betroffene recht schnell, dass sie rauchen wollten. Um Entzugserscheinungen zu mildern, helfen beispielsweise Nikotinpflaster. Manchmal sind auch elektrische Zigaretten eine Alternative. Weil sie jedoch anders aussehen als die gewohnten Zigaretten, werden Demenzkranke im fortgeschrittenen Stadium diese vermutlich nicht akzeptieren.

Autofahren ist tabu

Schon zu Beginn der Demenz wird Autofahren zum Risiko. Die Reaktionsfähigkeit nimmt ab und gefährliche Situationen wie spielende Kinder am Straßenrand werden nicht richtig eingeschätzt. Daher muss Ihr demenziell erkrankter Angehöriger das Autofahren aufgeben. Für viele Betroffene ist dies jedoch nicht einfach, sie verlieren mit dem Auto einen wichtigen Bestandteil ihrer Selbstständigkeit.

Demenziell Erkrankte meinen oft, dass sie selbstverständlich noch Auto fahren können. Solange nichts passiert ist, sind sie davon überzeugt, dass sie ihr Fahrzeug sicher beherrschen. Umso wichtiger ist es, dass ihre Mitmenschen sie auf die Gefährlichkeit ihres Handelns hinweisen. Wenn entsprechende Hinweise von den Angehörigen nichts nutzen, haben Anordnungen von „Respektspersonen“ wie dem Hausarzt oder einem uniformierten Polizisten oft eine nachhaltigere Wirkung.

Halten Menschen mit Demenz hartnäckig an ihrem Wunsch, Auto zu fahren, fest, bleibt nur, das Auto zu verkaufen oder fahruntüchtig zu machen. Der Verkauf ist die radikalste Lösung. Es wird sicher bei Ihrem Angehörigen Überzeugungskraft kosten. Aber sieht der Betroffene das Auto eine Weile nicht, wird er es vergessen. Eine andere Möglichkeit besteht darin, die Batterie des Autos abzuklemmen. Es gibt Demenzkranke, die sehr zufrieden sind, wenn sie stundenlang im Auto sitzen und so tun, als würden sie fahren. Wird das Auto auch noch von anderen gebraucht, ist es der einfachste Weg, den Autoschlüssel sicher aufzubewahren und das Auto außerhalb des Sichtfelds des Betroffenen abzustellen, beispielsweise nicht vor dem Haus, sondern in einer Seitenstraße.

Alternativen, um mobil zu bleiben

In den Städten lässt sich das fehlende Auto durch öffentliche Verkehrsmittel relativ leicht kompensieren. Wenn Ihr Angehöriger diese Möglichkeit hat, sollten Sie ihn rechtzeitig an die Nutzung von Bus und Bahn gewöhnen und auf ihre Vorteile – Bequemlichkeit, keine Parkplatzprobleme – hinweisen.

In dünner besiedelten Regionen bedeutet der Verzicht auf das Auto jedoch einen großen Verlust an Mobilität. Suchen Sie in diesem Fall nach Wegen, wie Ihr Angehöriger trotzdem möglichst selbst zum Einkaufen, zum Arzt oder zu sonstigen Aktivitäten kommen kann. Vielleicht lässt sich eine Mitfahrgelegenheit innerhalb der Familie oder mit Nachbarn arrangieren. Sprechen Sie auch mit den Taxiunternehmen vor Ort. Eventuell lassen diese sich bei regelmäßigen Fahrten auf Sonderpreise ein.

Probleme mit dem Verzicht auf das Autofahren wird es vermutlich nur in der ersten Krankheitsphase geben. In dieser Zeit sollten Sie Ihrem Angehörigen viel Verständnis entgegenbringen. Um den Mobilitätsverlust aufgrund der eigenen Fahruntüchtigkeit gering zu halten, sollten dem Betroffenen möglichst viele Gelegenheiten für Ausflüge und Fahrten geboten werden. Manche Menschen genießen es, chauffiert zu werden, oder fahren gerne in Begleitung mit der Straßenbahn. So ist der Verzicht auf das Autofahren für sie nicht ganz so schmerzlich.

Mit Demenz im Krankenhaus

Niemand ist gern im Krankenhaus, doch auf Demenzpatienten wirkt die fremde Umgebung besonders irritierend. Bereiten Sie den Krankenhausaufenthalt Ihres Angehörigen daher gut vor.

Selbst mit fortgeschrittener Demenz kommen viele Betroffene in ihrem gewohnten Zuhause ganz gut zurecht. Im Krankenhaus kann sich das Krankheitsbild jedoch dramatisch verschlechtern. Viele Patienten werden unruhig, schreien, wehren sich gegen medizinische Behandlungen oder versuchen, das Bett, die Station oder das Haus zu verlassen. Das liegt unter anderem daran, dass die meisten Krankenhäuser nicht auf die Bedürfnisse von Demenzkranken eingerichtet sind. Alle Abläufe im Krankenhaus sind darauf ausgerichtet, möglichst effizient zu diagnostizieren, zu behandeln und den Patienten schnellstmöglich zu entlassen. Dabei wird erwartet, dass sich die Patienten an die Abläufe und Strukturen des Krankenhauses anpassen. Genau dies ist Menschen mit Demenz nicht möglich.

Erschwerend kommt hinzu, dass in Krankenhäusern in den letzten Jahren vor allem am Pflegepersonal gespart wurde. Wenn nur zwei Pflegekräfte eine Station mit 30 bis 40 Patienten versorgen sollen, bleibt schlicht keine Zeit, um Essen anzureichen, darauf zu achten, dass alle Medikamente nach Vorschrift eingenommen werden, und sich auch mal in Ruhe hinzusetzen, um einem Patienten Trost und Mut zuzusprechen. Darüber hinaus sind Krankenpflegekräfte eher auf medizinische Pflegemaßnahmen geschult und nicht auf den angemessenen Umgang mit Menschen mit Demenz. Unter solchen Rahmenbedingungen ist es nicht verwunderlich, wenn demenzkranke Patienten im Krankenhaus körperlich und geistig schnell abbauen.

Unterstützung durch die Krankenhäuser

Immer mehr Krankenhäuser erkennen die Vorteile für die Patienten und für das Krankenhaus, wenn die Bedürfnisse von Menschen mit Demenz im Krankenhaus mehr berücksichtigt werden. Umfassende Gesamtkonzepte gibt es bisher jedoch nur in wenigen Projekten.

→ Beispiele für Gesamtkonzepte

Im Bethanien Krankenhaus in Heidelberg oder dem Malteser Krankenhaus in Köln wurde jeweils eine komplette Station so umgebaut, dass sie eine wohnlichere Atmosphäre bietet. Speziell geschulte Alltagsbegleiter unterstützen die Pflegekräfte und nehmen sich Zeit für die Patienten. Alle Abläufe der Station, etwa die Mahlzeiten und Untersuchungen, werden möglichst flexibel an den Bedürfnissen der Patienten ausgerichtet. Im Vordergrund steht auf dieser Station die Betreuung der Menschen mit Demenz.

Solche umfassenden Konzepte sind im normalen Krankenhausbetrieb nicht immer umsetzbar. Gute Erfolge zeigen sich jedoch schon durch kleine Maßnahmen. Dazu gehören die Schulung von Ärzten und Pflegekräften beim Umgang mit Menschen mit Demenz und die Kooperation mit Betreuungsdiensten, die Beschäftigungsmöglichkeiten anbieten und bei Bedarf Patienten zu Untersuchungen begleiten. Auch die Einbeziehung von Angehörigen wird von Krankenhäusern zunehmend als Entlastung verstanden.

Bei der medizinischen Behandlung selbst, etwa bei der Auswahl von Medikamenten oder der Entscheidung zu Narkoseverfahren, kann eine Demenzerkrankung besonders berücksichtigt werden. Sie sollten beispielsweise mit einem Arzt besprechen, welche Medikamente zur Behandlung einer Akuterkrankung die geringsten Nebenwirkungen bei Patienten mit Demenz haben.

Den Krankenhausaufenthalt gut vorbereiten

Auch Sie selbst können etwas tun, um den Krankenhausaufenthalt Ihres Angehörigen so reibungslos wie möglich zu gestalten. Erkundigen Sie sich schon vorsorglich, ob es in der Umgebung Allgemeinkrankenhäuser gibt, die sich auf die Behandlung von Patienten mit Demenz eingestellt haben.

Stellen Sie alle wichtigen Informationen über Ihren Angehörigen, etwa Vorerkrankungen, Kontaktdaten der wichtigsten Ansprechpersonen, Vorlieben und problematische Situationen, zusammen. Die Deutsche Alzheimer Gesellschaft hat einen „Informationsbogen für Patienten mit einer Demenz

Vertraute Personen in ihrer Nähe beruhigen viele Demenzpatienten. Klären Sie deshalb vorab, ob Ihnen das Krankenhaus entsprechende Möglichkeiten bietet. Können Sie Ihren Angehörigen beispielsweise bei Untersuchungen begleiten und bei Bedarf auch bei ihm im Zimmer übernachten? Manche Krankenhäuser bieten ein „Rooming-in" für Angehörige von Demenzkranken, damit die Patienten dauerhaft eine Vertrauensperson an ihrer Seite haben.

bei Aufnahme ins Krankenhaus" entwickelt. Mit dessen Hilfe können Sie alle wichtigen Aspekte übersichtlich darstellen. Sorgen Sie dafür, dass die Pflegekräfte auf der Station diese Informationen erhalten.

Ist der Aufenthalt im Krankenhaus planbar, hilft es manchen Demenzkranken, wenn sie vorher schon mehrmals das Krankenhaus und möglichst auch die Station besucht haben. Während des Aufenthalts in der Klinik sollten Sie Ihren Angehörigen so oft es geht besuchen, da die Ansprache von vertrauten Menschen für Betroffene in dieser Situation besonders wichtig ist.

Lösungen finden!

Geht's auch ohne Krankenhaus?
Nicht jeder Krankenhausaufenthalt ist wirklich nötig, denn viele Behandlungen lassen sich mittlerweile ambulant durchführen. So ist zum Beispiel nicht für jede Operation eine Vollnarkose notwendig, manchmal reicht eine örtliche Betäubung. Solche Optionen werden nicht immer automatisch angeboten. Besprechen Sie daher mit einem Arzt Ihres Vertrauens, welche Behandlung für Ihren Angehörigen am wenigsten belastend ist.

Ein Delir bei Demenzpatienten erkennen

Bereits seit Langem beobachten Ärzte und Pflegekräfte, dass einige Patienten im Krankenhaus starke Verhaltensänderungen und Verwirrung zeigen. Das betrifft auch Menschen, bei denen bei der Aufnahme keine demenziellen Symptome bekannt waren. Besonders häufig tritt dieses Phänomen im Anschluss an Operationen auf. Viele Jahre wurde dieses sogenannte Durchgangssyndrom hingenommen. Neue Studien haben jedoch nachgewiesen, dass es sich dabei um einen ernst zu nehmenden krankhaften Zustand handelt, der als Delir bezeichnet wird.

Die Ausprägung eines Delirs kann sehr unterschiedlich ausfallen. Viele betroffene Patienten werden apathisch, bewegen sich kaum, sind desorientiert und in der Folge nicht mehr in der Lage, ausreichend zu essen und zu trinken und ihre Medikamente zu nehmen. Damit beginnt ein Teufelskreis, der bereits nach kurzer Zeit im völligen Verlust der Selbstständigkeit enden kann. Andere Patienten reagieren mit Ängsten oder Wahnvorstellungen, versuchen das Bett zu verlassen und wegzulaufen. Dabei drohen schwere Verletzungen.

Bei Menschen mit Demenz wird ein Delir häufig übersehen, da alle Verhaltensauffälligkeiten auf die Demenz geschoben werden. Seien Sie als Angehöriger von Demenzkranken deshalb besonders aufmerksam, ob sich bisher ungewohnte Verhaltensweisen zeigen, und informieren Sie Ärzte und Pfleger.

Ist ein Delir aufgetreten, muss es konsequent behandelt werden. Das umfasst zum einen entsprechende Medikamente und zum anderen eine regelmäßige Ansprache des Patienten und Motivation zur Bewegung. Studien haben gezeigt, dass die Heilungschancen der Krankheit, die Ursache für den Krankenhausaufenthalt war, deutlich schlechter sind, wenn das Delir nicht behandelt wird. Wurde ein erstmalig auftretendes Delir nicht behandelt, steigt das Risiko, dass es in ähnlichen Situationen wieder auftritt.

▶ **Tipps zum Umgang mit Demenz im Krankenhaus und Praxisbeispiele finden Sie unter www.wegweiser-demenz.de (unter der Rubrik „Im Krankenhaus").**

Checkliste

Risikofaktoren für ein Delir

Die folgenden Faktoren können das Entstehen eines Delirs begünstigen. Treten mehrere davon im Fall Ihres Angehörigen auf, beobachten Sie Verhaltensauffälligkeiten genau und weisen Sie Ärzte und Pflegekräfte frühzeitig darauf hin.

- ☐ **Höheres Alter.** Ist Ihr Angehöriger älter als 65 Jahre?
- ☐ **Rückfallgefahr.** Gab es bereits bei vergangenen Krankenhausaufenthalten Verwirrtheitszustände?
- ☐ **Nebendiagnosen.** Allein die diagnostizierte Demenzerkrankung ist schon ein Risikofaktor. Wurde eventuell auch eine Depression durch einen Facharzt diagnostiziert?
- ☐ **Sturzgefahr.** Neigt Ihr Angehöriger zu Stürzen, eventuell auch zu Krampfanfällen?
- ☐ **Multimorbidität.** Leidet Ihr Angehöriger an verschiedenen schweren Krankheiten oder Infektionen und nimmt er deshalb viele Medikamente ein?
- ☐ **Mangelernährung.** Ist Ihr Angehöriger insgesamt in schlechter körperlicher Verfassung?
- ☐ **Austrocknung.** Besteht die Gefahr, dass Ihr Angehöriger zu wenig trinkt?

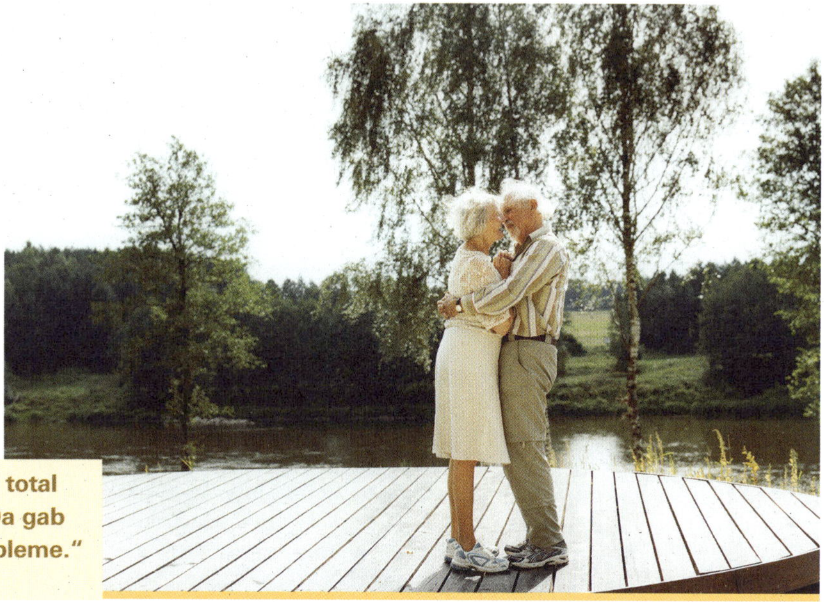

„Sie hat sich total anvertraut. Da gab es keine Probleme."
Lothar Gärtner

„Wir haben immer alles gemeinsam gemacht!"

Die Geschichte von Elke und Lothar Gärtner

Wieder einmal sind Elke und Lothar Gärtner mit ihrem Wohnwagen unterwegs auf Reisen. Doch im Frühjahr 2005 kehrt Elke nach einem Gespräch mit einem Bekannten auf dem Campingplatz südlich von Barcelona in ihren Wohnwagen zurück, statt wie vorher geplant zum Meer zu laufen. Auch schon vorher kommt ihm seine Elke komisch vor, erzählt Lothar. „Sie hat manchmal einfach durch mich durchgeguckt. Ich dachte, mit dir stimmt was nicht!" Er teilt Elke seine Sorgen mit, sie reisen vorzeitig wieder nach Hause. Im Mai 2006 steht nach Ausschluss von allem fest, dass Elke eine sogenannte frontotemperale Demenz hat. „Es wurde uns gleich gesagt, dass es schnell gehen kann." Sechs bis acht Jahre werden der damals 63-Jährigen prognostiziert.

Beide gehen von Anfang an offen mit Elkes Krankheit um. „Wenn ich sie auf etwas angesprochen habe, was sie nicht mehr so konnte, sagte sie: ‚Du weißt doch, ich bin krank.' Sie hat es nicht versteckt." Auch wenn es in der Öffentlichkeit bisweilen zu ungewöhnlichen Situationen kommt. „Am Bahnhof hat sie sich einfach freundlich zu einer fremden Gruppe von Leuten dazugestellt und hat sie angestrahlt", grinst Lothar. „Ich habe dann gesagt: ‚Entschuldigung, meine Frau ist krank.'" Das sei aber für die Menschen nie ein Problem gewesen.

Ihr Wohnwagen ist ein zweites Zuhause

Schon als Kind sei Elke mit ihren Eltern mit dem Wohnwagen gereist. Diese Art zu reisen und zu leben, führen sie trotz Elkes Gesundheitszustand fort. „Sie saß immer sehr ruhig im Auto", erinnert sich Lothar. „Ich musste

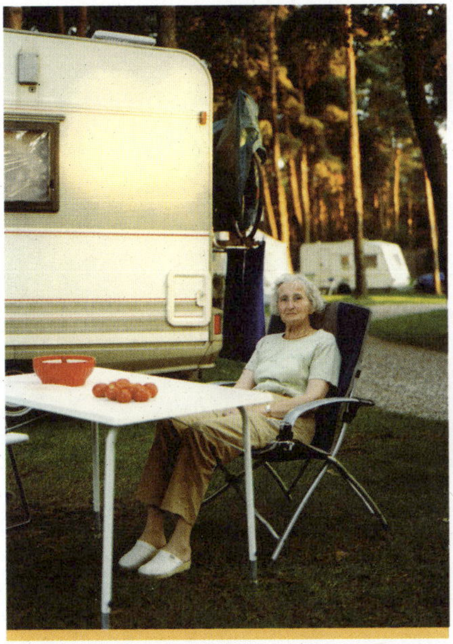

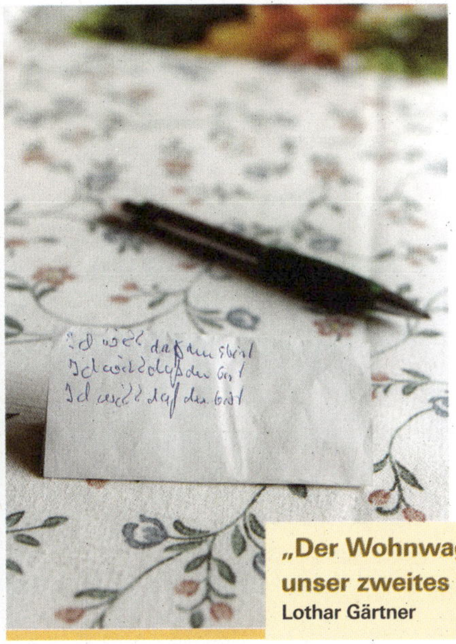

„Der Wohnwagen war unser zweites Zuhause."
Lothar Gärtner

natürlich aufpassen, dass sie auf dem Campingplatz nicht wegläuft." Einmal ist es doch passiert: „Ich habe sie am ganzen Campingplatz gesucht." 2008 im Spätsommer machen sie sich auf eine Reise ins Baltikum auf, wieder fünf bis sechs Wochen lang, über Bautzen nach Polen, Masuren, die litauische Grenze im Osten entlang bis nach Tallinn und dann über den Westen der baltischen Staaten wieder zurück über Polen. Dort war das reiseerfahrene Paar zuvor noch nicht. „Da war Elke schon ziemlich dement", erzählt Lothar. Bekannte hätten ihn gefragt, warum er sich das antue. „Warum sollen wir es nicht tun?", fragt er zurück. „Sie fühlt sich im Wohnwagen wohl und ob ich jetzt zu Hause koche oder im Wohnwagen ... und kleinere Sachen hat sie noch machen können. Wir hatten noch viel vor in dieser Richtung." Dass das die letzte gemeinsame Reise des pensionierten Lehrers und der ehemaligen medizinisch-technischen Angestellten sein sollte, wussten sie da noch nicht.

„Nie hat sie irgendwie geklagt, reden konnte sie ja nicht mehr. Sie hat sich total anvertraut. Da gab es keine Probleme." Sie habe auch versucht, mitzuhelfen, beim Aussteigen, beim Aufbau. Einmal seien sie falsch gefahren und vor einer Schranke gestanden, also haben sie den Wohnwagen umdrehen und abkuppeln müssen, auch da habe sie versucht, zu helfen. „Ich habe sie teilnehmen lassen an allem, was ging." Und durchaus kommt es auch einmal zu Schwierigkeiten in der Öffentlichkeit. In Warschau oder Breslau muss Lothar auf eine öffentliche Toilette gehen. In die Damentoilette kann er nicht, aber Elke alleine lassen, geht auch nicht. Also nimmt er sie kurzerhand in die Herrentoilette mit. „Aber wie sollte ich der polnischen Dame begreiflich machen, dass meine Frau behindert ist, die Dame hat gewettert und geschimpft, da habe ich sie zur Seite geschoben, es ging nicht anders. Da muss man sich halt durchsetzen", erzählt er achselzuckend.

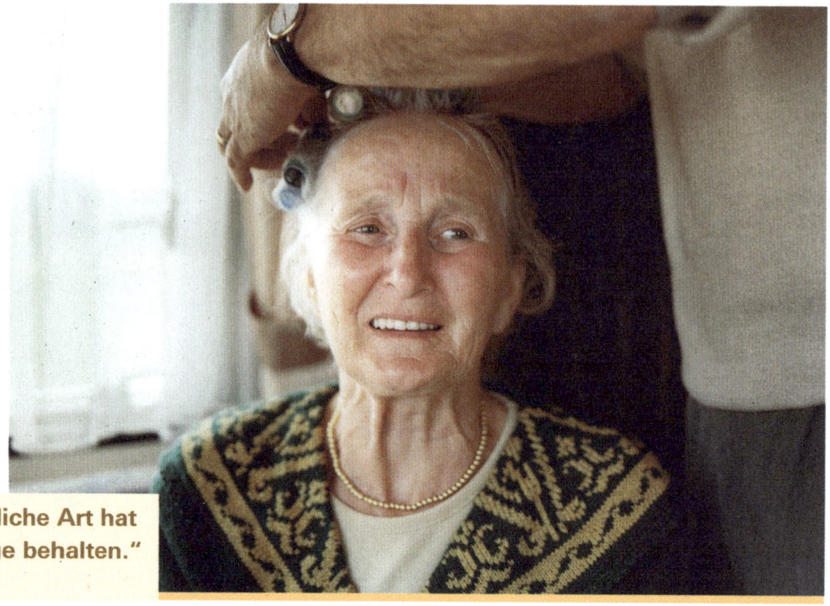

„Ihre freundliche Art hat sie sehr lange behalten."
Lothar Gärtner

Viele Bekannte hätten ihre Demenz anfangs gar nicht bemerkt, „... weil ich viel um sie rum war und ich habe sie überall mit hingenommen. Ich hab dann berichtet, was nun nicht mehr geht." Manchmal seien sie natürlich auch aufgefallen, denn Elke hätte alle zwei Stunden auf die Toilette gemusst. „Da haben uns natürlich auch manche mit Blicken belegt, als wir mitten in einer Rede des Bürgermeisters aufgestanden sind", sagt Lothar wieder etwas schelmisch. Auch seien die Einladungen etwas spärlicher geworden. „Aber nicht sehr, ich kann es auch verstehen, wenn eine kranke Frau sich verschluckt und husten muss, ist das nicht so angenehm. Aber der Großteil hat das toleriert. Auch Menschen mit Demenz müssen integriert werden, auf keinen Fall hinterm Berg halten, wie bei jeder anderen Krankheit auch. Man muss es nicht jedem sagen, aber das Umfeld muss Bescheid wissen", so sein Appell.

Doch der gesundheitliche Abbau von Elke schreitet voran. „Es ging dann sehr sehr schnell", erinnert sich Lothar „Am Anfang ging sehr viel Grobmotorik bei ihr verloren, dann die Feinmotorik, dann die Sprache." Eine Zeit lang konnten sie sich noch schriftlich austauschen. Auf einem Zettel hat Elke geschrieben: „Ich will ..." Dann konnte sie auch das nicht mehr. „Zwei Jahre saß sie nur noch stumm neben mir", erinnert sich Lothar. „Aber ihre freundliche Art hat sie sehr lange behalten, und wenn sie die Kinder und die Enkelkinder sah, hat sich ihre Mimik aufgehellt."

„Wir haben Angst um dich!"

Den Alltag muss Lothar nun komplett allein bewältigen: „Sie konnte sich nicht mehr alleine anziehen, ich musste mit ihr ins Bad, sie duschen, zurechtmachen, kochen, putzen ..." Auch in seine Theatergruppe, die er seit vielen Jahren besucht, muss er Elke mitnehmen. „Ich konnte sie ja nicht alleine las-

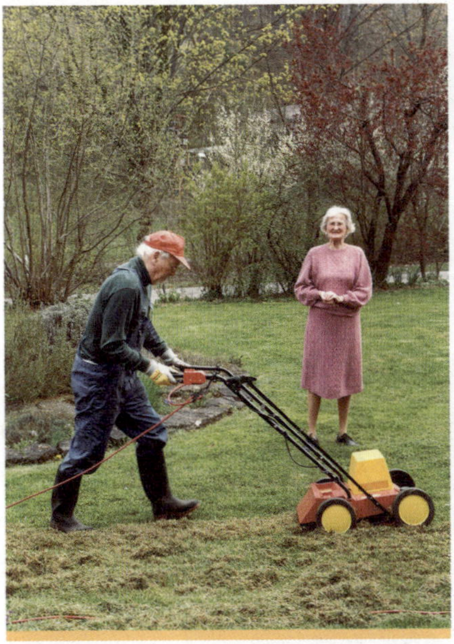

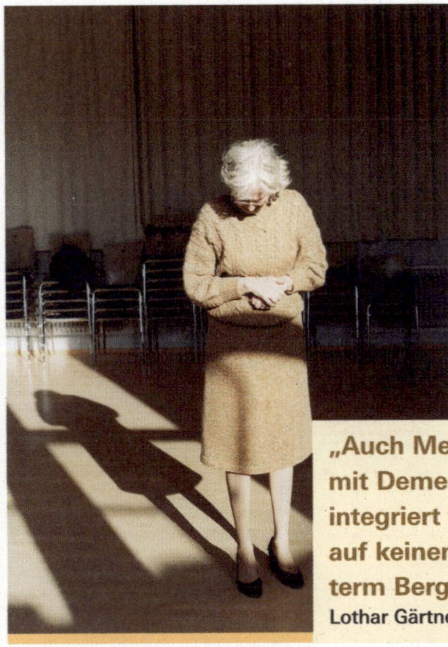

„Auch Menschen mit Demenz müssen integriert werden, auf keinen Fall hinterm Berg halten."
Lothar Gärtner

sen." Elke hatte ihn bereits vor ihrer Krankheit sehr gerne zur Theatergruppe begleitet und sich dort sehr wohl gefühlt. Eines Abends hätten zwei Freunde ihn dort zur Seite genommen und gesagt: „Es ist ja schön, dass du dich so um die Elke kümmerst", erinnert sich Lothar. „Aber wir haben Angst um dich, du bist abgemagert, du siehst schlecht aus!" Sie empfehlen ihm dringend, sich Unterstützung zu suchen. „Ich war ihnen dankbar, dass die das gesagt haben, ich hätte es nicht gemerkt. Ich habe vorher nicht dran gedacht, mich nach Unterstützung umzuschauen. Weil wir eben immer alles zusammengemacht haben. Unser ganzes Eheleben haben wir uns zusammengesetzt und zusammen entschieden, wie wir dies oder jenes machen. Wichtig war uns immer: gemeinsam. Wenn einer etwas ablehnte, dann machten wir es nicht."

Im Nachbarort findet Lothar eine Tagespflege. Erst geht sie einen Tag in der Woche dort hin, dann zwei. „So hatte ich ein bisschen Zeit für mich." Eines Abends macht Lothar zu Hause Abendbrot und sagt zu ihr, sie soll sitzenbleiben. „Plötzlich hörte ich einen dumpfen Knall. Sie war aufgestanden und ich habe es nicht gemerkt." Elke war mit dem Hinterkopf auf den Fliesenboden des Hauses gestürzt und erleidet ein Schädelhirntrauma. Die Ärzte raten von einer Operation bei ihrem Gesundheitszustand ab. Sie kommt erst ins Krankenhaus, dann ins Pflegeheim. 2009, mit 65 Jahren, stirbt sie dort.

Durch den Unfall sei ihr ein langes Leiden erspart geblieben, so bewertet es Lothar heute. „Die vier Jahre, die wir miteinander hatten, haben auch manchmal Freude bereitet, dass ich ihr helfen konnte, dass ich für sie da war. Es waren schöne Augenblicke, wenn sie gelacht hat, so freundlich war zu mir, da hat sie mir ja etwas zurückgegeben!"

Heute reist Lothar allein. Und er spielt nach wie vor Theater. Zur Zeit spielen sie das Stück „Die Wirtin" von Peter Turrini, das auf Carlo Goldonis „Mirandolina" basiert.

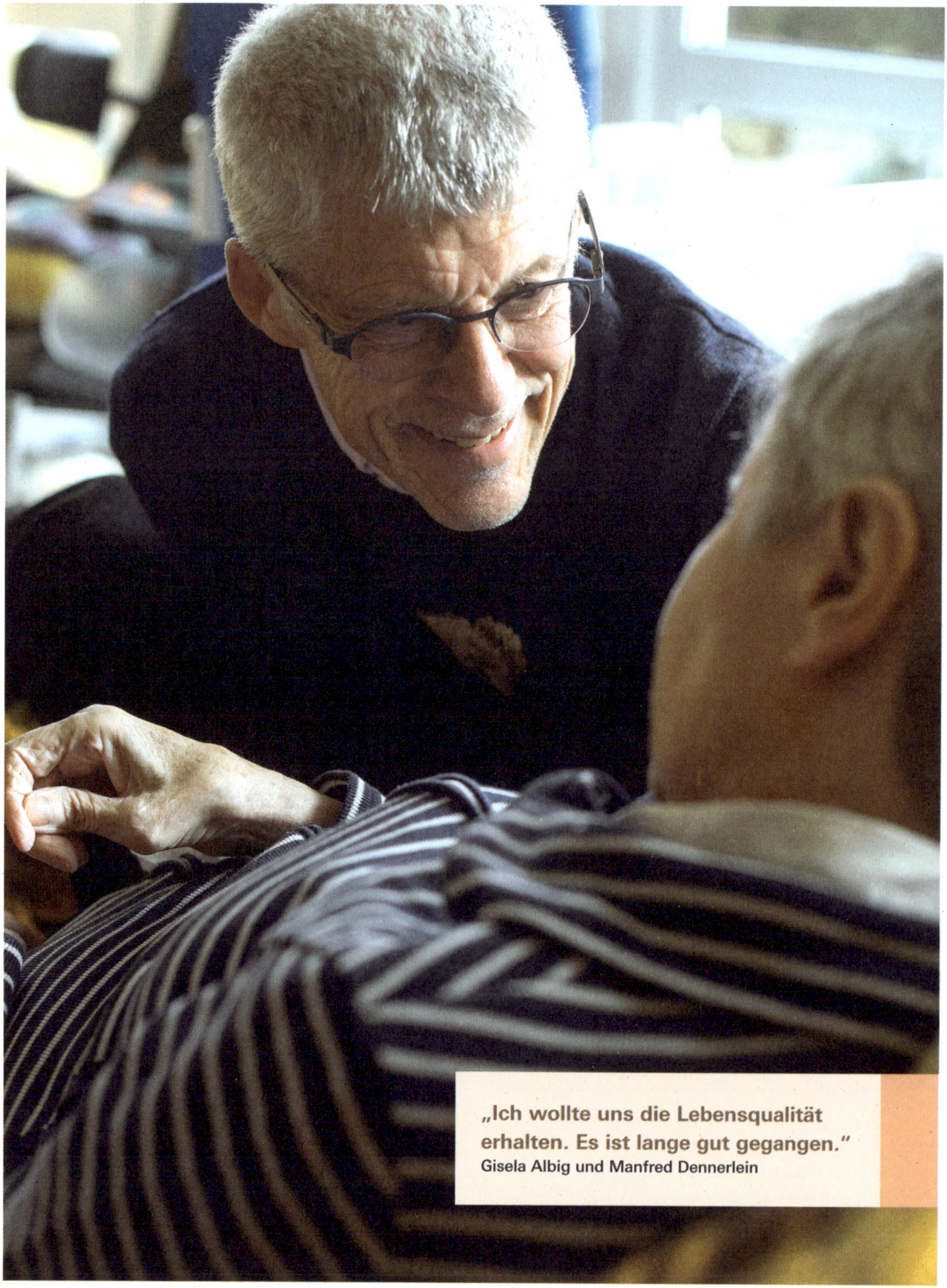

„Ich wollte uns die Lebensqualität erhalten. Es ist lange gut gegangen."
Gisela Albig und Manfred Dennerlein

Konflikte bewältigen

Die Betreuung eines Demenzpatienten kann Menschen an ihre Grenzen bringen. Manchmal liegen die Nerven blank – bei allen Beteiligten. Doch gerade dann sollten Sie sich klarmachen: Es gibt Hilfe.

Herausforderndes Verhalten von Menschen mit Demenz führt zu Situationen, die für Pflegende besonders belastend sein können. Profis verfügen über Strategien, wie sie mit den Betroffenen umgehen können, damit schwierige Situationen nicht eskalieren. Auch Sie können lernen, wie Sie Konflikte meistern können. Anders als beruflich Pflegende sind Sie als pflegender Angehöriger allerdings möglicherweise jahrelang viele Stunden täglich in die Betreuung und Pflege eingebunden. Dennoch Abstand zu bekommen und Konflikten einfach auch mal aus dem Weg zu gehen, ist nicht immer einfach.

Dauerhafte Konflikte können alle Beteiligten an ihre Grenze bringen. Manchmal führt schon ein falsches Wort oder ein Blick zur Explosion. Solche Rahmenbedingungen sind der Nährboden für Gewalt in der Pflege, und zwar durchaus auf beiden Seiten. Gewalt hat verschiedene Facetten. Körperliche Übergriffe sind die offensichtlichste Form von Gewalt. Gewalt kann aber auch psychisch ausgeübt werden, indem etwa einer bedürftigen Person menschliche Zuwendung entzogen wird. Damit es nicht so weit kommt, liegt es in Ihrer Verantwortung, problematische Situationen zu erkennen und individuelle Lösungen zu finden.

Die täglichen Herausforderungen

Es gibt typische Konfliktsituationen, die Menschen, die einen Demenzkranken begleiten, häufig erleben. Und weil diese Probleme bekannt sind, gibt es auch bewährte Lösungsansätze.

Immer wieder ähnliche Erlebnisse kennzeichnen das, was Angehörige von Demenzpatienten in Beratungsstellen und auch in Selbsthilfegruppen berichten. Es handelt sich dabei um besonders belastende Schlüsselsituationen. Für diese gibt es nicht die eine Lösung, wohl aber Strategien, die erfahrungsgemäß weiterhelfen. Die Überschriften der folgenden Abschnitte charakterisieren verschiedene Situationen oder Gefühle, die viele Angehörige von Demenzkranken erleben. Dieses Kapitel soll Ihnen Anregungen geben, um in Zukunft diese oder vergleichbare Konflikte und Krisen besser zu bewältigen.

„Ständig behauptet sie, wir hätten sie bestohlen"

Der Schlüssel ist weg, das Geld wurde „gestohlen". Der Betroffene durchwühlt stundenlang Schränke und Kisten und beschuldigt die Menschen, die mit ihm zusammenleben, und Gäste des Diebstahls. Für alle Beteiligten wird die Situation richtig anstrengend, wenn auch noch Zeitdruck herrscht, etwa weil in wenigen Minuten ein Arzttermin ansteht. Dann brechen Hektik und Chaos aus, weil jetzt sofort Handtasche oder Geldbörse gefunden werden müssen. Natürlich sind sie nicht gestohlen worden, sondern Ihr Angehöriger selbst hat sie verlegt. Er kann sich daran aber nicht erinnern.

Niemand weiß, wie Menschen mit Demenz wirklich ihre Umwelt wahrnehmen. Vielleicht hilft Ihnen ein Gedankenspiel:

→ Stellen Sie Sich vor …

… schon öfter sind in letzter Zeit Dinge, die Ihnen gehören, verschwunden. Also haben Sie das, was Ihnen besonders am Herzen liegt, gut weggeräumt. Jetzt brauchen Sie die Tasche, aber sie ist weg. Dabei sind Sie sich sicher, dass Sie die Tasche hinten in der Schublade mit der Unterwäsche versteckt haben. Aber da ist sie nicht! Um ganz sicherzugehen, suchen Sie auch noch in den Schubladen darüber und darunter. Die Handtasche bleibt verschwunden. Die einzig mögliche Erklärung:

Jemand anderes muss sie genommen haben. An den Kleiderschrank kommen aber nur die Familienmitglieder – folglich müssen die es gewesen sein. Oder gibt es etwa am helllichten Tag Einbrecher im Haus?

Wenn Sie sich diese Situation vorstellen, können Sie vielleicht nachvollziehen, wie Ihr Angehöriger zu seinen Behauptungen kommt. Doch was tun, damit sich das Zusammenleben verbessert? Vielleicht können Sie sich gemeinsam auf die Suche begeben, bis der vermisste Gegenstand gefunden ist. Oder es gibt noch eine zweite Tasche, die erst einmal als Ersatz dienen kann. Was Sie auch tun, um verlorene Dinge aufzuspüren: Je öfter das vermeintlich Verlorene wiederentdeckt wird, desto weniger leben Demenzkranke in dem Gefühl der Unsicherheit, weil ihr Eigentum auf unerklärliche Weise verschwindet. Das Suchen lohnt sich also. Und so wird das Finden leichter:

- Wählen Sie gemeinsam mit Ihrem Angehörigen ein sicheres Versteck aus, zum Beispiel eine abschließbare Kiste. Legen Sie ganz bewusst alle für ihn wichtigen Utensilien hinein. Damit wirklich nichts passieren kann, vereinbaren Sie miteinander, dass Sie die Kiste abschließen und den Schlüssel gut verwahren. Oder Sie vereinbaren einen Ablageort für den Schlüssel, sodass der Demenzkranke den Schlüssel hat – und Sie haben einen oder besser mehrere Ersatzschlüssel in der Hinterhand.
- Wenn Sie Gegenstände des Demenzkranken an einem sicheren Ort aufbewahren, müssen Sie ihm die Möglichkeit geben, immer wieder nachzuprüfen, ob die Sachen wirklich noch dort liegen. So hat er die Sicherheit, dass alle wichtigen Dinge gut aufgehoben sind.
- Wenn Ihr Angehöriger bestimmte Lieblingsgegenstände hat, sollten Sie ähnliche Produkte als Ersatz besorgen. Ist ein Gegenstand verschwunden, können Sie ihn „finden“. Seien Sie dabei aber ge-

Lösungen finden!

Damit kein Geld „geklaut“ wird. Wenn immer wieder Geld verschwindet, sind gute Absprachen mit dem Umfeld und gegenseitiges Vertrauen gefragt. Einige Angehörige berichten, dass sie den Betroffenen Farbkopien von Geldscheinen in die Geldbörse gesteckt haben. So wird ein Verlust vermieden, weil keine großzügigen Geschenke verteilt werden können und keine echten Geldscheine verloren gehen. Aber diese sollten erkennbar „nicht gefälscht“ sein!

schickt: Der Ersatz sollte nicht genau dort auftauchen, wo Ihr Angehöriger gerade intensiv gesucht hat. Suchen Sie lieber gemeinsam und „finden“ Sie den Gegenstand an einer Stelle, an der der Betroffene noch nicht nachgesehen hat.

„Sobald ich außer Sicht bin, ruft sie nach mir“

Manche Bezugspersonen von Demenzpatienten berichten davon, dass ihnen die Betroffenen regelrecht „am Rockzipfel hängen“. Selbst wenn sie nur kurz allein gelassen werden, geraten diese Demenzkranken in Panik. Was geht da in den Betroffenen vor? Wenn Sie öfter auf Reisen sind, haben Sie möglicherweise schon folgende Situation erlebt:

→ Stellen Sie Sich vor ...

... Sie wachen auf und Sie wissen sofort, hier stimmt etwas nicht. „Das ist doch gar nicht mein Bett. Weshalb befindet sich auf der einen Seite eine Wand?“ Ihre Hand wandert automatisch zur anderen Bettseite, sucht Halt beim Partner. Er ist nicht da. Der Puls wird schneller. „Ich brauche Licht! Wo ist denn jetzt nur die Lampe? Wie funktioniert der Schalter?“ Dann – Entspannung. Ihnen ist alles klar. Es fällt Ihnen wieder ein, dass Sie am Vorabend im Hotel angekommen sind. Die Irritation bestand nur wenige Sekunden.

Gesunde Menschen finden sich in fremden Welten schnell zurecht und nur selten gibt es kurze Augenblicke der Verwirrung. Demenzkranke sind vermutlich häufig mit ähnlichen Situationen wie der zuvor beschriebenen konfrontiert. Sie erleben ständig etwas, das sie nicht in ihre Vorstellungen einordnen können. Vor allem machen sie immer wieder die Erfahrung, dass sie sich nicht mehr auf ihren Verstand verlassen können.

Die Folge dieser Erfahrungen kann sein, dass sich Demenzkranke bei der Suche nach Halt und Orientierung an vertraute Menschen wenden. Solange sie einen Bekannten sehen, fühlen sie sich sicher. Ist das Kurzzeitgedächtnis bereits stark beeinträchtigt, reicht es schon aus, dass die Bezugsperson nur kurz den Raum verlässt, um den Demenzkranken zutiefst zu verunsichern.

Eine solche Situation können Sie nicht über längere Zeit durchhalten, ebenso wenig wie der Betroffene. Schließlich können Sie ihn nicht überallhin mitnehmen – zum Einkaufen, abends ins Bett oder auf die Toilette. Erklärungen, dass Sie in wenigen Minuten oder Stunden zurückkehren werden, sind jedoch binnen kurzer Zeit wieder vergessen. Stattdessen sollten Sie verschiedene Strategien und Maßnahmen nutzen, um Ihrem Angehörigen Sicherheit zu vermitteln: Gestalten Sie beispielsweise einen Lieblingsplatz mit vertrauten Gegenständen und Möbeln. Plätze, an denen man „ankommen“

Mehrere Bezugspersonen in die Betreuung einzubinden, ist durchaus möglich, wenn diese regelmäßig kommen. Sprechen Sie vertraute Menschen aus der Familie oder dem Freundeskreis an. Viele Demenzkranke gewöhnen sich nach einiger Zeit an Betreuungspersonen, die sie regelmäßig sehen, wenn es immer dieselben sind. So können Sie bei Bedarf auch über längere Zeit das Haus verlassen und finden Entlastung nach manch nervenaufreibender Stunde.

kann, beruhigen und laden zum Verweilen ein. Achten Sie außerdem darauf, dass sich in der Wohnung wenig verändert. Räumen Sie keine Möbel oder Gegenstände um. Beachten Sie generell die Hinweise zur Gestaltung der Wohnung auf Seite 55ff.

„An manchen Tagen ekele ich mich davor, ihn anzufassen"

Ekel und Scham sind Gefühle, die jedem Menschen angeboren sind – ein Selbstschutzmechanismus der Natur. Deshalb ist es ganz normal, wenn diese Empfindungen bei der Pflege eines Menschen auftauchen. Um besser damit klarzukommen, sollten Sie sich bewusst machen, was genau diese Gefühle bei Ihnen auslöst. Denn nur wenn Sie die Ursache kennen, besteht vielleicht die Möglichkeit, etwas zu ändern.

Einige Pflegende berichten beispielsweise, dass sie mit Ausscheidungen „untenrum" nur wenige Probleme haben. Dafür empfinden sie Speichel, Erbrochenes, Sabbern beim Essen oder Nasenschleim als umso unangenehmer. Manchmal hilft es schon, den Betroffenen frühzeitig zu ermuntern, sich den Mund abzuwischen, und Speisen und Getränke so anzubieten, dass sie ohne Verschlucken gegessen oder getrunken werden können (siehe S. 96.

Ekel kann aber auch eine tiefere Ursache haben. Unwohlsein mit einer bestimmten Situation kann sich in Ekel ausdrücken, wenn die Psyche sonst keine Möglichkeit hat, der Situation zu entgehen. Fragen Sie sich daher, ob nicht tief sitzende Konflikte Ihre Beziehung zum Kranken belasten und wie Sie hier einen Ausweg finden können.

Verschaffen Sie sich auch Klarheit darüber, ob Sie wirklich aus eigenem Antrieb die Pflege übernommen haben. Vielleicht waren es gesellschaftliche Konventionen, der Druck der Familienangehörigen oder Sie sind ohne weitere Überlegung einfach in die Pflegesituation „hineingerutscht" (siehe S. 24ff). Wenn Sie spüren, dass Sie die Pflege des Angehörigen aus persönlichen Gründen belastet, sollten Sie ernsthaft prüfen, ob Sie diesen Zustand über längere Zeit aufrechterhalten wollen und können.

„Ich habe Angst, dass sie wegläuft und ein Unfall passiert"

In einer Phase der Krankheit haben viele Menschen mit Demenz einen starken Bewegungsdrang und „wandern". Dieses Wandern mag auf die Wohnung beschränkt sein, kann aber auch nach draußen führen. Es gibt Fälle, in denen sich Betroffene wie selbstverständlich in die Straßenbahn setzen und am anderen Ende der Stadt landen. Ein solches Umherirren ist häufig nicht so ziellos, wie viele denken. Hinter dem Aufbruch steckt oft eine bestimmte Absicht, die die Betroffenen unterwegs jedoch völlig vergessen. Bewegungsdrang kann auch Ausdruck eines körperlichen Unwohlseins sein. Demenzkranke können nicht mehr genau beurteilen, ob und wo sie Schmerzen haben, spüren aber Linderung, wenn sie sich bewegen. Oder sie wandern, weil sie sich langweilen oder orientierungslos sind.

Den Betroffenen über längere Zeit einzuschließen oder zu fixieren, ist in der Regel keine Lösung. Vielmehr wird sich die aufgestaute Energie irgendwann einen Weg suchen. Sobald der Betroffene merkt, dass sein Bewegungsspielraum eingeschränkt ist, etwa weil eine Tür oder das Fenster abgeschlossen ist, führt dies häufig zu verstärkter Unruhe, teilweise auch zu Aggressionen. Manche Menschen mit Demenz versuchen trotzdem, ihrem Bewegungsdrang nachzukommen und erleiden Unfälle, etwa weil sie über das Bettgitter klettern oder das Fenster anstelle der Tür als Ausgang nutzen.

Darüber hinaus ist die Beschränkung der Freiheit ein massiver Eingriff in das persönliche Selbstbestimmungsrecht. Da die Kranken zudem oft erhebliche Ängste und Stress erleiden, wenn sie eingeschlossen werden, sollten Sie zuerst alle anderen Mittel ausschöpfen, um das Weglaufen auf ein für alle Beteiligten erträgliches Maß zu reduzieren:

- Motivieren Sie ganz bewusst zu körperlicher Aktivität. Wer ausgelastet ist, ist zu anderen Zeiten entspannter.
- Schaffen Sie Orte des Ankommens, an denen Ihr Angehöriger etwas tun kann, dass er als sinnvoll erlebt, zum Beispiel ein Stapel Wäsche im Schlafzimmer, ein geöffneter Werkzeugkasten im Flur oder Malutensilien auf dem Küchentisch.
- Sichern Sie häufig genutzte Bereiche der Wohnung gegen Unfälle und unbemerktes Verlassen. Beziehen Sie dabei möglichst Garten, Balkon oder Terrasse mit ein. Nutzen Sie dabei auch optische Barrieren (siehe S. 52f).
- Erleichtern Sie die Orientierung in der Wohnung (siehe S. 55).
- Deponieren Sie für den Notfall einen Zettel mit Namen, Adresse und Ihrer Telefonnummer in häufig genutzten Kleidungsstücken und Taschen Ihres Angehörigen.

„Dann fängt er an zu schreien und schlägt um sich"

Vielleicht haben Sie auch schon Situationen erlebt, in denen Ihr Angehöriger sich plötzlich zur Wehr setzt, möglicherweise mit enormen Kräften. Oft sind es scheinbar harmlose Konstellationen, die Schreie oder Wutausbrüche auslösen: Ihre demenzkranke Frau steht vor Ihnen in Ihrer gemeinsamer Wohnung und schreit Sie an, Sie sollen sofort das Haus verlassen. Ihr Ehemann mit Demenz beginnt bei jedem Versuch, ihm zum Baden die Hose auszuziehen, um sich zu schlagen.

Machen Sie sich bewusst, dass diese Ausbrüche in den seltensten Fällen aus böser Absicht geschehen und sich nicht gegen Sie als Person richten. Schreien und körperliche Gewalt sind aus der Sicht der Kranken oft der letzte Weg, sich in einer Welt, in der sie sich ständig missverstanden fühlen, auszudrücken. Die Grundregel, um damit umzugehen, lautet: Ruhe bewahren. Beachten Sie außerdem Folgendes:

- Setzen Sie Wutausbrüchen keinen weiteren Druck entgegen.
- Lassen Sie dem Betroffenen auch mal seinen Willen. Wenn ein demenzkranker Mensch zum Beispiel unbedingt das Haus verlassen möchte, ist es einfacher, ihn zunächst gehen zu lassen. Begleiten Sie ihn ein Stück und versuchen Sie dann, ihn abzulenken und zum Umkehren zu bewegen.
- Verlassen Sie die Situation. Manchmal kann es hilfreich sein, den Betroffenen bei einem Wutausbruch für kurze Zeit allein zu lassen. So hat er Zeit, sich wieder zu beruhigen, was oft nach wenigen Minuten der Fall ist.
- Finden Sie heraus, welche Situationen oder Umgebungen Ausbrüche verursachen. Vielleicht steckt Angst dahinter, weil der Betroffene etwas falsch einschätzt oder Wahnvorstellungen hat.
- Lassen Sie vom Arzt abklären, ob der Demenzkranke Schmerzen hat, die er nicht anders als durch Schreien ausdrücken kann. Zahnschmerzen können beispielsweise die Ursache für Unruhe und Abwehr gegen alle Berührungen im Gesicht sein.

Freiheitsbeschränkende Maßnahmen sind Handlungen, die eine erwachsene Person daran hindern, ihren Willen zur Bewegung umzusetzen, wie hochgezogene Bettgitter, abgeschlossene Türen oder sedierende Beruhigungsmittel. Sie müssen vom Betreuungsgericht genehmigt werden, wenn sie in Pflegeeinrichtungen angewendet werden. Der häusliche Bereich ist genehmigungsfrei. Ambulante Pflegedienste verlangen allein aus Haftungsgründen meistens ebenfalls eine richterliche Entscheidung.

Checkliste

Warnzeichen für eine Überlastung

Es gibt einige typische Warnzeichen, die Ihnen signalisieren, dass Sie aktuell mit der Pflege Ihres Angehörigen überlastet sind:

- ☐ Sie haben ständig das Gefühl, nicht alles zu schaffen, was notwendig wäre.
- ☐ Sie verlieren öfter die Beherrschung, fangen an zu weinen, zu schreien oder werden handgreiflich.
- ☐ Sie sind öfter krank als früher.
- ☐ Sie nehmen stark ab, fühlen sich schlapp und lustlos.
- ☐ Freunden oder Nachbarn fällt auf, dass Sie sich verändert haben.
- ☐ Sie ziehen sich von sozialen Kontakten zurück.
- ☐ Die körperliche Konstitution des Demenzkranken verschlechtert sich ohne krankheitsbedingte Ursachen.

„Ich kann nicht mehr"

Die meisten Menschen haben die Betreuung eines Demenzkranken mit dem besten Willen übernommen, möglichst lange, vielleicht bis zum Lebensende, für ihn zu sorgen. Trotzdem kann es sein, dass Sie an die Grenzen ihrer Leistungsfähigkeit stoßen. Wo diese Grenzen liegen, ist individuell ganz verschieden. Nur Sie wissen, wann Ihr Limit erreicht ist. Viele Menschen wollen ihre Überforderung jedoch nicht wahrhaben, sodass erst Rückmeldungen aus dem Umfeld zeigen, dass etwas nicht in Ordnung ist.

Wer kontinuierlich seine Überforderung ignoriert, schadet damit sowohl sich selbst als auch dem Betroffenen. Überforderung hat viele Gesichter. Seien Sie deshalb auch achtsam für sich selbst. Wenn Sie ständig müde, traurig oder gereizt sind, häufig krank werden, sich mit der Pflege und Betreuung immer unwohler fühlen und keine Zeit mehr für Hobbys oder alte Freunde haben, können dies Warnsignale einer drohenden Überlastung sein. Wenn Sie solche Signale wahrnehmen, ziehen Sie frühzeitig die Reißleine. Nur wenn Sie an der Situation etwas ändern, besteht die Chance, dass Sie weiterhin über einen längeren Zeitraum für Ihren Angehörigen da sein können. Nutzen Sie deshalb bewusst Hilfsangebote, die Ihnen körperlich oder psychisch belastende Dinge abnehmen und Ihnen Zeit für sich selbst verschaffen. Mehr dazu erfahren Sie ab Seite 138.

Aggression erkennen und vermeiden

Wer überlastet ist, handelt schnell unbedacht. Die Pflegenden sind dann in der Verantwortung, eine Eskalation und Schlimmeres zu verhindern.

Gewalt ist immer wieder ein Thema in der Betreuung von Menschen mit Demenz. Dabei wird aggressives Verhalten durchaus unterschiedlich wahrgenommen. Körperliche Gewalt durch Schläge oder gezielte Verletzungen gehört sicherlich eindeutig dazu. Schwieriger wird es schon, einen ruppigen Umgang zu bewerten. Was für den einen noch „normal" ist, ist für den anderen vielleicht schon ein körperlicher Übergriff. Ähnlich schwierig wird es mit der Bewertung von sexuellen Handlungen. Beispielsweise ist für den einen der Klaps auf den Po oder ein Streicheln des Gesichts noch im Rahmen, ein anderer empfindet dies als übergriffig. Das gilt für Pflegebedürftige und Pflegepersonen gleichermaßen.

Gewalt kann sich aber auch subtiler äußern, insbesondere durch den Entzug von Liebe, Aufmerksamkeit und Zuwendung oder durch herabwürdigende Umgangsformen. Wenn man einer Person, die darauf angewiesen ist, Hilfe verwehrt, indem etwa der Pflegebedürftige kein Essen erhält oder stundenlang in seinen Ausscheidungen liegen muss, ist das ebenfalls eine Form der Gewalt. Wo genau die Grenze liegt, hängt von jedem Einzelnen ab und muss auch vor dem Hintergrund der bisherigen Lebensbiografie bewertet werden.

Mit den eigenen Aggressionen umgehen

Aggressionen entstehen meistens nicht plötzlich, sondern deuten sich schon länger an. Beobachten Sie sich selbst: Gibt es Situationen, in denen Sie „ausrasten" könnten, etwa weil Sie genervt sind von ewigen Wiederholungen oder der Demenzkranke ständig Dinge tut, die er nicht tun soll? Sind Sie vielleicht besonders empfindlich, wenn Sie müde sind oder unter Zeitdruck stehen?

Versuchen Sie, die Auslöser oder Rahmenbedingungen zu identifizieren und möglichst früh gegenzusteuern. Vielleicht gibt es ja Möglichkeiten, um zu verhindern, dass Sie überhaupt erst in Grenzsituationen kommen, etwa indem Sie sich ganz bewusst eine Auszeit – oder Schlaf – gönnen. Oder Sie machen das Gegenteil und lassen Wut und Frust heraus, etwa beim Sport. Häufig hilft es auch, einfach mal über seine Probleme zu reden, etwa in einem Gesprächskreis für pflegende Angehörige (siehe S. 135f).

Gewalt durch andere Pflegepersonen

Gewalt in der Pflege kann auch durch andere Personen, die sich um den Demenzkranken kümmern, ausgeübt werden. Dies können andere Angehörige, ehrenamtliche oder professionelle Helfer sein. Sehen Sie sich in regelmäßigen Abständen an, wie der Betroffene auf bestimmte Personen reagiert. Gibt es einzelne Personen, bei denen er Abwehr oder gar Angst zeigt? Oder wird er plötzlich ganz steif und still? Dies können Anzeichen dafür sein, dass irgendetwas nicht stimmt. Prüfen Sie auch regelmäßig, ob „blaue Flecken“ oder sonstige Verletzungen auftreten, für die sich nicht so ohne Weiteres die Ursache finden lässt.

Gewalt durch andere lässt sich nur schwer belegen. Sofern Sie einen Pflege- oder Betreuungsdienst beauftragt haben, sollten Sie zunächst das Gespräch mit der Leitung suchen, wenn Sie einen Verdacht haben. Insbesondere wenn der Demenzkranke auf ganz bestimmte Pflege- oder Betreuungskräfte merkwürdig reagiert, drängen Sie darauf, dass diese Mitarbeiter zukünftig nicht mehr eingesetzt werden. Wenn sich die Situation nicht bessert, wechseln Sie den Dienstleister.

Problematischer ist es im Pflegeheim. Auch hier sollten Sie zunächst die Wohnbereichs- oder Pflegedienstleitung darauf ansprechen, dass Ihnen bestimmte Dinge merkwürdig vorkommen, und um Aufklärung bitten. Wenn sich nichts ändert, haben Sie die Möglichkeit, sich an die Heimaufsicht (in der Regel bei der Stadt oder dem Landkreis) zu wenden. Diese Aufsichtsbehörden können anlassbezogen ohne Anmeldung, teilweise auch nachts, die Heime prüfen. In letzter Konsequenz besteht hier die Möglichkeit, das Heim zu wechseln.

Schwierig wird es, wenn Sie den Verdacht haben, dass andere Personen aus dem privaten Umfeld des Demenzkranken übergriffig werden. Versuchen Sie herauszufinden, in welchen Situationen die Gewalt vorkommt. Eventuell ist sie auch hier eher ein Ausdruck der Überforderung und Sie können gemeinsam überlegen, wie sich die Situation entschärfen lässt. Vielleicht können Sie das Hilfenetz enger weben, sodass die gewalttätige

Lösungen finden!

Entspannungstechniken nutzen. Probieren Sie Entspannungstechniken aus, zum Beispiel Atemübungen oder Yoga. Einfache Übungen finden Sie auch unter www.pflegen-und- leben. de. Wenn Sie eine dieser Methoden beherrschen, können Sie nicht nur besser mit Stress umgehen, sondern sind auch in der Lage, aufkeimende Wut unter Kontrolle zu bringen.

Person seltener mit dem Demenzkranken allein ist. Haben Sie den ernsthaften Verdacht, eventuell sogar Beweise, dass eine Körperverletzung begangen wurde, bleibt nur die Anzeige bei der Polizei.

Wenn Demenzkranke gewalttätig werden

Wird von Gewalt in der Pflege gesprochen, denken viele zunächst daran, dass der Pflegebedürftige das Opfer ist. Es kommt aber auch vor, dass sich die Pflegenden Gewalt ausgesetzt fühlen, etwa weil der Demenzkranke um sich schlägt oder sexuell übergriffig wird. Diese aggressiven Handlungen erfolgen allerdings meistens nicht mit dem Ziel, den Pflegenden zu verletzen. Viel häufiger sind sie eine Form des Selbstschutzes und ein Ausdruck der Verzweiflung, weil der Kranke sich nicht verstanden fühlt, Angst oder Schmerzen hat.

Geht das aggressive Verhalten vom Demenzkranken aus, sollten Sie erst recht prüfen, wann es zu problematischen Situationen kommt. Gibt es bestimmte Handlungen, etwa bei der Körperpflege, gegen die sich der Kranke wehrt? Verhält er sich gegenüber bestimmten Personen besonders auffällig? Vermeiden Sie auf jeden Fall, dass Sie Ihrerseits mit Wut oder Gewalt reagieren. Das schaukelt die Situation nur weiter auf. Sorgen Sie lieber dafür, dass es möglichst gar nicht erst zu kritischen Situationen kommt. Manchmal hilft es, den Demenzkranken abzulenken oder ihm eine Alternative anzubieten. Wenn eine akute Situation eskaliert, ist es oft ratsam, sich daraus zurückzuziehen. Versuchen Sie, einfach mal durchzuatmen, und zählen Sie bis zehn oder verlassen Sie für kurze Zeit den Raum. Geben Sie sich und auch Ihrem Angehörigen Zeit, sich wieder zu beruhigen. Denken Sie außerdem immer daran: Wenn Sie sich in gewalttätigen Situationen nicht selbst helfen können, holen Sie Hilfe! Selbstschutz geht immer vor.

Wenn Demenzkranke an schweren Wahnvorstellungen leiden oder sehr aggressiv sind, ist ein Krankenhaus mit einer Abteilung für Gerontopsychiatrie die passende Anlaufstelle. In den geschlossenen Abteilungen dieser Krankenhäuser ist es möglich, umfassend für sie zu sorgen. Der Aufenthalt ist jedoch oft zeitlich begrenzt. Wenn die passenden Medikamente gefunden wurden oder schwere Krankheitsschübe überwunden sind, steht der Wechsel zurück nach Hause oder in ein Heim an.

Finden Sie Entlastung

Die Pflege eines Demenzpatienten kann viel Kraft kosten. Sorgen Sie daher für Entlastung, um sich länger um Ihren Angehörigen kümmern zu können.

Dass pflegende Angehörige Entlastung brauchen, hat sich mittlerweile herumgesprochen. Entlastung bei den täglichen Aufgaben bieten die verschiedenen helfenden Hände (siehe S. 138ff). Darüber hinaus sollten Sie aber auch bewusst Auszeiten nutzen und sich um sich selbst kümmern. Dazu gehört, soziale Kontakte und Freundschaften zu pflegen und weiterhin Ihren Hobbys nachzugehen. Nehmen Sie sich die Zeit für sich! Es nützt auch Ihrem Angehörigen wenig, wenn Sie selbst an Ihre körperlichen oder psychischen Grenzen kommen.

Es gibt speziell für pflegende Angehörige entwickelte Angebote, die vielfach als hilfreich erlebt werden, weil man sich mit anderen Betroffenen in vergleichbarer Situation austauschen kann. Die Rahmenbedingungen können so gestaltet werden, dass auch die Demenzkranken nicht zu kurz kommen. Einige dieser Angebote werden auch von der Pflegeversicherung unterstützt.

Kraft tanken im Pflegealltag

Entlastung fängt schon im Alltag an. Verschaffen Sie sich am Tag Ihre kleinen Erholungspausen, sei es die gemütliche Tasse Tee auf dem Balkon oder 20 Minuten Musik hören oder lesen.

Ausreichend Schlaf ist wichtig, damit Sie die Pflege dauerhaft leisten können. Nutzen Sie deshalb Zeiten, in denen der Demenzkranke erwartungsgemäß ruhig ist, auch für Ihren eigenen Schlaf. Bedenken Sie: Aufräumen und Einkaufen können andere für Sie übernehmen, das Schlafen aber nicht. Wenn der Demenzkranke die Nacht zum Tag macht, versuchen Sie, den Demenzkranken tagsüber so auszulasten, dass er nachts besser schlafen kann (siehe S. 89). Bleibt es bei regelmäßigen nächtlichen Störungen, suchen Sie sich Hilfe, sodass Sie auch mal Nächte „frei" haben. Leiden Sie selbst unter Schlafstörungen, beraten Sie sich mit einem Arzt Ihres Vertrauens, wie Sie damit umgehen können. Eventuell helfen auch hier Entspannungstechniken, beispielsweise Übungen zur Entspannung der Muskulatur.

Versuchen Sie sich kleine Fluchten aus dem Pflegealltag zu ermöglichen, etwa durch das Stöbern in einer Fachzeitschrift oder den Spaziergang mit dem Hund. Nehmen Sie sich ein regelmäßiges Zeitfenster pro Tag und in der Woche vor, das für Sie reserviert ist.

Gönnen Sie sich etwas! Für Ihr eigenes Wohlbefinden ist es außerordentlich wichtig, dass Sie von der Pflege auch mal abschalten können. Nur wenn es Ihnen selbst gut geht, haben Sie die Kraft, sich um den Kranken zu kümmern. Alles, was für Sie Entspannung und Erholung bedeutet, nutzt deshalb auch dem Betroffenen.

Soziale Kontakte und eigene Interessen

Wer mit einem Demenzkranken zusammenlebt und sich intensiv um ihn kümmert, läuft Gefahr, seine eigenen sozialen Kontakte zu verlieren. Oft fängt es damit an, dass Einladungen von Freunden und die üblichen Gelegenheiten zum Ausgehen wie die wöchentliche Skatrunde nicht wahrgenommen werden. Die Begründung ist naheliegend: „Ich kann sie/ihn doch nicht allein zu Hause lassen." Wer allerdings ständig absagt, darf sich nicht wundern, dass irgendwann niemand mehr fragt, ob er Lust auf einen Besuch oder eine gemeinsame Unternehmung hat.

Im Anfangsstadium der Krankheit können Sie Ihren Angehörigen noch mitnehmen, und Sie sollten alte Gewohnheiten zum Ausgehen möglichst lange beibehalten. Später ist es meistens einfacher, wenn der Besuch zu Ihnen nach Hause kommt, am besten nicht zu viele Leute auf einmal. Informieren Sie Freunde und Nachbarn über die Krankheit und geben Sie ihnen Tipps, worauf sie im Umgang mit dem Kranken achten sollten (siehe S. 78f).

Haben Sie kein schlechtes Gewissen, wenn Sie Ihren Angehörigen auch mal allein lassen, um zumindest ausgewählte Kontakte aufrechtzuerhalten. Der monatliche Skatabend, der Yogakurs oder der Friseurbesuch sollte weiterhin zu Ihrem Programm gehören, solange Sie merken, dass Ihnen das guttut. Vielleicht gibt es innerhalb der Familie oder in der Nachbarschaft jemanden, den Ihr Angehöriger kennt und mag? Wenn sich niemand im Bekanntenkreis findet, um zwischenzeitlich die Betreuung zu übernehmen, fragen Sie bei Pflegediensten, Wohlfahrtsverbänden oder Kirchengemeinden nach einer Betreuungsperson, die den Kranken stundenweise zu Hause besucht. Probieren Sie es auch mal mit einer Tagespflege (siehe S. 142f) für Menschen mit Demenz.

Selbsthilfegruppen und Gesprächskreise

Es gibt Gefühle, die können diejenigen, die bestimmte Situationen nicht selbst erlebt haben, nur schwer nachempfinden. Beispielsweise die tagtäglichen nervenaufreibenden Probleme des Zusammenlebens mit einem demenzkranken Menschen oder die Selbstzweifel, wenn Sie sich entschieden haben, dass der Betroffene woanders besser versorgt ist als zu Hause. Für viele Menschen ist es hilfreich, über ihre Gefühle zu sprechen und Bestätigung für ihre Entscheidungen zu bekommen. Dies ermöglichen Selbsthilfegruppen oder Gesprächskreise für Angehörige von Demenzkranken.

Neben dem Gefühl „Du bist nicht allein" bietet der Kontakt zu anderen Angehörigen vieles mehr: In den Gruppen finden Menschen zusammen, die über einen großen Erfahrungsschatz verfügen. Hier tauschen sie Tipps zur Bewältigung kritischer Situationen oder Erfahrungsberichte über Ärzte und Therapeuten vor Ort aus. Da die meisten Gesprächskreise über viele Jahre bestehen, kann sich gegenseitiges Vertrauen und Verständnis entwickeln, das in Einzelgesprächen oft fehlt.

Viele örtliche Alzheimergesellschaften, Wohlfahrtsverbände oder Kirchengemeinden haben Gesprächskreise für pflegende Angehörige, teilweise speziell für Angehörige von Demenzkranken, ins Leben gerufen. Je nach räumlicher und organisatorischer Anbindung besteht manchmal die Möglichkeit, Ihren Angehörigen mitzubringen und während der Zeit des Gesprächskreises in der Einrichtung betreuen zu lassen. Oder eine ehrenamtliche Betreuung findet zu Hause statt (siehe S. 139f).

Gibt es bisher keine Angebote in Ihrer Nähe, können Sie auch selbst einen Gesprächskreis oder eine Selbsthilfegruppe gründen. Demenzkrankheiten sind so weit verbreitet, dass sich mithilfe einer Anzeige in der Zeitung oder im Internet eine Gruppe Gleichgesinnter finden lässt. Wer nachfragt, bekommt von Kirchengemeinden oder der Stadt eventuell unentgeltlich einen Gruppenraum zur Verfügung gestellt. Wichtig für das Gelingen einer Selbsthilfegruppe oder eines Gesprächskreises ist: Eine oder besser mehrere Personen müssen sich dafür verantwortlich fühlen, Termine festzulegen, Themen für die Treffen vorzubereiten und

Lösungen finden!

Sind Sie im Internet unterwegs? Auch dort können Sie sich austauschen. Es fehlt dann zwar der persönliche Kontakt, dafür ist die Gruppe potenzieller Mitwirkender aber umso größer. In sozialen Medien sind viele Organisationen vertreten, die sich mit Demenz beschäftigen, und mit wenigen Klicks können Sie eigene Gruppen installieren. In einem Blog können Sie Ihre Erfahrungen für andere zugänglich machen, und auch diverse Foren bieten Austauschmöglichkeiten. Betrachten Sie allerdings im Internet gefundene Informationen grundsätzlich kritisch und überlegen Sie bewusst, was Sie öffentlich machen wollen.

bei Bedarf auch Referenten einzuladen. Denn viele Gruppen brechen auseinander, wenn die verantwortliche Kraft ausscheidet.

→ Beratung zur Selbsthilfe

Die Nationale Informationsstelle zur Anregung und Unterstützung von Selbsthilfegruppen (NAKOS) gibt Tipps, wie man eine Selbsthilfegruppe gründen kann. Unter www.nakos.de finden Sie beispielsweise Informationen über bestehende Selbsthilfegruppen und konkrete Ratschläge zum Aufbau einer neuen Gruppe.

Urlaub für pflegende Angehörige

Die Pflege eines demenzkranken Menschen ist eine anstrengende Arbeit. Deshalb sollten Angehörige auch Urlaub von der Pflege machen. Die Pflegeversicherung sieht dafür spezielle Leistungen vor. Im Rahmen der Verhinderungspflege (siehe S. 186f) kann der Demenzkranke für eine gewisse Zeit von Laien oder Profis zu Hause oder in einer Pflegeeinrichtung betreut werden. Auch die Kurzzeitpflege (siehe S. 187) bietet Freiräume, die pflegende Angehörige zum Ausspannen nutzen sollten.

Gemeinsamer Urlaub

Sie wollen sich während eines Urlaubs lieber nicht von Ihrem Angehörigen trennen? Es gibt spezielle Urlaubsangebote für Menschen mit Demenz und ihre Angehörigen. Die Deutsche Alzheimer Gesellschaft hat auf ihrer Internetseite eine Liste mit solchen Angeboten in Deutschland, Europa und Thailand zusammengestellt. Alternativ zu solchen Spezialangeboten können Sie sich auch eine Pflegeeinrichtung am Urlaubsort suchen, in der Ihr Angehöriger tagsüber oder rund um die Uhr von Profis betreut wird, während Sie selbst im Hotel wohnen und sich eigene Unternehmungen gönnen können. Die Kosten für die Kurzzeit- oder Tagespflege werden teilweise durch die Pflegeversicherung übernommen.

✗ Plätze in der Kurzzeitpflege sind schnell ausgebucht. Insbesondere für die Urlaubszeit sollten Sie schon einige Monate im Voraus einen Platz reservieren. Der Aufenthalt in der Kurzzeitpflege und die damit verbundenen größeren Möglichkeiten der professionellen Betreuung können Störungen des Tag-Nacht-Rhythmus deutlich verbessern. Allerdings birgt der Ortswechsel immer auch das Risiko, dass sich die Demenz (zunächst) verschlimmert.

Netzwerk helfender Hände

Die Betreuung eines Demenzkranken zu Hause über längere Zeit gelingt nur zusammen mit anderen. Das können Laien und Profis sein.

Wenn Sie zu der Entscheidung gekommen sind, dass Sie es mit der Betreuung Ihres Angehörigen zu Hause versuchen wollen, überlegen Sie von Anfang an, wer welche Aufgaben übernehmen kann. Dort, wo die Betreuung eines Demenzkranken über lange Zeit gelingt, ist meistens ein ganzes Netzwerk von Helfern eingebunden. Warten Sie nicht, bis Sie selbst am Ende Ihrer Kräfte sind. Auch der Aufbau eines Hilfenetzes erfordert Zeit und Aufwand. Nicht jedes Hilfsangebot ist für jeden geeignet, manchmal muss man zum Beispiel verschiedene Dienstleister ausprobieren, bis der passende gefunden ist. Auch der Demenzkranke braucht Zeit, sich an andere Kontaktpersonen zu gewöhnen und sich von diesen helfen zu lassen. Haben Sie deshalb Geduld und lassen Sie Helfer immer mehrmals kommen, bevor Sie entscheiden, welche Hilfe Sie von wem schließlich annehmen wollen.

Auch wenn Ihr Angehöriger es vielleicht gern so hätte, vermeiden Sie von Anfang an, dass er nur auf Sie fixiert ist und nur Ihre Hilfe annimmt. Je weiter die Krankheit fortschreitet, desto schwieriger wird es meistens, neue Helfer zu integrieren.

Voraussetzungen, um helfen zu können

Für alle Helfer, die im Haushalt tätig sind, in dem der Betroffene wohnt, gilt, dass sie Erfahrungen im Umgang mit Demenzerkrankten haben sollten. Es muss nicht unbedingt eine aufwendige Ausbildung sein. Empathie in Verbindung mit ein paar wesentlichen Verhaltensstrategien reicht oft schon, um eine angenehme Atmosphäre zu schaffen. Je professioneller ein Dienstleister ist, desto eher sollten Sie aber darauf drängen, dass das Personal regelmäßig Fortbildungen zum Thema Demenz besucht und durch Fachkräfte angeleitet wird.

Achten Sie außerdem darauf, dass nicht zu viele verschiedene Personen ins Haus kommen. Vor allem am Anfang und in mittleren Krankheitsstadien können sich Demenzkranke vielleicht nicht an Namen, aber durchaus an bekannte Gesichter erinnern. Nur durch eine gewisse Kontinuität entwickelt sich dann das nötige Vertrauen.

Ehrenamtliche Helfer und Freunde

Eine wichtige Rolle spielt ein Netzwerk aus freiwilligen Helfern, das Sie in Eigenregie organisieren, beispielsweise Freunde, Nachbarn und Bekannte aus Selbsthilfegruppen oder Kirchengemeinden. Diese Helfer können Sie beispielsweise entlasten, indem sie das Einkaufen oder Tätigkeiten im Haushalt übernehmen. Sie können sich aber auch mit dem Demenzkranken beschäftigen, zum Beispiel mit ihm spazieren gehen, und so zur Entspannung der Versorgungssituation beitragen. Wenn Sie langjährige Bekannte dazu motivieren können, ab und an etwas Schönes gemeinsam mit dem Betroffenen zu unternehmen, kann das für alle Beteiligten sehr zufriedenstellend sein.

→ Informationen nutzen

Wenn Sie selbst keine Freiwilligen kennen oder finden, lohnt die Nachfrage in Kirchengemeinden, Nachbarschaftsvereinen, Alzheimergesellschaften oder auch in sozialen Medien.

Wer freiwillig hilft, freut sich trotzdem über eine kleine Aufmerksamkeit oder eine Entschädigung für seine Kosten. Wird die ehrenamtliche Hilfe über eine anerkannte gemeinnützige Organisation angeboten, können diese Aufwandsentschädigungen von bis zu 720 Euro pro Jahr steuerfrei an die Ehrenamtler auszahlen. Meistens wird dann ein kleiner Kostenbeitrag von den Nutzern erhoben. Zahlen Sie Geld aus der Verhinderungspflege (siehe S. 186) an einen Helfenden, ist dieses ebenfalls steuer- und sozialversicherungsfrei. In manchen Bundesländern können Sie auch Gelder aus dem Entlastungsbetrag der Pflegekasse an Nachbarschaftshelfer weitergeben. Klären Sie dafür aber vorher die individuellen Voraussetzungen mit der Pflegekasse.

Professionelle Betreuungsangebote
Neben privat organisierten Hilfen gibt es auch (semi-)professionelle Angebote für die Betreuung von Menschen mit Demenz. Es lässt sich grundsätzlich zwischen zwei Angebotsvarianten unterscheiden:

1. **Betreuung zu Hause.** Dabei wird je nach Bedarf mit dem Dienstleister ein

---

Ehrenamtliche Tätigkeit beruht immer auf Freiwilligkeit. Diese Hilfen lassen sich nicht so fest planen wie professionelle Dienstleistungen, obwohl es auch über lange Zeit stabile Hilfekonstellationen geben kann. Sie sind vor allem geeignet, wenn Sie punktuelle Entlastung benötigen. Auf Ausfälle zum Beispiel aufgrund von Krankheit müssen Sie sich einstellen. Der Einsatz von Ehrenamtlichen erfordert ein größeres Maß an Kooperationsbereitschaft von allen Beteiligten.

Zeitraum (meist einige Stunden) festgelegt, in dem die Betreuungskraft in die Wohnung des Demenzkranken kommt.

2. **Gruppenangebote in Einrichtungen.** Diese finden in regelmäßigen Abständen statt, je nach Anbieter mehrmals wöchentlich oder auch nur einmal pro Monat. Manche bieten einen Fahrdienst an, der die Gäste zu Hause abholt und wieder zurückbringt.

Betreuungsdienste sind besonders geeignet, wenn Sie als Pflegeperson für eine gewisse Zeit Entlastung benötigen. Stundenweise Betreuung in der Wohnung erlaubt es Ihnen, etwas außerhalb der Wohnung zu unternehmen. Betreuungsangebote in Gruppen bieten Gelegenheit, zu Hause auszuspannen oder dort in Ruhe etwas zu erledigen. Beachten Sie, dass Gruppenangebote nicht so flexibel planbar sind wie die stundenweise Betreuung. Zu festgelegten Zeiten muss der Betroffene das Haus verlassen, was manchmal schwer mit der aktuellen Verfassung in Einklang zu bringen ist.

Damit diese Betreuungsangebote mit Geldern der Pflegekassen finanziert werden können, müssen die Anbieter eine Zulassung haben, entweder als Pflegedienst oder als spezieller Betreuungsdienstleister. Letztere sind in der Regel angebunden an Institutionen wie Alzheimergesellschaften, Wohlfahrtsverbände oder kleinere Initiativen. Sie müssen sicherstellen, dass die Betreuungskräfte Schulungen zum Umgang mit demenzkranken Menschen erhalten haben, ein internes Qualitätsmanagement nachweisen und bei Bedarf Fachpersonal als Ansprechpartner stellen.

Die Preise für Betreuungsdienstleistungen unterscheiden sich so stark wie die Angebote. Gruppenangebote, die durch ehrenamtliche Kräfte betreut werden, gibt es schon für 5 bis 10 Euro pro Stunde, zuzüglich eventueller Kosten für Fahrdienst, Mahlzeiten oder Bastelmaterial. Stundenweise Einzelbetreuung zu Hause durch geschultes Personal kostet schnell 25 Euro und mehr. Dafür können diese Angebote aber aus den verschiedenen Töpfen der Pflegeversicherung refinanziert werden (siehe S. 181ff).

Ambulante Pflegedienste

Von den Kassen zugelassene Pflegedienste bieten ein breites Spektrum von Pflege- und Betreuungsdienstleistungen an. Die meisten von ihnen haben einen Vertrag mit den Krankenkassen und dürfen häusliche Krankenpflege, etwa die Gabe von Medikamenten, das Anlegen von Verbänden oder die Versorgung von Wunden, übernehmen, soweit ein Arzt hierfür ein Rezept ausgestellt hat.

Pflegedienste sind besonders geeignet, wenn Sie professionelle und zuverlässige Hilfe bei der Pflege benötigen. Das ist insbesondere dann der Fall, wenn der Demenzpatient anstelle eines Klinikaufenthalts oder nach einer Zeit im Krankenhaus der medizinischen oder psychiatrischen Fachpflege bedarf. Pflegedienste bieten durch eine „neutrale" Pflegekraft auch Entlastung, wenn es bei der Körperpflege zu Spannungen zwischen Angehörigen und Pflegebedürftigen kommt. Viele Pflegedienste haben darüber hinaus auch Betreuungsangebote und Haushaltshilfe im Programm.

Psychiatrische Behandlungspflege

Einzelne Pflegedienste verfügen über eine Zulassung der Krankenkassen für psychiatrische Behandlungspflege. Sie unterstützen mit geschultem Fachpersonal Betroffene und Angehörige in der häuslichen Umgebung, mit dem Ziel, einen Krankenhausaufenthalt oder die Einweisung in eine psychiatrische Klinik in einer akuten Krisensituation zu vermeiden. Auch bei Pflegebedürftigen mit Demenz kann dies eine große Hilfe sein, insbesondere wenn Konflikte zu eskalieren drohen. Voraussetzung ist aber die Verordnung durch einen Facharzt.

→ Unterstützung von der Pflegekasse

Pflegedienste haben einen Versorgungsvertrag mit den Pflegekassen, der sie einerseits zur Einhaltung von Qualitätsstandards verpflichtet und ihnen andererseits die Möglichkeit bietet, Leistungen der Körperpflege und in vielen Bundesländern auch Betreuungs- und hauswirtschaftliche Leistungen über die Pflegeversicherung abzurechnen. Je nach Landesregelung werden diese Leistungen in Modulen oder Leistungskomplexen berechnet, manchmal auch nach Zeiteinheiten. Erkundigen Sie sich bei Ihrer Pflegekasse nach Pflegediensten vor Ort und deren Preisen. Zugelassene ambulante Pflegedienste werden häufig von privaten Trägern, aber auch von den Wohlfahrtsverbänden und manchen Kommunen angeboten.

Hauswirtschaftliche Hilfen

Es ist verständlich, dass Sie die wenige freie Zeit, die Ihnen neben der täglichen Betreuung des Demenzkranken und eventuell einer Berufstätigkeit bleibt, nicht mit Hausarbeit verbringen wollen. Eine Haushaltshilfe kann hier eine sinnvolle Entlastung darstellen.

Auf dem Feld der Haushaltsdienstleistungen tummeln sich zahlreiche Anbieter. Manche sind spezialisiert, etwa auf Fensterputzen oder Gartenarbeit. Andere machen alles, was anfällt und der Kunde beauftragt. Es gibt Wohlfahrtsverbände, die sogenannte Mobile Soziale Dienste betreiben, oft mit einem breiten Angebotsspektrum, das sie kostengünstig mit Freiwilligen, geringfügig Beschäftigten oder ehrenamtlichen Kräften abdecken. Einige Städte haben im Rahmen von Arbeitsförderungsmaßnahmen Dienstleistungspools aufgebaut, in denen Langzeitarbeitslose eine neue Beschäftigung finden. Daneben bieten kommerzielle Firmen wie Reinigungsunternehmen sowie immer mehr Selbstständige ihre Dienste für den Haushalt an. Die Kosten unterscheiden sich stark – je nach Art und Umfang der Dienstleistung. Erkundigen Sie sich bei den potenziellen Dienstleistern vor Ort oder studieren Sie Zeitungsinserate.

Tagespflege

Wenn Ihr Angehöriger tagsüber nicht allein bleiben kann und weder Sie noch eine Person aus dem Umfeld Zeit hat, ihn zu betreuen, ist eine Tagespflege oft die beste Lösung. Doch selbst wenn Sie auch tagsüber grundsätzlich verfügbar sind, verschaffen Ihnen die regelmäßigen Besuche Ihres Angehörigen in der Tagespflege Freiräume, in denen Sie Kraft für seine weitere Begleitung schöpfen können. Schon ein bis zwei Besuche pro Woche reichen für diesen Effekt meist aus.

In der Tagespflege werden pflegebedürftige Menschen über einen Zeitraum von sechs bis acht Stunden, in manchen Bundesländern auch halbtags, in Gruppen von etwa zwölf bis 20 Personen versorgt. Kern der Tagespflege ist eine sinnvolle Alltagsgestaltung, die den Pflegebedürftigen Freude bringt und sie dabei unterstützt, ihre eigenen Fähigkeiten so lange wie möglich aufrechtzuerhalten. Auf dem Programm stehen deshalb beispielsweise Gymnastik, Gedächtnistraining, Spiele, Singen, aber auch die Vorbereitung gemeinsamer Mahlzeiten oder Gartenarbeit. Soweit nötig, muss die Tagespflege auch Hilfestellung bei der Körperpflege leisten, jedoch sollte die grundlegende Körperpflege möglichst vor oder nach dem Besuch der Tagespflege zu Hause stattfinden.

Je nach den gesetzlichen und vertraglichen Rahmenbedingungen wird Tagespflege teilweise direkt an vollstationäre Pflegeheime angebunden und durch private oder wohlfahrtliche Träger angeboten. Sofern Sie die Gelegenheit haben, sollten Sie aber nach Einrichtungen suchen, die sich auf das Angebot der Tagespflege spezialisiert haben und sich besonders auf die Bedürfnisse der

Lösungen finden!

Steuern sparen Die Kosten für Haushaltshilfen müssen in der Regel komplett privat finanziert werden. Nutzen Sie jedoch die Möglichkeit, sie als haushaltsnahe Dienstleistung von der Steuer abzusetzen. Den Steuerbonus gibt es aber nur, wenn die Kosten durch Vorlage einer Rechnung und eines Belegs über die Zahlung auf das Konto des Empfängers nachgewiesen werden können. Heben Sie also sämtliche Belege gut auf und informieren Sie sich gegebenenfalls bei einem Steuerberater.

Tagesgäste einstellen können. Einige Tagespflegen sind ganz auf die Betreuung Demenzkranker ausgerichtet oder haben an einzelnen Tagen Angebote speziell für Menschen mit Demenz.

Die Kosten für Tagespflege werden teilweise über die Pflegekasse finanziert. Darüber hinaus müssen Sie aber immer mit einem Eigenanteil für Essen, Betriebs- und Gebäudekosten, teilweise auch den Fahrdienst, rechnen. Die Berechnungsmodalitäten sind hier je Bundesland sehr unterschiedlich. Jedoch müssen Sie mit einem Eigenanteil von etwa 20 Euro je Tag rechnen. Genauere Informationen erhalten Sie direkt bei der Tagespflegeeinrichtung oder bei der Pflegekasse des Betroffenen.

→ Die Sicht Ihres Angehörigen

Für den Betroffenen selbst kann der Aufenthalt in der Tagespflege eine willkommene Abwechslung darstellen. Geselligkeit, Ansprache und Beschäftigung kommen seinen Bedürfnissen entgegen. Allerdings gibt es auch Demenzkranke, die trotz einer Eingewöhnungszeit mit dem Wechsel von Ort und Personal nicht gut zurechtkommen. Für sie eignen sich Pflege- und Betreuungsangebote zu Hause besser. Um herauszufinden, ob es Ihrem Angehörigen in der Tagespflege gefällt, sollten Sie einen Versuch wagen – am besten über mehrere Wochen.

Wenn der Gast die Einrichtung verlassen will, kommen Tagespflegen an ihre Grenzen, da es grundsätzlich offene Angebote sind. Wenn diese Gefahr bei Ihrem Angehörigen besteht, ist es besonders wichtig, dass Sie erreichbar sind und ihn bei Bedarf zeitnah abholen können.

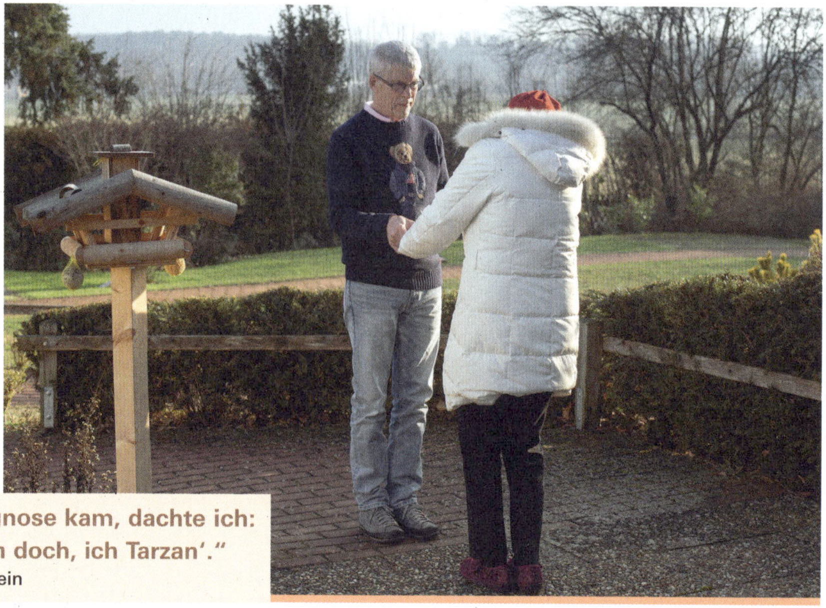

„Als die Diagnose kam, dachte ich: ‚Das pack ich doch, ich Tarzan'."
Manfred Dennerlein

„Ich bin viele Risiken eingegangen."

Die Geschichte von Gisela Albig und Manfred Dennerlein

Als die erfahrene Freizeitsportlerin Gisela Albig beim Joggen die Richtung zum Chiemsee verwechselt, muss sich ihr Lebenspartner Manfred Dennerlein einer unangenehmen Wahrheit stellen: „Als ich sie darauf hinwies, sagte sie ‚nein, wir müssen links rüber'. Da ist mir aufgefallen, hoppla, da stimmt mit der Orientierung was nicht!" Gisela konnte bis dahin als leidenschaftliche Bergsteigerin mit Karten umgehen und kannte Klettersteige auswendig. Zu dieser Zeit, Ende 2010, befindet sie sich zu einer Behandlung in einer Klinik am Chiemsee.

Die 58-jährige Betriebswirtin und Teamleiterin in einem großen Unternehmen hat bereits seit zwei Jahren gesundheitliche Probleme: Wortfindungsstörungen, Magenschmerzen bis zur Erschöpfung, Versagensängste, Hustenreiz, Sprachschwierigkeiten usw. Zahlreiche Untersuchungen von Fachärzten hatten nichts Auffälliges ergeben. Eine Demenz war zu 99 Prozent ausgeschlossen worden. Die behandelnde Neurologin empfahl deshalb einen Aufenthalt in der Klinik mit dem Befund „Erschöpfungsdepression und aphasische Störung unklarer Genese". Im Januar 2011 wird sie schließlich mit der Diagnose „Verdacht auf Beginn einer frontotemporalen Demenz" entlassen.

Viel Sport trotz Diagnose

Das sportliche Paar lässt sich davon zunächst wenig beeindrucken. Noch im September nehmen sie am Berliner Marathon teil. Gisela kommt als 71. von 366 Teilnehmerinnen der Altersklasse ab 55 mit einer Zeit von vier Stunden und 16 Minuten an. Das Problem war nur, dass sie sich nicht mehr an den ausgemachten Treffpunkt er-

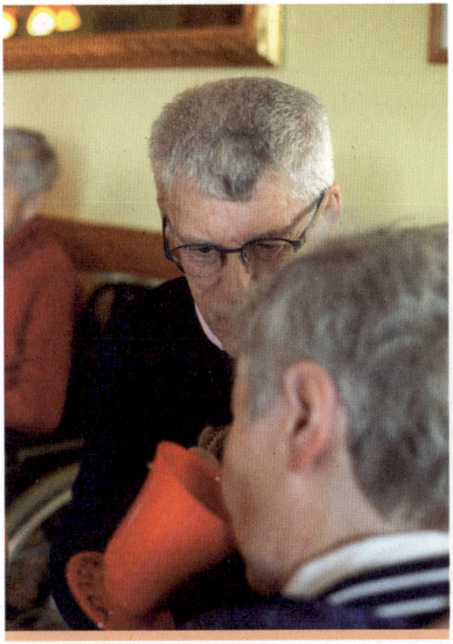

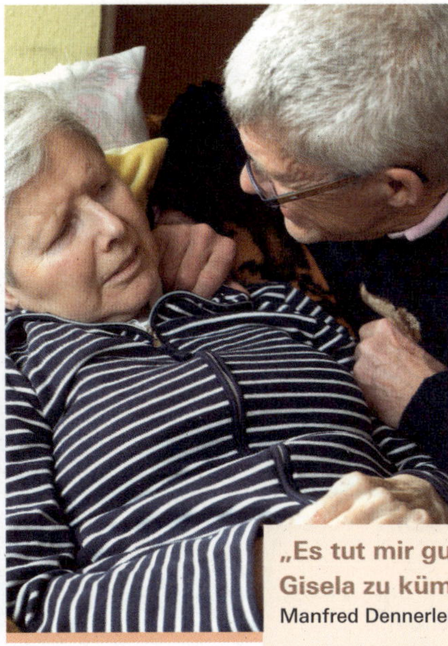

„Es tut mir gut, mich um Gisela zu kümmern."
Manfred Dennerlein

innern konnte. Zwischen 40 000 Teilnehmenden hat Manfred sie irgendwann gefunden. „Da war ich noch so egoistisch, nicht mit ihr zusammen zu laufen, weil ich ja etwas schneller war", erzählt der ehemalige Ironman-Teilnehmer. „Ich wollte das alles einfach nicht wahrhaben." Beide liebten schon immer Radfahren, Klettern und Bergsteigen, Marathon und sogar Triathlon.

Manfred schafft Fahrräder mit anspruchsvoller Nabenschaltung an, die das Schalten einfacher machen. Mit diesen fahren sie bis nach Meran. Die Pausen nutzt er, um heimlich den passenden Gang an Giselas Fahrrad einzulegen. Sie unternehmen Skitouren, für die sie viel Hilfe beim Rucksackpacken benötigt. Denn statt warmer Kleidung und Mützen wählt sie Sommerkleidung, die von Manfred vorbereiteten, passenden Stücke wirft sie wütend in die Zimmerecke. „War das stressig", erzählt Manfred kopfschüttelnd. Bei einer Reise nach Capo Vaticano in Kalabrien, wohin Manfred noch ein letztes Mal mit ihr fährt, weil es ihr dort immer besonders gut gefallen hatte, ist Gisela in der Dämmerung verschwunden. Der Hotelier des Nachbarhotels entdeckt sie irgendwann auf seinem Dach. Noch immer lachend und fassungslos erinnert sich Manfred: „Sie war schon auf dem Biancograt in den Graubündner Alpen, da machte ihr doch so ein lächerliches Dach nichts aus!" Bei einer Bergtour im Taubensteingebiet oberhalb des Spitzingsees nehmen Manfred und mitreisende Freunde Gisela in die Mitte. Mitten am Klettersteig verlässt Gisela plötzlich das vorgegebene Seil. „Da habe ich gewusst, es geht nicht mehr. Ich bin immer an die Grenzen gegangen", gibt Manfred zu. „Aber ich wollte uns die Lebensqualität erhalten. Es ist lange gut gegangen!"

38 Gründe, warum Giselas Leben lebenswert ist

2013 erhält Gisela die Pflegestufe I. Vieles geht nun nicht mehr wie früher, Manfred

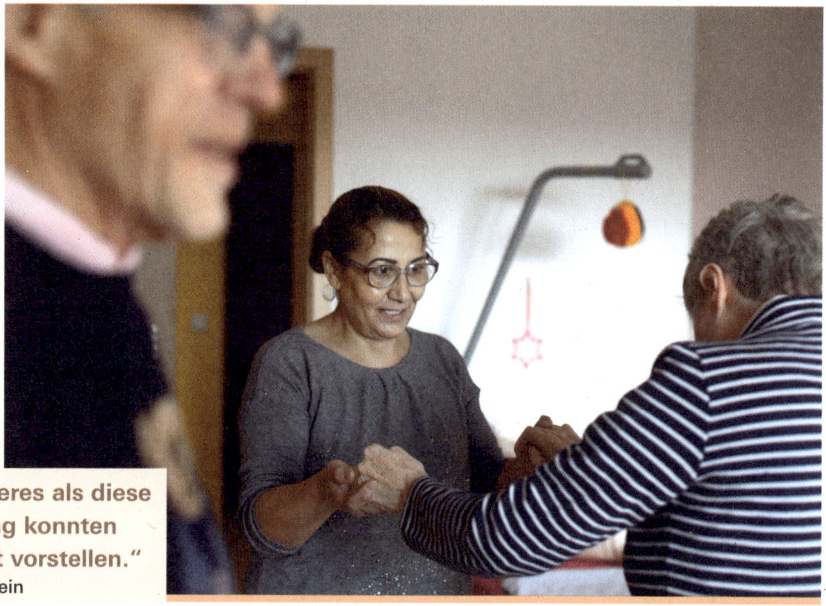

„Etwas Besseres als diese Unterstützung konnten wir uns nicht vorstellen."
Manfred Dennerlein

muss ihr Grenzen setzen. Vielleicht mit ein Grund dafür, dass sie im Januar 2014 droht, sich von ihrem Balkon zu stürzen. „Sie war mir bitterböse, weil ihr einfach die Krankheitseinsicht fehlte." Manfred schreibt eine Liste mit 38 Dingen, die das Leben seiner Partnerin lebenswert machen, darunter: „Ich esse mit Genuss, ich habe gute Freunde und eine liebe Familie, meine selbst verdiente Wohnung gefällt mir sehr, ich koche und ich tanze gerne." Diesen Zettel liest Manfred nun regelmäßig Gisela vor. „Ich habe versucht, sie wieder aufzubauen!"

Mittlerweile braucht Gisela eine 24-stündige Betreuung. Eine polnische Pflegekraft zieht bei ihr ein, da Manfred es alleine nicht mehr schafft. „Als die Diagnose kam, dachte ich: ‚Das pack ich doch, ich Tarzan', aber dann kommt die Machtlosigkeit, man weiß nicht mehr, was man tun soll!" Er habe sich viel Hilfe bei der Beratungsstelle für pflegende Angehörige demenzkranker Menschen geholt, Vorträge angehört, Hilfe von Freunden erbeten. „Ich habe es immer geschafft, jemanden um Gisela herum zu organisieren, aber am liebsten habe ich es selber gemacht." Gisela lässt die Badewanne überlaufen, vergisst, den Herd auszumachen, läuft weg und muss mithilfe der Polizei gesucht werden. „Man konnte sie einfach nicht mehr am Weglaufen hindern." Deswegen will die Betreuerin aufgeben, die Verantwortung wird ihr zu groß. Man findet eine Tagespflege, doch auch dort kann ihre Betreuung nicht mehr sichergestellt werden. Sie erhält nun Pflegestufe II und kommt in ein Pflegeheim.

Selbstbestimmte Demenz-Wohngemeinschaft erweist sich als Segen

Dann wird ein Zimmer in der Wohngemeinschaft Demenzkranker in Oberasbach bei Fürth frei. Geführt wird sie von einem 12-köpfigen Gremium, das aus je einem Angehörigen der Bewohner besteht. Gisela zieht dorthin. Es herrscht eine ruhige und

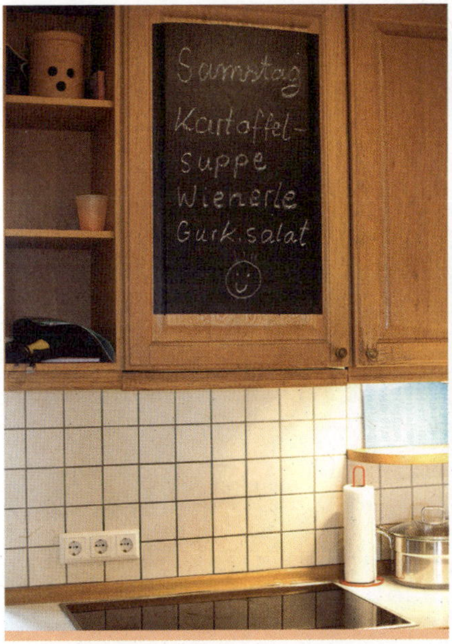

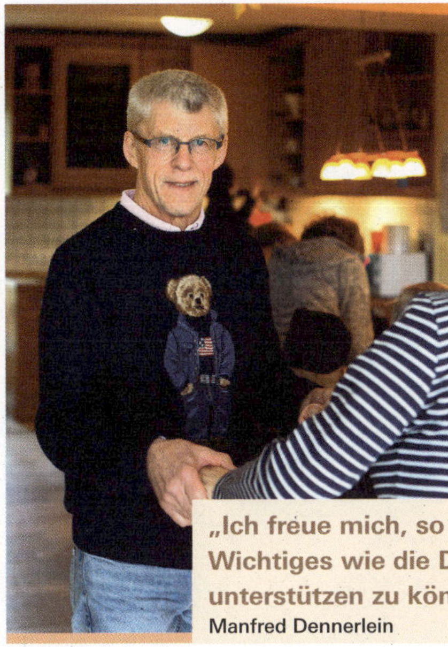

„Ich freue mich, so etwas Wichtiges wie die Demenz-WG unterstützen zu können."
Manfred Dennerlein

wohnliche Atmosphäre. Schnell scheint sich ihr Zustand merklich zu bessern. Sie isst und trinkt, schläft viel, ihr Gang ist aufrechter. Manfred notiert sich in ihrer Krankengeschichte: „Etwas Besseres als die WG sehen wir weit und breit nicht!" Nach zweieinhalb Wochen geht es Gisela den Umständen entsprechend gut. Pflegeleiterin Antje Reinwald, über die Manfred sehr froh ist, nennt sie „unseren Sonnenschein". Als er das erzählt, versagt ihm kurz die Stimme. Er ist froh über den äußerst geduldigen und liebevollen Umgang des Personals. Wenn Gisela nachts herumgeistert, kocht man ihr Tee oder liest ihr vor. „Das wäre in einem Heim unmöglich", ist Manfred sicher.

„Mein Leben ist bunter geworden"

Gisela baut krankheitsbedingt ab, mal isst sie besser, mal schlechter, mal brummt oder schreit sie. Manfred ist täglich, manchmal zweimal am Tag, in der WG, frühstückt dort gemeinsam mit ihr und püriert ihr das Müsli oder geht mit ihr zum nahegelegenen Café. Trotz Erstickungsgefahr gibt er ihr immer wieder auch feste Nahrung. „Ein letztes bisschen Lebensqualität soll sie haben, das Risiko gehe ich ein!" Auch die Familie Giselas, zu der Manfred ein sehr vertrauensvolles Verhältnis hat, besucht sie regelmäßig. In der Betreuungsvollmacht teilen sich Manfred und Giselas Bruder wichtige Entscheidungen. „Es tut mir gut, zu wissen, ich bin nicht ganz alleine für sie verantwortlich."

Um dem Stress etwas entgegenzuhalten, holt er sich, was er braucht. „Ich habe immer was vor, ich spiele Tennis, Tischtennis, gehe schwimmen, dann ins Café und genieße eine Sahnetorte." In diesem Winter wird er noch ein paar Skitouren machen, später eine Fahrradtour durch Kalabrien und nach Meran. „Mein Leben ist bunter geworden. Ich merke, dass es mir guttut, mich noch um Gisela kümmern zu können und mit dem Engagement für die Demenz-WG auch so etwas Wichtiges zu unterstützen."

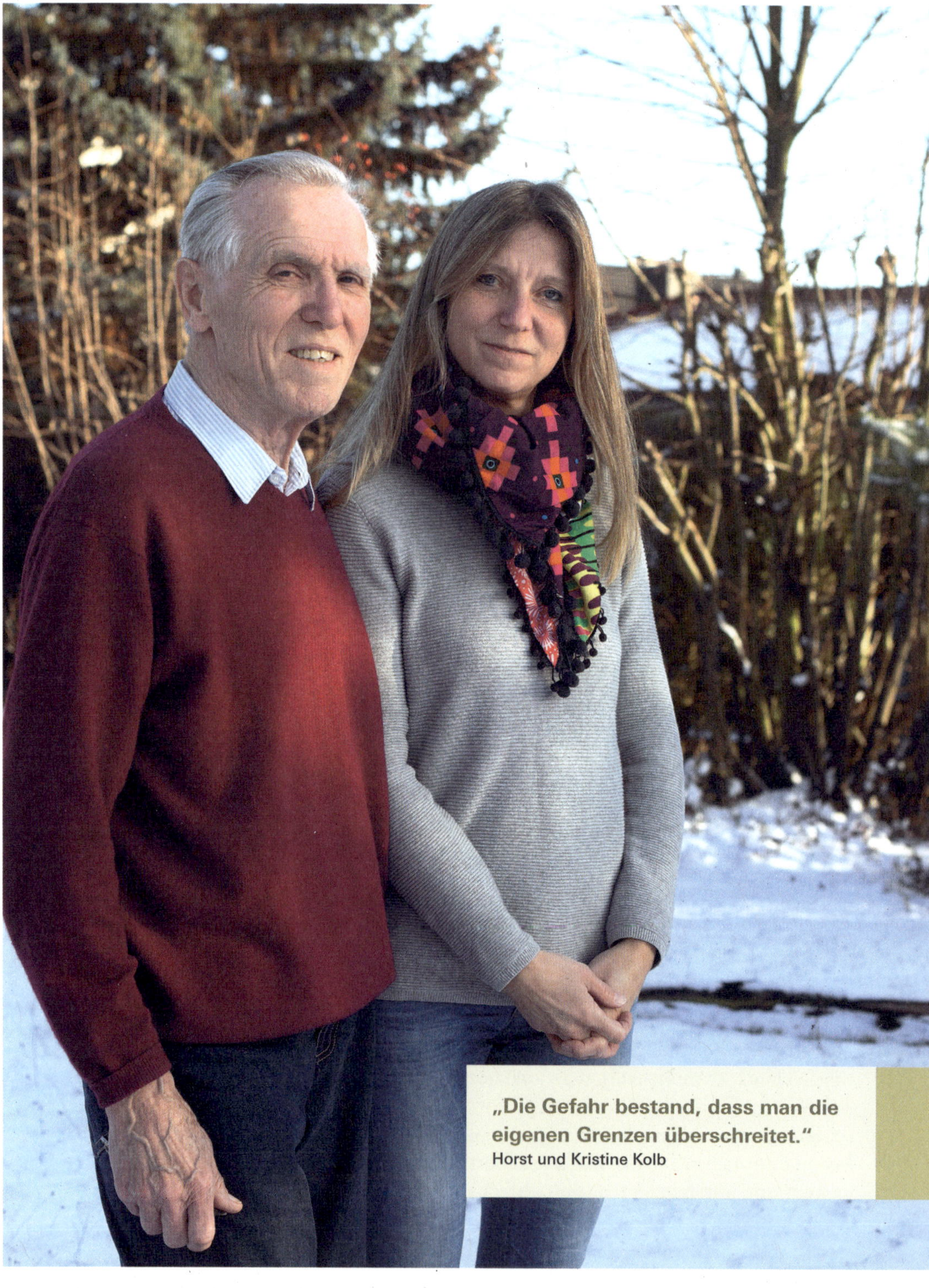

„Die Gefahr bestand, dass man die eigenen Grenzen überschreitet."
Horst und Kristine Kolb

Abschied zu Lebzeiten

Abschiednehmen heißt Loslassen. Loslassen von der Persönlichkeit und von der Person des Angehörigen und auch Loslassen von den bisherigen Plänen für das eigene Leben.

Das Abschiednehmen ist für diejenigen, die einen Demenzerkrankten begleiten, ein Prozess, der über viele Jahre verläuft. Schon die Diagnose der Demenz setzt bei vielen Betroffenen und Angehörigen den Prozess von Abschied und Trauer in Gang. Es geht um den Verlust der Persönlichkeit, der Rolle des Elternteils oder des langjährigen Partners. Es geht aber auch um den immer wieder erlebten Verlust von vielen lieb gewonnenen Facetten des Betroffenen, etwa seiner Fähigkeit zu Witz und Ironie. Bei Pflegenden geht es vielleicht auch um den Verlust der eigenen Selbstbestimmung, weil sie ihre Bedürfnisse zugunsten des Kranken hintanstellen. Gerade weil die Zeit des Trauerns lang ist, lassen viele Angehörige für sich selbst nicht zu, dass sie Trauer empfinden. Gefühle wie Schuld, Zorn, Traurigkeit oder Versagensängste lassen sich aber nicht einfach ausschalten. Angehörige von Menschen mit Demenz sollten deshalb Räume finden, in denen sie ihre eigene Trauer zulassen können.

Der Tod des Demenzkranken wird von Angehörigen sehr unterschiedlich empfunden. Für manche ist es eher Erleichterung, dass sich ein schwieriger Weg dem Ende nähert. Die anderen trifft die Endgültigkeit des Todes mit großer Intensität. Häufig erleben Angehörige beide Gefühle, was den Umgang damit besonders schwierig macht.

Auch hier gilt für Sie, dass Sie Ihre Gefühle zulassen und nicht zögern sollten, sich professionelle Hilfe zur Gestaltung des Trauerprozesses zu holen, damit Sie danach Ihr eigenes Leben wieder in die Hand nehmen können.

Unsere heutige Gesellschaft hat teilweise verlernt, mit Trauer umzugehen und dafür auch Raum zu lassen. Stattdessen soll alles effizient und reibungslos ablaufen. Die Menschen sollen möglichst störungsfrei im Job und im Alltag funktionieren. Selbst bei einem großen persönlichen Verlust steht die Erwartung im Vordergrund, dass möglichst schnell wieder alles wie vorher ist. Deshalb ist es nicht einfach, für sich selbst zu akzeptieren, dass das Abschiednehmen Zeit braucht, für den einen mehr, für den anderen weniger. Nicht immer gibt es dafür Verständnis von anderen, aber seien Sie sicher, dass es Ihnen auf lange Sicht guttut, Ihre Trauer und den Abschied zu verarbeiten. So wird es möglich, dass Sie am darauffolgenden Lebensabschnitt Freude haben und neue Herausforderungen annehmen können.

Abschied auf Raten

Wenn Sie einen Menschen mit Demenz begleiten, ist der Prozess des Trauerns eine besondere Herausforderung, weil immer wieder neue Abschiede zu bewältigen sind.

Im Laufe einer Demenzerkrankung heißt es immer wieder Abschied nehmen. Abschied von der bisherigen Lebensplanung, Abschied von einer geliebten Persönlichkeit, Abschied von familiären Rollen und Zusammenhängen, Abschied von Erinnerungen und im weiteren Krankheitsverlauf Abschied von Selbstständigkeit. Deshalb ist auch immer wieder die Rede vom „Tod auf Raten", wenn von einer Demenzerkrankung gesprochen wird. Und es ist tatsächlich so, dass sowohl die Betroffenen selbst als auch die Angehörigen immer wieder mit Verlusten aufgrund der demenziellen Erkrankung fertig werden müssen.

Stationen des Abschieds

Welche Situationen Sie selbst oder Ihr demenziell erkrankter Angehöriger als besonders verlustreich erleben, hängt sehr von der Persönlichkeit, aber auch von den allgemeinen Umständen ab. Einige einschnei-

Menschen, die bereits in relativ jungen Jahren an einer Demenz erkranken, trifft es besonders hart. Sie müssen sich plötzlich darüber Gedanken machen, wie es mit der Berufstätigkeit weitergehen soll und wie die minderjährigen Kinder versorgt werden können. Hinzu kommt die Sorge, dass der Partner vielleicht nicht bereit ist, diesen Weg mitzugehen. Betroffene und ihre Angehörigen sollten sich in dieser Situation keinesfalls scheuen, sich seelischen Beistand zu holen.

dende Erfahrungen machen jedoch fast alle Betroffenen im Verlauf einer Demenzerkrankung.

1. **Diagnose Demenz.** Die Diagnose, ausgesprochen vom Arzt oder schwarz auf weiß in einem Gutachten, macht plötzlich real, was bisher nur eine schlimme Vermutung war. Sowohl für die Betroffenen als auch für ihre Angehörigen ist das häufig ein Schock, der quasi das Ende des bisherigen Lebens markiert.
2. **Veränderung der Lebensplanung.** Weder die Demenzpatienten noch ihre Angehörigen hatten in ihrer Lebensplanung vorgesehen, die nächsten zehn oder mehr Jahre an der Entwicklung einer degenerativen Krankheit auszurichten. Die Demenz betrifft dabei immer auch die Lebensplanung derjenigen, die sich auf die Begleitung eines Demenzerkrankten einlassen wollen und vielleicht auch mit ihm zusammenleben.
3. **Verlust der Erinnerungen.** Im Verlauf der Demenz verlieren die Betroffenen häufig schon sehr früh ihr Kurzzeitgedächtnis. Nach und nach verblassen aber auch länger zurückliegende Erinnerungen. Es ist für die Betroffenen schmerzlich, wenn sie bemerken müssen, dass sie sich auch an wichtige Dinge, etwa die Geburt des Enkelkindes, nicht mehr erinnern. Genauso schwierig ist es oft für die Angehörigen, wenn beispielsweise Gespräche über gemeinsam erlebte schöne Stunden nicht mehr möglich sind.
4. **Verlust der Persönlichkeit.** Wenn die Demenz weiter fortschreitet, verändert sie auch die Persönlichkeit. Vieles, was den Charakter einer Person ausmacht, braucht Fähigkeiten wie Verstehen und Sprache, die durch die Demenzerkrankung schon früh beeinträchtigt sind. Auch Rollenbilder ändern sich, weil der früher gleichberechtigte Partner oder fürsorgende Elternteil im Laufe der Zeit immer hilfebedürftiger wird. Am

Ende der Krankheit erkennen die Betroffenen sich teilweise selbst nicht mehr im Spiegel und können auch nahe Angehörige, die sich regelmäßig kümmern, nicht mehr erkennen, was für diese schwer zu akzeptieren ist.

5. **Verlust der Sprache und körperlichen Fähigkeiten.** Je nach Art der Demenzerkrankung geht relativ früh die Fähigkeit zur Sprache und damit ein wesentliches Ausdrucksmittel verloren. Dies hat häufig auch die deutliche Abnahme sozialer Kontakte und eine größere Abhängigkeit von nahen Bezugspersonen zur Folge. Im Verlauf der Krankheit verschwinden dann auch nach und nach weitere körperliche Fähigkeiten. Damit werden der Verlust der Selbstständigkeit und die Abhängigkeit von anderen immer größer. Nicht alle Beziehungen können das aushalten.
6. **Umzug ins Heim.** Sowohl für die Betroffenen als auch viele Angehörige markiert der Umzug ins Heim in einer späteren Krankheitsphase den „Anfang vom Ende". Deshalb ist dieser Moment mit vielen negativen Gefühlen besetzt.
7. **Sterben und Tod.** Auch wenn der Tod am Ende einer Demenzerkrankung vorhersehbar ist, ist dies doch noch einmal ein einschneidendes Erlebnis, dass für Angehörige traumatisch sein kann.

Prozess der Trauer

Der Tod eines geliebten Menschen ist für die Angehörigen eine traumatische Erfahrung. Der sich daran anschließende Prozess des Abschiednehmens und der Trauer verläuft über verschiedene Phasen, die mehr oder weniger intensiv erlebt werden können. Dabei trauert jeder anders. Trauerbegleiter haben beispielsweise festgestellt, dass es Unterschiede zwischen Männern und Frauen gibt. Im Falle einer Demenzerkrankung spielt das Trauern eine zentrale Rolle.

→ Trauern bei Demenz

Das Besondere an der Begleitung von Menschen mit Demenz ist, dass es im Verlauf der Krankheit immer wieder zu „kleinen Abschieden" kommt, die von allen Betroffenen verarbeitet werden müssen. Häufig bleibt jedoch keine Zeit, den Trauerprozess abzuschließen, weil sich, während man noch mit dem Bewältigen des einen Verlusts beschäftigt ist, bereits ein neues Ereignis und die Erkenntnis eines erneuten Abschiednehmens eingestellt hat. Die Demenzerkrankung Ihres Angehörigen kann daher für Sie eine besondere seelische Belastung sein, da Sie mit widersprüchlichen Gefühlen und wechselnden, vielleicht auch parallel verlaufenden Phasen der Trauer umgehen müssen.

Die Schweizer Psychologin Verena Kast hat ein Modell zum Trauerprozess entwickelt, das sich sehr gut auf die vielen erlebten Verluste bei der Begleitung eines Demenzerkrankten übertragen lässt. Ihr individuelles Erleben wird wahrscheinlich dennoch anders sein als das, was die Wissenschaft beschreibt. Es gibt auch keine zwingende Reihenfolge der Phasen. Vielleicht erkennen Sie sich aber doch in einigen Situationen wieder, sodass Sie Ihr eigenes Handeln und Ihre Gefühle besser verstehen können. Und bedenken Sie: Auch der Demenzkranke selbst muss mit der Trauer um seine Verluste umgehen und auch er wird manches vielleicht anders empfinden als Sie.

Nicht wahrhaben wollen

Der Tod ist etwas Endgültiges. Bis die Gewissheit darüber „ankommt", kann es Stunden, vielleicht auch Tage oder Wochen dauern. Dieses schockierende Erlebnis kann dazu führen, dass Menschen erstarren oder apathisch werden, andere geraten außer Kontrolle. Auch körperliche Reaktionen wie Übelkeit und Erbrechen, Unruhe oder Schwitzen sind möglich.

Dies können Sie auf einschneidende Ereignisse im Verlauf der Demenzerkrankung übertragen, etwa den Tag der Diagnose der Demenz oder den Tag, an dem Ihr Angehöriger Sie das erste Mal nicht mehr erkannt hat. Vielleicht ging es Ihnen bereits ähnlich. Selbst wenn Sie oder der Betroffene ahnen, dass die Diagnose der Demenz oder der Tag des Umzugs in ein Heim kommen wird, bleibt der Schock, wenn der Arzt das Wort Alzheimer ausspricht oder wenn der Heimvertrag unterschrieben wird.

Hinzu kommt, dass kaum jemand so eine unangenehme Situation herbeiführen möchte. Unsere Psyche findet immer wieder Möglichkeiten, uns einzureden, dass es vielleicht doch nicht so schlimm oder nur ein vorübergehender Zustand ist. Es ist also völlig normal, wenn sowohl Sie als auch der Betroffene viele Gründe finden, um den endgültigen Schritt, etwa zum Arzt, hinauszuzögern, vielleicht auch als unsinnig abzutun. Stattdessen wird „nach außen" gerne vermittelt, dass alles in Ordnung sei, und es wird mit viel Kraftaufwand eine Fassade aufrechterhalten.

Aufbrechende Emotionen

Wenn der Geist die Endgültigkeit eines Abschieds verstanden hat, kommen meistens Empfindungen auf wie Traurigkeit, Angst, Wut oder Schmerz. Ein gut gemeinter Satz kann plötzlich eine Woge der Gefühle auslösen, die sowohl für den Trauernden als auch für Außenstehende schwer zu fassen ist. Diese Gefühle können sich sowohl auf den Demenzkranken beziehen als auch auf Sie selbst als Angehöriger, Ehepartner oder Freund. Fragen wie „Warum trifft es gerade uns?" sind völlig normal. Selbstzweifel wie „Warum habe ich es nicht besser gemacht?" oder „Hätte ich mich nicht mehr kümmern müssen?" und daraus wachsende Gefühle von Schuld oder Versagen kommen häufig vor.

Wenn Sie sich um einen nahestehenden Menschen mit Demenz kümmern, lassen Sie Ihre Gefühle zu. Es ist völlig in Ordnung, wenn Sie einfach mal in Tränen ausbrechen, obwohl es keinen nachvollziehbaren konkreten Anlass dafür gibt. Sie müssen Ihre Gefühle auch nicht beständig gegenüber dem Demenzkranken verbergen. Demenzkranke haben oft ein sehr gutes Gespür für Stimmungen und emotionale Schwankungen. Da kann es auch für Ihren Angehörigen einfacher sein, Ihre echte Trauer mitzuerleben, als wenn Sie mühsam Ihre Emotionen unterdrücken und bei ihm missverständliche Signale ankommen.

Die Gefühle des Demenzkranken

Der Demenzkranke erlebt seine eigenen Emotionen, während er seine Trauer über den Verlust seines Lebens und seiner Fähigkeiten verarbeitet, vielleicht jedoch anders als Sie oder zu anderen Zeiten. Die besondere Schwierigkeit liegt darin, dass Sie nicht nur immer wieder mit Ihrer eigenen Trauer fertig werden müssen, sondern auch noch die Bedürfnisse des Demenzkranken im Blick haben sollten. Die Kollision der Emotionen ist nicht immer einfach. Auch deshalb ist es empfehlenswert, dass der Demenzkranke mehrere Bezugspersonen hat, die ihn mit seinen Bedürfnissen und Gefühlen auffangen können. Wenn Sie selbst Zeit für sich brauchen, gibt es vielleicht jemand anderen aus dem Hilfenetzwerk (siehe S. 138ff), der den Gefühlen des Demenzkranken zu bestimmten Zeiten entspannter begegnen kann als Sie.

Wenn Demenzkranke zu Hause nicht mehr versorgt werden können und ins Heim umziehen müssen, leiden viele Angehörige an Selbstzweifeln und Schuldgefühlen. Auch das ist normal, doch es belastet alle Beteiligten. Versuchen Sie, sich vor Augen zu halten, dass Sie sich die Entscheidung zum Heimumzug nicht leicht gemacht haben. Erinnern Sie sich an die Momente, in

> **Lösungen finden!**
>
> **Mit negativen Gefühlen umgehen.** Haben Sie Wut, egal ob auf sich, den Kranken oder einfach auf die Gesamtsituation, suchen Sie sich ein Ventil, dass Sie diese auch herauslassen können. Das sollten Sie allerdings besser ohne Beteiligung des Demenzkranken tun. Manchen Menschen hilft es, sich beim Sport so richtig zu verausgaben, vielleicht auch mal einen Sandsack zu malträtieren. Anderen Menschen tut es gut, über ihre negativ besetzten Gefühle zu sprechen, beispielsweise mit Gleichgesinnten in einem Gesprächskreis für Angehörige oder mit einem Trauerbegleiter.

denen Sie gemerkt haben, dass Sie überfordert sind, und an Situationen, in denen der Demenzkranke im alten Zuhause nicht gut versorgt war. Schuldgefühle lassen sich nicht einfach verdrängen. Lassen Sie auch diese Gefühle zu, machen Sie sich aber trotzdem bewusst, was Sie alles in der Vergangenheit für den Demenzerkrankten getan haben.

Suchen und sich trennen

Wenn wir etwas verloren haben, fangen wir an zu suchen. Dies kann auch unterbewusst geschehen, was beispielsweise dazu führt, dass Menschen davon berichten, sie hätten einen kürzlich verstorbenen Angehörigen in einer Menschenmenge gesehen. Das Suchen passiert aber vor allem aktiv, etwa indem Orte aufgesucht werden, die mit gemeinsamen Erlebnissen und Erinnerungen verbunden sind.

→ Ein gemeinsamer Abschied

In der Begleitung von Menschen mit Demenz bietet sich hier eine große Chance, gemeinsam Abschied zu nehmen – wenn Sie beide zu diesem Zeitpunkt dazu bereit sind. Vielleicht fahren Sie noch einmal an Ihren Lieblings-Urlaubsort, sortieren Fotos aus alten Zeiten und gestalten ein Erinnerungsbuch oder schreiben zusammen Geschichten aus Ihrem Leben auf.

Manche Menschen versuchen in dieser Zeit auch, lange nicht ausgesprochene Beziehungskonflikte zu klären. In einer frühen Phase der Demenz besteht hier tatsächlich eine Möglichkeit, sich auszusprechen und Frieden miteinander zu finden. Problematisch wird es dann, wenn Angehörige jetzt etwas suchen, was es nie gab. Wenn beispielsweise die Tochter sich immer eine fürsorgliche Mutter gewünscht hat, diese aber nie diese Fürsorge bieten konnte oder wollte. Dass dann die Tochter „wenigstens zum Schluss" ihr Bedürfnis nach Fürsorge gestillt sehen möchte, ist verständlich. Machen Sie sich aber bewusst, dass es sehr selten vorkommt, dass nicht erfüllte Rollen ausgerechnet in Zeiten der Demenzerkrankung vom Betroffenen ausgefüllt werden können. Es gehört zum Abschiednehmen, dass Sie lernen zu akzeptieren, dass einige Wünsche, die Sie an den Demenzkranken hatten, unerfüllt bleiben.

Neuer Selbst- und Weltbezug

Irgendwann kommt der Punkt, an dem Trauernde so weit von dem Verstorbenen losgelassen haben, dass sie sich wieder dem weiteren Leben stellen und Schönes erleben können. Trauerberater berichten, dass Männer eher wieder nach „Normalität", beispielsweise im Beruf, streben, Witwer sich vielleicht auch eine neue Partnerin suchen. Frauen scheint es dagegen eher in Frauengemeinschaften zu ziehen, vielleicht auch zu sozialem Engagement zu motivieren.

Der Trauerprozess ist immer individuell. Der eine kommt schneller zu dem Punkt, an dem das eigene Leben weitergehen soll, beim anderen dauert es länger. Und vielleicht tut ein anderer Trauernder Dinge, die Sie selbst kaum nachvollziehen können. Versuchen Sie, dies für sich selbst und bei anderen zu akzeptieren.

Auch hier gilt, dass jeder Mensch anders mit einem Verlust umgeht.

In der Begleitung eines Demenzkranken bedeutet diese Phase unter anderem, die Verluste, die die Demenzerkrankung mit sich bringt, wirklich zu akzeptieren, sie als gegeben anzunehmen und wieder offen für die schönen Momente zu sein. Wenn Ihnen dies gelingt, werden Sie sich beispielsweise beim Besuch des Demenzkranken im Heim daran freuen können, wenn Sie merken, dass er sich in einer Situation wohlfühlt. Vielleicht können Sie sogar über komische Situationen lachen.

Das Akzeptieren der Krankheit und der eigenen Bedürfnisse wird es Ihnen auch erleichtern, sich bewusst Auszeiten von der Betreuung und der Pflege zu nehmen und für sich schöne Dinge zu erleben (siehe S. 134f). Wenn Sie selbst mit sich im Reinen sind, werden Sie auch dem Demenzkranken ein positives Gefühl vermitteln können.

Begleitung bis zuletzt

Auch wenn Demenz ein Abschied auf Raten bedeutet, ist erst der Tod der endgültige Abschied. Am Lebensende können Sie Ihren Angehörigen begleiten.

Wann die letzte Lebensphase eines Demenzkranken beginnt, ist oft nicht leicht zu bestimmen. Die Demenz betrifft immer mehr Körperfunktionen, sodass es manchmal schwer ist zu unterscheiden, ob beispielsweise jemand nicht mehr isst, weil die Demenz die Empfindungen für Hunger und Durst beeinträchtigt oder weil das Verweigern von Nahrung ein Bestandteil des natürlichen Sterbeprozesses ist (siehe S. 99).

Wenn Sie oder beteiligte Pflegekräfte den Betroffenen schon lange kennen, sagt aber oft das Bauchgefühl, dass irgendetwas anders ist. Häufig sterben Demenzkranke an einer Krankheit, die sich nicht mehr auskurieren lässt, etwa einer Lungenentzündung oder einem Tumor. Dann kann das Gespräch mit dem Arzt über den weiteren Krankheitsverlauf und die Heilungschancen aufschlussreich sein.

Die Begleitung eines Sterbenden ist für viele Menschen eine einmalige, bisher unbekannte Erfahrung. Holen Sie sich Beistand, etwa von erfahrenen Pflegekräften oder Hospizhelfern, damit Sie selbst Sicherheit und Trost finden. Dann wird es Ihnen auch leichter fallen, dem Sterbenden beizustehen.

Kommunikation in den letzten Stunden

Auch in der letzten Lebensphase sind Demenzkranke in der Lage, sinnliche Reize wie Licht, Töne oder Berührungen zu erfahren. Worte haben ihre Bedeutung zwar verloren, aber Stimme, Lautstärke, Tonfall können dennoch eine Botschaft transportieren. Machen Sie sich dies bewusst, wenn Sie mit dem Sterbenden umgehen. Vermeiden Sie es, in Gegenwart des Demenzkranken Streitigkeiten mit anderen auszutragen.

Manchmal heißt Kommunikation auch, einfach nur da zu sein, den Betroffenen zu streicheln oder seine Hand zu halten. Ist der Demenzkranke religiös, können der Besuch eines Geistlichen und der Klang gewohnter Gebete und Lieder tröstlich sein.

Wie weit soll die medizinische Behandlung gehen?

Beraten Sie sich mit einem Arzt Ihres Vertrauens, am besten bereits im Vorfeld, spätestens aber, wenn Sie den Eindruck haben, dass Ihr Angehöriger das Ende seines Lebenswegs erreicht hat. Legen Sie gemeinsam fest, in welchem Maße lebenserhaltende Maßnahmen eingesetzt werden sollen, und besprechen Sie auch, ob Maßnahmen der Ersten Hilfe umgesetzt und ob ein Notarzt gerufen werden soll, gegebenenfalls

---

Palliativnetzwerke und ambulante Hospizhilfe sind vielen eher bekannt aus der Sterbebegleitung von Krebskranken oder der Begleitung schwerkranker Kinder und deren Familien. Zunehmend bieten Hospizdienste aber auch sterbenden Menschen mit Demenz und deren Angehörigen eine Begleitung an. Erkundigen Sie sich frühzeitig nach Angeboten in Ihrer Region.

mit dem Ziel einer Krankenhausaufnahme. Liegt eine Patientenverfügung (siehe S. 178f) vor, verdeutlichen Sie sich die Wünsche des Patienten und überlegen Sie zusammen mit dem Arzt, wie man diesen am besten gerecht werden kann.

Wenn professionelle Pflegekräfte zu Hause oder im Heim in die Versorgung des Demenzkranken einbezogen sind, besprechen Sie auch mit ihnen, was bei einem „Notfall“ zu tun und zu lassen ist. Allein aus Haftungsgründen werden Pflegekräfte zunächst Erste Hilfe leisten und den Notarzt rufen müssen – es sei denn, andere Wünsche sind eindeutig formuliert und allen bekannt.

Vor allem, wenn eine Krankheit der Auslöser für das Sterben ist, seien Sie aufmerksam, ob der Kranke an Schmerzen oder Unwohlsein leidet. Demenzkranke können dies oft nicht bewusst äußern. Achten Sie deshalb auf andere Signale, etwa Unruhe oder ein schmerzverzerrtes Gesicht. Schmerzmittel können auch über Pflaster verabreicht werden, sodass die Einnahme selbst nicht belastend ist.

Geborgenheit vermitteln und loslassen

Demenzkranke reagieren sehr empfindlich auf einen Ortswechsel. Überlegen Sie deshalb genau, ob dieser in der Sterbephase wirklich notwendig ist. Selbst wenn die ärztliche Behandlung zu Hause oder im Heim nicht optimal ist, kann der Verzicht auf das Krankenhaus eine große Erleichterung für den Betroffenen sein. Wenn Sie wissen, dass der Demenzkranke positiv auf bestimmte Musik, Farben oder Düfte reagiert, gestalten Sie sein Umfeld so, dass er sich darin wohlfühlt. Gibt es ein geliebtes Haustier, können Sie vielleicht auch dieses ans Bett holen und den Sterbenden es fühlen lassen. Geben Sie dem Kranken Nähe. Halten Sie ihn im Arm.

Lassen Sie aber auch los. Psychologen berichten davon, dass sie häufig Trauernde in Behandlung haben, die mit Schuldgefühlen kämpfen, weil der Angehörige gerade dann

---

Eine „gesundheitliche Versorgungsplanung für die letzte Lebensphase“ ist ein Angebot mancher Pflegeheime. Dabei wird gemeinsam besprochen, wie die Sterbephase begleitet werden kann, wie mit lebenserhaltenden Maßnahmen umzugehen ist und ob ein Hospizdienst oder Seelsorger beteiligt werden soll. Am besten, Sie klären schon vor der Aufnahme, welche Möglichkeiten der Sterbebegleitung und auch zur Einbeziehung von Angehörigen im Haus bestehen.

verstorben ist, als sie selbst kurz geschlafen haben, nachdem sie zuvor stundenlang am Bett des Sterbenden gesessen hatten.

▶ **Trauerbegleiter haben es sich zur Aufgabe gemacht, Trauernde zu unterstützen. Wenn Sie sich mit Ihrer Trauer allein fühlen, holen Sie sich diese Unterstützung. Trauerbegleitung ist ein klassisches Feld der kirchlichen Seelsorge. Darüber hinaus gibt es aber viele weitere Berufsgruppen, etwa Psychologen, Psychotherapeuten, Heilpraktiker, Pädagogen, Bestatter oder auch Palliativfachkräfte, die als Ansprechpartner für Trauernde zur Verfügung stehen. Kontaktdaten finden Sie über Kirchengemeinden, Hospizbewegungen oder Alzheimergesellschaften, aber auch im Internet, etwa über die Seite des Bundesverbands Trauerbegleitung e. V. (www.bv-trauerbegleitung.de).**

Das Leben danach

Der Tod ist für die Hinterbliebenen zugleich der Anfang eines neuen Lebens. Nutzen Sie Ihre Chance.

Der Tod des Demenzkranken ist für viele Angehörige ein einschneidendes Ereignis. Selbst wenn Sie es geschafft haben, sich im Verlauf der Krankheit von vielem zu verabschieden, und dabei vielleicht den Eindruck hatten, dass Sie gelernt hätten, mit Verlust umzugehen, kann es sein, dass Sie die Tatsache des Todes noch einmal mit unerwarteter Heftigkeit trifft. Akzeptieren Sie für sich, dass Sie die verschiedene Phasen der Trauer (siehe S. 155ff) noch einmal durchlaufen. Lassen Sie sich die Zeit, endgültig Abschied zu nehmen. Anstelle von Trauer empfinden manche Angehörige von Demenzerkrankten jedoch auch Erleichterung, vielleicht sogar Freude darüber, dass „es nun endlich vorbei“ ist.

Zwischen Trauer, Erleichterung und Schuldgefühlen

Gerade wenn Sie mit ansehen mussten, wie der Demenzkranke unter seiner Krankheit gelitten hat, und wenn er am Lebensende auch Schmerzen hatte, kann der Tod auf Sie wie eine Erlösung wirken. Auch für Sie selbst kann es eine Erleichterung sein, wenn der Demenzkranke nicht mehr da ist, etwa weil Sie nicht mehr ständig nachts aufstehen und nach ihm sehen müssen oder weil Sie endlich wieder Zeit für andere Familienmitglieder haben, die ebenfalls auf Ihre Unterstützung hoffen. Oder schlicht, weil Sie Ihre eigenen Lebensträume für die Pflege des Demenzkranken zurückgestellt haben und nun die Chance besteht, wieder daran anzuknüpfen. Gesellschaftlich ist es ein Tabu, Erleichterung oder Freude über den Tod eines anderen Menschen zu empfinden. Deshalb melden sich meistens sofort das schlechte Gewissen und vielleicht auch Schuldgefühle. Sie reden einem ein, man sei zu egoistisch und die Erleichterung sei moralisch unangebracht. Diese Reaktion ist normal.

Schuldgefühle können sich nach dem Tod auch deshalb einstellen, weil Angehöri-

Checkliste

Schuldgefühle überwinden

Schuldgefühle treten auf, wenn man glaubt, sich falsch verhalten zu haben. Die folgenden Tipps können helfen, mit Schuldgefühlen und Selbstzweifeln fertig zu werden.

- ☐ **Darüber reden.** Sprechen Sie über Ihre Gefühle mit Menschen, denen Sie vertrauen. Wenn Sie diese nicht in Ihrem Bekanntenkreis oder in der Familie finden, nutzen Sie Angebote von Profis, etwa Trauerbegleitern.
- ☐ **Fehler akzeptieren.** In der Begleitung eines Demenzkranken werden sicherlich auch Fehler passieren. Sie werden diese Fehler im Nachhinein nicht ändern können, auch nicht dadurch, dass Sie nach dem Tod Ihres Angehörigen damit hadern. Verzeihen Sie sich selbst, indem Sie sich vor Augen führen, dass das, was Sie getan haben, in der Situation das einzig Ihnen Mögliche war, auch wenn Sie aus heutiger Sicht anders handeln würden.
- ☐ **Positives sehen.** Selbst wenn nicht alles so gelaufen ist, wie Sie es sich vorgestellt haben, erinnern Sie sich an die vielen Situationen, in denen Sie etwas Gutes für Ihren Angehörigen tun konnten.
- ☐ **Was raten Sie anderen?** Bewerten Sie sich selbst nicht strenger, als Sie andere bewerten würden. Was würden Sie einem Freund raten, der in einer ähnlichen Situation mit Ihnen über seine Schuldgefühle spricht?

ge glauben, sie hätten bei der Begleitung des Sterbenden Fehler begangen oder sie hätten den Betroffenen in wichtigen Momenten allein gelassen. Bedenken Sie immer, dass Schuld zunächst aus Ihrer eigenen Bewertung heraus entsteht. Sie glauben, dass Sie etwas nicht richtig gemacht haben – oder andere haben Ihnen das lange genug eingeredet. Wenn Sie diese Bewertung von richtig oder falsch neu justieren, haben Sie einen wichtigen Schritt gemacht. Stellen Sie sich Ihren Schuldgefühlen und versuchen Sie, diese zu überwinden. Sonst werden Ihnen die negativen Gefühle Ihre Energie rauben, Sie anfällig für Kritik und seelische Verletzungen machen – und dies kann langfristig zu Depressionen führen.

Freie Zeit – wie gehe ich damit um?

Nach dem Tod beginnt für die Angehörigen meistens zunächst eine anstrengende Zeit. Die Bestattung muss vorbereitet werden, Einladungen zur Trauerfeier müssen geschrieben und Adressen recherchiert werden, der Tag der Bestattung bringt noch einmal alle Emotionen nach oben und dann müssen auch noch die ganzen bürokratischen Dinge erledigt werden. Wahrscheinlich kommen in der ersten Zeit auch viele Leute zu Besuch oder rufen an.

Irgendwann kommt dann aber vielleicht der Tag, an dem Ihnen zum ersten Mal auffällt, dass Sie „nichts zu tun" haben. Vor allem Angehörige, die Demenzkranke bis zum Schluss intensiv begleitet haben, berichten davon, dass sie zunächst in ein Loch gefallen sind und mit sich und ihrer Zeit überhaupt nichts anzufangen wussten. Die Pflege des Demenzkranken hatte den gesamten Tagesablauf bestimmt. Zum einen, weil bestimmte Zeiten eingehalten werden mussten, etwa regelmäßiges Umlagern, um wunde Stellen zu vermeiden, oder die regelmäßige Gabe von Medikamenten. Zum anderen musste man quasi immer in Habachtstellung sein, weil man nie vorhersehen konnte, was der Demenzkranke tun oder wo Hilfe nötig sein würde. Eigene Termine mussten gut mit den anderen Betei-

---

Die eigene Gesundheit kommt oft zu kurz. Nach der anstrengenden Zeit der Pflege werden viele Menschen erst einmal krank, da ihr Immunsystem angegriffen und ihr Körper geschwächt ist. Nehmen Sie es nicht auf die leichte Schulter, wenn Sie immer wieder angeschlagen sind, sich schlapp fühlen oder unter Schlafstörungen leiden. Gehen Sie zum Arzt und lassen Sie sich gründlich durchchecken.

ligten im Hilfenetz abgestimmt sein. Einfach mal spontan für ein paar Stunden das Haus zu verlassen, war selten möglich. Wenn dann plötzlich dieser Rahmen wegfällt, der dem Tag und den Wochen eine Struktur gegeben hat, müssen einige Angehörige erst wieder lernen, ihre eigene Zeit selbst zu gestalten.

Es ist ganz normal, wenn Sie nach dem Tod des Demenzkranken einfach auch mal Ihre Ruhe brauchen, Sie nicht ständig von anderen Leuten umgeben sein wollen und vielleicht auch mal den ganzen Tag im Bett oder auf dem Sofa verbringen. Manche Angehörige gestalten ihren Alltag auch nach dem Tod des Demenzkranken so, als ob dieser noch da wäre. Der Wecker klingelt zur gleichen Zeit, die Mahlzeiten finden zur gleichen Zeit statt und auch Termine außer Haus verlaufen nach den bisher bekannten Regeln. Auch diese Reaktion ist nachvollziehbar, denn das Festhalten an bekannten Strukturen gibt ein Stück Sicherheit. Hören Sie in sich hinein, um herauszufinden, was Ihnen guttut und wie Sie den Tag gestalten möchten.

Versuchen Sie sich daran zu erinnern, woran Sie früher Freude hatten. Vielleicht gab es ein Hobby oder Sie haben sich schon immer einen Hund gewünscht? Waren Sie in einem Sportverein oder in einem Chor aktiv? Hatten Sie Freude an Ihrem Beruf, den Sie für die Pflege aufgegeben haben?

Alte und neue Freunde

Damit Sie Ihr eigenes Leben positiv gestalten können, brauchen Sie auch soziale Kontakte. Leider kommen eigene Freundschaften während der Begleitung eines Demenzkranken häufig zu kurz. Die meisten Menschen haben dafür zwar Verständnis, doch viele trauen sich nicht, von sich aus wieder auf einen alten Bekannten zuzugehen, nachdem dessen Angehöriger verstorben ist. Machen Sie deshalb den ersten Schritt. Rufen Sie doch mal einen alten Freund an, verabreden Sie sich zum Kaffeetrinken oder auf einen gemeinsamen Konzert- oder Kinobesuch.

Die Zeit der Pflege und des Abschiednehmens wird Sie verändert haben. Wenn Sie nach längerer Zeit alte Freunde wiedertref-

---

i **Wenn Sie Ihren Partner verloren haben,** muss das nicht bedeuten, dass Sie in Zukunft keine Beziehung mehr eingehen dürfen. Sie haben ja weiterhin ein Bedürfnis nach Geborgenheit, Liebe und Sexualität. Haben Sie deshalb keine Scheu, sich auch auf eine neue Partnerschaft einzulassen.

fen, kann der Start etwas holprig sein. Vielleicht macht sich ein Freund auch Vorwürfe, weil er sich nicht schon längst bei Ihnen gemeldet hat. Haben Sie deshalb nicht zu hohe Ansprüche an das erste Treffen.

Hatten Sie ein Hobby oder haben Sie gemeinsam gern bestimmte Dinge unternommen? Dann knüpfen Sie daran an und sehen, wie sich der Kontakt weiterentwickelt. Manche Freundschaften leben schon nach wenigen Minuten und Sätzen wieder auf. Bei anderen werden Sie merken, dass Sie sich nichts mehr zu sagen haben. Manchmal gibt es auch Überraschungen, weil Menschen, mit denen es früher wenige Berührungspunkte gab, plötzlich zu engen Freunden werden.

Etwas Sinnvolles tun

Die Begleitung eines Demenzkranken ist für diejenigen, die diese Aufgabe übernehmen, auch sinnstiftend. Angehörige von verstorbenen Demenzkranken berichten deshalb teilweise davon, dass ihnen der Sinn im Leben mit dem Tod des Demenzkranken abhandengekommen sei. Das Hobby und das Treffen mit Freunden allein ist dafür kein vollwertiger Ersatz. Wer vorher berufstätig war, kann vielleicht dort wieder anknüpfen, und selbst wenn mittlerweile das Rentenalter erreicht ist, freut sich manches Unternehmen über erfahrene Freiberufler, Vertretungskräfte oder Berater. Doch es gibt auch zahlreiche andere Aufgaben, die viele als sinnvoll erleben.

Lösungen finden!

Wissen weitergeben. Auch wenn es für eine Rückkehr in den alten Beruf zu spät ist, heißt das nicht, dass man sich von seinem Berufsleben ganz verabschieden muss. In der Region Köln – Bergisches Land haben sich beispielsweise Unternehmer und Kaufleute im Ruhestand zusammengeschlossen und beraten junge Leute bei der Unternehmensgründung. Fragen Sie doch mal bei der für Ihre Region zuständigen IHK, ob es dort auch entsprechende Netzwerke gibt.

Sie können sich im weiten Feld der sozialen und ehrenamtlichen Arbeit engagieren. Wenn Sie schon vorher in einer Alzheimergruppe aktiv waren oder mit einem Hospizdienst gute Erfahrungen gemacht haben, möchten Sie vielleicht mit Ihren Erfahrungen anderen Menschen beistehen, die gerade das erleben, was Sie bereits erfahren haben. Ein Kindergarten freut sich ebenso über ehrenamtliche Helfer wie der örtliche Tierschutzverein oder „die Tafel". Wenn Sie sich ehrenamtlich engagieren möchten und nicht so recht wissen, wo, dann fragen Sie bei Ihrer Stadtverwaltung oder dem Bürgerbüro nach, wie Sie sich in Ihrer Stadt oder in Ihrem Stadtteil engagieren können.

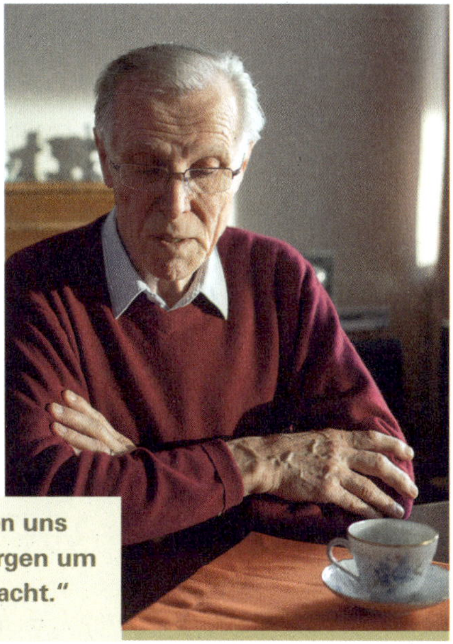
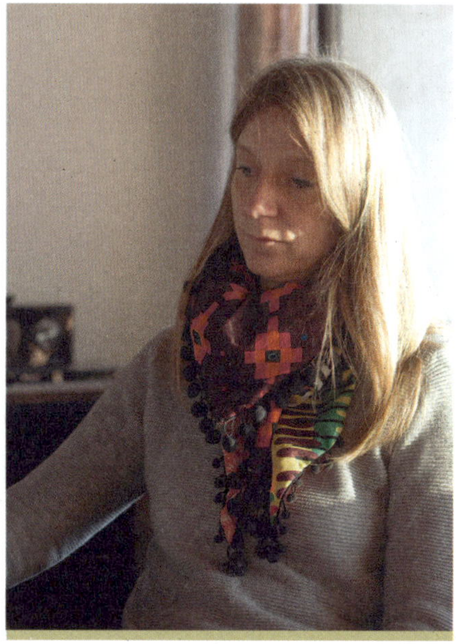

„Wir haben uns solche Sorgen um Papa gemacht."
Kristine Kolb

„Ich denke an die schöne Zeit!"

Die Geschichte von Helga, Horst und Kristine Kolb

Als sich ihre Mutter nicht mehr zutraut, das Auto von der Werkstatt abzuholen, ist für Kristine klar, dass sie endgültig aktiv werden muss. Schon vorher habe Helga viel nachgefragt und zeitliche Abläufe nicht mehr in die richtige Reihenfolge bekommen. Außerdem fiel Kristine besonders die starke Gewichtsabnahme der Mutter auf. „Man verdrängt das erst mal und beruhigt sich damit, dass die Mutter eben einen schlechten Tag hat. Aber dann summiert sich das." Der Vater Horst ordnet das anders ein: „Ich hatte zwar gemerkt, dass sich Helga verändert hatte und immer wieder etwas vergaß, aber ich habe das als normale Altersveränderung eingeschätzt." Als Kristine sich überwindet und der Mutter ihre Sorgen mitteilt, reagiert diese mit „Bleib mir fern damit!" abweisend. „Ich kam bei ihr nicht durch. Erst als ich schon gehen wollte, landete mein letzter Satz bei ihr: ‚Wir wünschen uns alle nur, dass es dir gutgeht.'" Endlich geht Helga zu verschiedenen Ärzten und zur Gedächtnissprechstunde. 2011 wird die Demenz diagnostiziert, Horst und Helga Kolb sind 71 Jahre alt.

Helga läuft ständig weg

„Meine Frau hat den Zettel mit dem Medikament gelesen und gesagt ‚nein, das machen wir nicht'", erinnert sich Horst. Denn Zeit ihres Lebens hat die Familie Medikamente nur im äußersten Notfall genommen. Doch die größte Herausforderung war der Drang von Helga, ständig wegzulaufen. „Es war Spätherbst und kalt, sie hatte keine Socken und keine Schuhe an, das hätte sie draußen nicht überlebt", erinnert sich Kristine noch immer fassungslos, wenn sie an eine solche Episode denkt. Helga war einfach losgelaufen. Glücklicherweise war das Anwohnern in

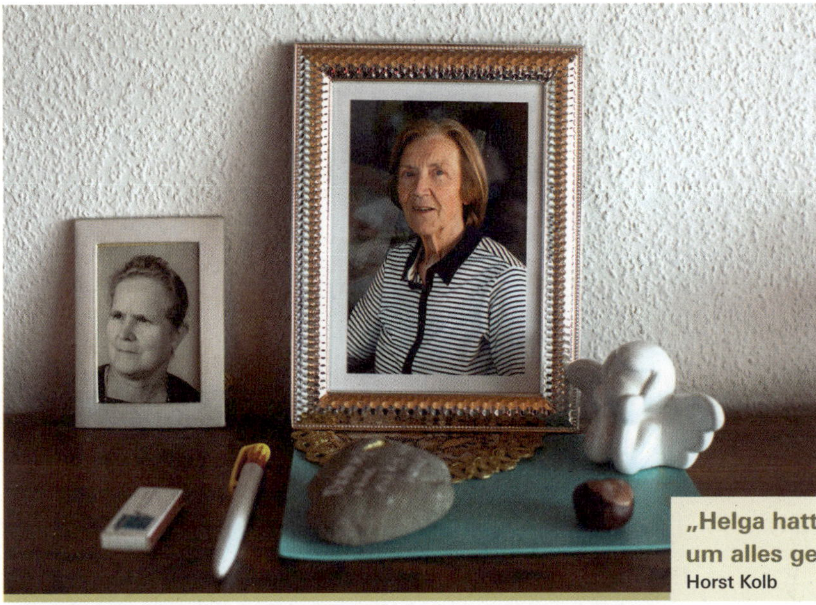

„Helga hatte sich immer um alles gekümmert."
Horst Kolb

ihrer Straße aufgefallen. Um ein sicheres Gefühl zu haben, gibt die Familie Helga Papiere mit, damit andere Menschen Name und Adresse bei ihr finden können.

Als Mutter und Hausfrau hatte sich Helga immer um alles gekümmert. „Mittags stand das Essen auf dem Tisch und von dem guten Verhältnis zu unseren Töchtern profitiere ich jetzt besonders", so empfindet es Horst dankbar. Umso schmerzhafter sind die Folgen von Helgas Krankheit für die Angehörigen. „Sie hatte kein Interesse mehr und war so unheimlich passiv." Horst übernimmt nach der Betreuung seiner Frau nun auch den gesamten Haushalt.

Rettung: Beratungsstelle und Kur

Die Pflege von Helga wird zunehmend belastender. Helga verweigert oft jegliche Mithilfe. Für jede Veränderung zu Hause, jedes Ein- und Aussteigen aus dem Auto oder in den Bus sind viel Geduld, Kraft und Zeit von Horst nötig. „Die Gefahr bestand, dass man die eigenen Grenzen überschreitet, selbst krank wird und ausfällt. Man lebt kein eigenes Leben mehr, sondern das eines anderen!" 2016, nach fünf Jahren Pflege, hat Horst stark an Muskeln abgebaut und fast 20 Kilo abgenommen. „Vor meinem Spiegelbild bin ich selbst erschrocken!" Die Töchter sind nun auch um ihren Vater in großer Sorge. „Wir haben uns gefragt, wer zuerst sterben wird, wir dachten, es ist der Papa", erzählt Kristine. Horst hat dennoch nichts anderes im Kopf als die Pflege von Helga. Kristine erinnert sich: „Menschlich konnte man es natürlich verstehen, dass er unsere Mutter weiter pflegen wollte, aber es war sehr hart, das zu sehen!" Wieder ist sie es, die recherchiert und auf die Beratungsstelle für pflegende Angehörige stößt. Horst erlebt endlich die Entlastung, die er dringend braucht: „Das war dort eine Auffangstelle für meine Verzweiflung, Hilflosigkeit und Unwissenheit mit einer ständigen Begleitung, die wissen dort, wovon man spricht

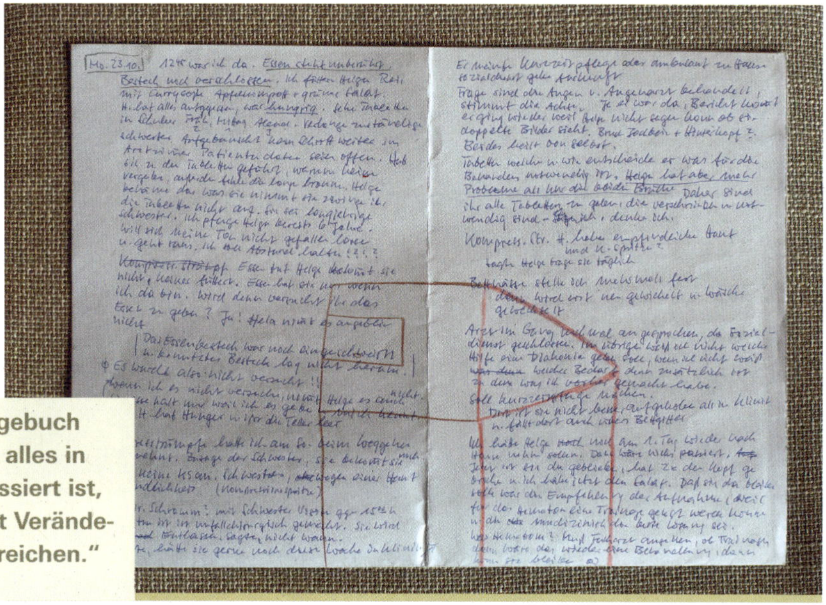

„Ich habe Tagebuch geführt, was alles in der Klinik passiert ist, um auch dort Veränderungen zu erreichen."
Horst Kolb

und haben mit so viel Herz und Verstand reagiert und einem Entgegenkommen, dass ich dachte, das ist der Ort, wo ich richtig bin, hier bekomme ich auf alle meine Fragen kompetente Antworten." Dort rät man ihm auch, dringend einen Antrag auf Anerkennung einer Pflegestufe für Helga zu stellen und gibt Tipps zu weiteren Hilfsangeboten. Ein ambulanter Pflegedienst erweist sich zunächst wegen unzuverlässiger Einsatzzeiten morgens als wenig hilfreich. Besser funktioniert ein Tagespflegeplatz für Helga. Horst hätte sich dort zwar etwas mehr Beschäftigung und das zuverlässige Zerkleinern der Tabletten gewünscht, da Helga starke Schluckbeschwerden hatte. „Aber du kamst mal zur Ruhe!", entgegnet Kristine.

Auch der Hausarzt von Horst beantragt eine Kur wegen psychischer und physischer Erschöpfung. Doch diese droht im letzten Moment zu platzen. Ein rechtzeitig organisierter Kurzzeitpflegeplatz für Helga wird wegen Personalmangel abgesagt. Nur der Mitarbeiterin der Angehörigenberatung ist es zu verdanken, dass Horst nicht aufgibt. Nach zahlreichen Versuchen, es waren beinahe 20, findet er einen Platz. Mit dem Mut der Verzweiflung muss Horst sich noch den richterlichen Beschluss für die freiheitsentziehenden Maßnahmen erkämpfen, die Helga zu ihrem Schutz benötigt. Endlich darf er seine Kur in Bad Urach antreten. „Als ich ankam und das Bett gesehen habe, keine Verantwortung, keinen Abwasch, keine Brote schmieren, drei Wochen lang ...", ist er beim Erzählen kurz den Tränen nahe. Er führt Gespräche, macht Krafttraining, geht schwimmen und viel spazieren. „Ich hatte ein schönes Zimmer mit Aussicht auf die Berge und eine nette Tischgesellschaft mit sieben Damen", erinnert sich Horst lachend.

„Ich habe ihr vorgesungen"

Auch wenn Horst direkt wieder beansprucht wird, hat er doch Kraft getankt. Was dem Ehepaar in ihrer Situation geholfen

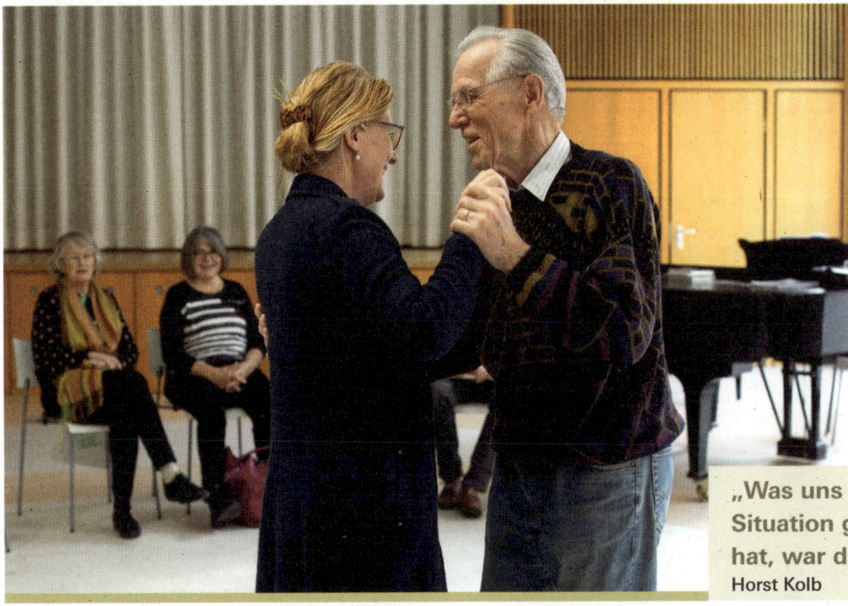

„Was uns in unserer Situation geholfen hat, war die Musik."
Horst Kolb

hat, davon ist Horst überzeugt, ist die Musik. „Das hat uns verbunden", erinnert sich Horst. „Komm, oh holde Dame", sang er, wenn er sie zu Tisch bittet. „Helga kannte eine Unmenge von Volksliedern auswendig." Beide besuchen die Chorproben des Demenzchores. Auch wenn Helga zuletzt nicht mehr mitsingen kann und teilnahmslos dabeisitzt. Doch bei einer Probe drückt sich der kleine Hund Polly um Helga herum, sie streichelt ihn. Bei dieser Chorprobe singen sie das Volkslied „Alle Tage ist kein Sonntag" und plötzlich rollen Tränen über Helgas Gesicht. Das Lied hat sie erreicht. Es ist eine der letzten gemeinsamen Chorproben. Im März 2018 stirbt Helga.

Rückblickend sind sich Horst und Kristine einig, wie sehr ihnen der Zusammenhalt in der Familie und vor allem die Beratungsstelle mit deren Einsatz und den vielen Informationen geholfen haben. „Für mich und meine Schwester war es wichtig, dass unsere Mutter und unser Vater soziale Angebote bekommen, wie den Chor oder andere Zusammenkünfte. Und wir haben ein bisschen Normalität zurückerlangt, man hat ja auch ein eigenes Leben!" Nach den oft zermürbenden Erfahrungen mit Kranken- und Pflegekasse, Krankenhäusern und Betreuungseinrichtungen ist Horst ein Mut machender Rat besonders wichtig: „Nicht alles hinnehmen, wenn man das Gefühl hat, da stimmt etwas nicht, sondern mit begründeten Argumenten widersprechen, was bei mir stets erfolgreich war!"

Horst ist jetzt offen für Schönes. Helga und er seien sich immer einig gewesen, dass es dem anderen gut gehen soll. „Ich denke nicht nur an die schwierige letzte Zeit, sondern an das Schöne mit meiner Helga davor. Das hilft, nicht in der Trauer zu versinken." Er reist, singt nach wie vor im Chor und absolviert einen Kochkurs. „Ich kann sagen, ich bin gut dran, beide Töchter wohnen in der gleichen Stadt, wir haben einen engen Kontakt. Das hat nicht jeder, das weiß ich."

Extra: Finanzen und Vorsorge

Die Leistungen der sozialen Sicherungssysteme unterstützen die Pflege von Menschen mit Demenz. Informieren Sie sich über die Rechte und Ansprüche, die Ihr Angehöriger und auch Sie haben.

Die Finanzierung der Pflege und Betreuung eines Menschen mit Demenz ist nicht einfach. Zwar sieht der Sozialstaat viele verschiedene Leistungen für die Betroffenen selbst und auch für ihre pflegenden Angehörigen vor, aber kaum jemand findet sich im Dschungel der Möglichkeiten zurecht. Darüber hinaus ist die Pflegeversicherung als spezialisiertes Sicherungssystem für die Situation der Pflege schon vom Grundsatz her in ihren Leistungen gedeckelt und vom Gesetzgeber als „Teilkaskolösung" konzipiert. Gehen Sie daher davon aus, dass die längerfristige Versorgung eines Demenzkranken mit mehr oder weniger großen Eigenleistungen verbunden ist – entweder durch praktische Hilfe oder durch Geld. Hinzu kommt, dass sich Bedarfe, die sich aufgrund geistiger Einschränkungen ergeben, oft nicht so einfach messen lassen. Sie müssen deshalb damit rechnen, dass potenzielle Kostenträger Leistungen ablehnen oder reduzieren. Umso wichtiger ist es, dass Sie Ihre Ansprüche und die des Demenzkranken kennen und auch dafür kämpfen, diese durchzusetzen.

Richtig vorsorgen

Für den Fall, dass Demenzkranke selbst nicht mehr in der Lage sind, Entscheidungen zu treffen und zu kommunizieren, können sie ihren Willen in vorsorgenden Dokumenten festlegen.

Mit Fortschreiten der Krankheit wird es für Menschen mit Demenz immer schwieriger, Sachverhalte richtig zu beurteilen und sich eine Meinung dazu zu bilden. Spätestens wenn eine rechtsgültige Unterschrift fällig ist, beispielsweise unter den Heimvertrag, stellt sich die Frage, inwieweit Ihr Angehöriger dies überhaupt noch entscheiden kann. Für Belange Ihres erkrankten Angehörigen können Sie sich nur einsetzen, wenn Sie dafür legitimiert sind. Nach deutschem Recht haben Sie selbst als Ehepartner oder Familienangehöriger keine Befugnis, anstelle des Kranken zu handeln, wenn dies nicht zuvor geregelt wurde.

Damit Sie an seiner Stelle rechtskräftig handeln können, müssen Sie sich durch eine Vollmacht oder die Bestellungsurkunde vom Betreuungsgericht ausweisen können.

Weil Vorsorge nur dann sinnvoll ist, wenn der Demenzkranke (noch) in der Lage ist, sich selbst seine Meinung dazu zu bilden, bestenfalls noch geschäftsfähig ist, sollten Sie bereits im Anfangsstadium der Demenz mit dem Betroffenen seine Wünsche und Ideen für die weitere Zukunft besprechen und in entsprechenden Dokumenten festhalten. Falls möglich, sollten Sie dies sogar noch vor der offiziellen Diagnose in Angriff nehmen, da Vollmachten, die nach einer Demenzdiagnose erstellt wurden, möglicherweise nicht überall anerkannt werden.

Bürgerrechte bei Demenz

Das Vorliegen einer Demenz bedeutet nicht, dass der Betroffene seine Rechte und Pflichten als Staatsbürger verliert. Im Gegenteil. Er behält auch bei geistigen Einschränkungen grundsätzlich seine Rechte, etwa die Freiheit, seinen Aufenthaltsort zu bestimmen, oder seinen Willen zu äußern, zum Beispiel bei Wahlen. Der Sozialstaat ist verpflichtet, durch alle möglichen Unterstützungsmaßnahmen dafür zu sorgen, dass der Bürger auch bei körperlichen oder geistigen Einschränkungen seine Rechte weiterhin ausüben kann. Allerdings kommt irgendwann der Zeitpunkt, an dem ein Demenzpatient keine Willenserklärung mehr abgeben und nicht mehr für Schäden haftbar gemacht werden kann. Hier gilt e,s genau zu differenzieren:

- **Geschäftsunfähigkeit.** Grundsätzlich geht der Gesetzgeber davon aus, dass eine volljährige Person uneingeschränkt die Konsequenzen ihres Handelns ausreichend beurteilen und Entscheidungen treffen kann. Damit kann sie rechtsgültige Verträge abschließen und Willenserklärungen abgeben. Das bedeutet, dass ein geschäftsfähiger Mensch für eingegangene Verbindlichkeiten und Schulden haftet. Ist der Betroffene hingegen geschäftsunfähig, so sind die abgeschlossenen Verträge nichtig.

- **Testierfähigkeit.** Wer ein Testament aufsetzen will, muss seinen eigenen Willen kennen und verstehen. Wenn ein Demenzkranker ein Testament oder eine Vollmacht erstellen will, sollte dies mit Unterstützung eines Notars geschehen, der durch seine notarielle Beurkundung festhalten muss, dass der Betroffene zum Zeitpunkt der Unterschrift in der Lage war, die Inhalte seiner Willensäußerung zu verstehen.
- **Deliktfähigkeit.** Wer nicht weiß, dass er etwas falsch macht, kann auch nicht für den Schaden, etwa „gestohlene" Lebensmittel aus dem Supermarkt oder „mutwillige Zerstörungen" im Vorgarten vom Mietshaus, haftbar gemacht werden. Allerdings kommt es im Streitfall darauf an, ob die betreffende Person zum Zeitpunkt des Schadens ihr fehlerhaftes Verhalten als solches wahrnehmen konnte oder nicht. Außerdem wird eventuell die Frage aufkommen, inwieweit eine andere Person die Aufsicht hätte führen können und müssen, sodass diese dann wegen Verletzung ihrer Aufsichtspflicht haftbar gemacht werden kann. Im Streitfall müssen Sie mit langwierigen Gerichtsprozessen rechnen. Suchen Sie deshalb zunächst nach einer Einigung zur Güte.

Lösungen finden!

Geschäfte rückgängig machen
Wenn der Geschäftspartner, etwa der Verkäufer des teuren Fernsehers oder des 20. Zeitungsabos, nichts von der Geschäftsunfähigkeit wissen konnte, bleibt es beim Betroffenen und seinen gesetzlichen Vertretern, die Geschäftsunfähigkeit zum Zeitpunkt des Vertragsabschlusses nachzuweisen. Das kann in zähem Ringen um ärztliche Gutachten und den „lichten Moment" enden. Um Gerichtsprozesse zu vermeiden, sollten Sie prüfen, ob das Geschäft auf anderem Wege rückgängig zu machen ist. Haustürgeschäfte und Käufe im Internet können Sie mit einer Frist von 14 Tagen widerrufen.

Versicherungsschutz

Demenzkranke haben aufgrund ihres Krankheitsbildes ein höheres Risiko, dass sie entweder selbst zu Schaden kommen oder andere Personen schädigen. Deshalb sollten

Sie unbedingt den Versicherungsschutz überprüfen.

- **Haftpflichtversicherung.** Die Haftpflichtversicherung übernimmt alle Schäden, die andere Personen durch den Versicherten entweder körperlich oder an ihrem Eigentum erleiden. Deshalb ist die Haftpflicht für jeden wichtig, für Demenzkranke aber umso mehr. In der Regel sehen die Versicherungsbedingungen vor, dass der Versicherte melden muss, wenn sich eine „nachträgliche Gefahrenerhöhung" ergibt. Wenn Sie für den Fall der Fälle gerüstet sein wollen, teilen Sie der Versicherung deshalb mit, dass eine Demenzerkrankung vorliegt, auch wenn das vielleicht höhere Beiträge nach sich zieht.
- **Hausratversicherung.** Die Hausratversicherung deckt Schäden am eigenen Hausrat, insbesondere an Möbeln, Teppichen, Kleidung oder Schmuck ab. Ob man diese Dinge versichern will oder lieber das Risiko eingeht, im Schadensfall die Ersatzbeschaffung zu übernehmen, muss jeder selbst entscheiden. Auch hier gilt aber, dass die Versicherung von der Demenz Kenntnis haben muss, wenn Sie sicher sein wollen, dass sie im Schadensfall auch zahlt.
- **Unfallversicherung.** Hat der Demenzkranke eine Unfallversicherung, prüfen Sie die Versicherungsbedingungen. Meistens sind Leistungen bei Unfällen aufgrund einer Demenz und auch bei höherem Alter oder Pflegebedürftigkeit ausgeschlossen. Dann können Sie die Beiträge lieber sparen und die Versicherung kündigen. Haben Sie den Eindruck, dass die Voraussetzungen für den Versicherungsschutz weiterhin erfüllt sind, informieren Sie die Versicherung über die Demenz des Versicherten.

Vollmachten ausstellen und verwenden

Vollmachten dienen dazu, dass eine oder mehrere Personen benannt werden, die an-

---

Versicherungsschutz für Angehörige von Menschen mit Demenz ist wichtig. Wenn Sie sicher sein wollen, dass bei Haftungsfragen im Zusammenhang mit Ihrer Aufsichtspflicht für den Betroffenen Ihre Haftpflicht eintritt, informieren Sie Ihre Versicherung, dass Sie sich um einen Demenzkranken kümmern. Umfasst das auch die Verantwortung für Eigentum und Finanzen des Demenzkranken, sollten Sie dies extra in Ihre Haftpflicht einschließen und sich vom Versicherungsunternehmen bestätigen lassen.

stelle des Vollmachtgebers Geschäfte tätigen und Entscheidungen treffen dürfen. Eine Vollmacht kann nur derjenige ausstellen, der voll geschäftsfähig ist. Das heißt, der Vollmachtgeber muss mindestens 18 Jahre alt und in der Lage sein, Entscheidungen aufgrund von vernünftigen Überlegungen zu treffen. Darüber hinaus gibt es nur wenige Anforderungen, die eine Vollmacht erfüllen muss, damit sie anerkannt wird. Der Vollmachtgeber muss seinen vollen Namen mit Geburtsdatum und möglichst auch die aktuelle Adresse angeben und die Vollmacht mit Ort und Datum unterschreiben. Der Bevollmächtigte muss ebenfalls mit vollem Namen und Geburtsdatum genannt sein, die aktuelle Adresse ist zwar nicht notwendig, aber empfehlenswert. Damit für alle Beteiligten deutlich ist, dass der Bevollmächtigte bereit ist, die ihm zugedachte Aufgabe anzunehmen, sollte auch er unter Angabe von Ort und Datum die Vollmacht unterschreiben.

Geldinstitute und die Post verlangen oft gesonderte Vollmachten auf hauseigenen Formularen. Wenn die Vollmacht auch Aktivitäten im Internet, etwa Online-Banking, Zugang zu sozialen Netzwerken oder Online-Bibliotheken und Clouds umfassen soll, muss im Detail geprüft werden, welche Voraussetzungen die Anbieter verlangen. Auf jeden Fall braucht der Bevollmächtigte die Zugangsdaten zu den Internetseiten und Nutzerkonten.

→ Wann zum Notar?

Eine Vollmacht kann formlos erstellt werden und muss auch nicht von einem Notar beurkundet werden. Mit einer Ausnahme: Wenn der Bevollmächtigte Geschäfte tätigen soll, die selbst eine notarielle Beurkundung erfordern, etwa der Kauf oder Verkauf eines Grundstücks oder einer Immobilie, dann muss auch die Vollmacht beurkundet sein. Empfehlenswert ist die Beurkundung durch den Notar außerdem, wenn größere Geldgeschäfte anstehen oder die begründete Sorge besteht, dass andere die Vollmacht nicht anerkennen, etwa weil der Vollmachtgeber zum Zeitpunkt der Vollmachtserteilung schon die Diagnose einer Demenz hat.

Eine Vollmacht sollte möglichst allgemein gehalten sein und ohne nähere Detailbeschreibungen alle Felder benennen, für die sie gelten soll, also etwa Finanz- und Vermögensangelegenheiten, Vertretungsrechte gegenüber Ämtern, Behörden und bei juristischen Auseinandersetzungen und Rechte zur Antragstellung bei allen Sozialleistungsträgern. Gegenüber dem Bevollmächtigten sollten alle Behörden, Geschäftspartner und Ärzte von ihrer Schweigepflicht und den datenschutzrechtlichen Bestimmungen befreit werden. Zwei wichtige Bereiche müssen in der Vollmacht aber ausdrücklich benannt sein:

1 **Schwerwiegende medizinische Entscheidungen und lebenserhaltende Maßnahmen.** Wenn der Bevollmächtigte die Wünsche eines Patienten wirksam vertreten soll, und zwar insbesondere bei Entscheidungen am Lebensende, muss dies ausdrücklich in der Vollmacht aufgeführt werden, am besten mit Bezug zu § 1904 BGB, in dem diese Entscheidungsrechte gesetzlich geregelt sind. Selbst wenn die Vollmacht diesen Aufgabenbereich enthält, muss der Bevollmächtigte sich vom Betreuungsgericht eine Genehmigung holen, wenn es um den Abbruch lebenserhaltender Maßnahmen geht.

2 **Freiheitsentziehende Maßnahmen.** Wenn der Bevollmächtigte über den Aufenthaltsort, die Auflösung des Haushalts und auch über die Anwendung von freiheitsentziehenden Maßnahmen (siehe S. 129) entscheiden soll, muss dies gesondert in der Vollmacht aufgeführt sein. Bei der Anwendung von freiheitsentziehenden Maßnahmen braucht der Bevollmächtigte die Zustimmung vom Gericht.

Vorsorgevollmacht

Im Zusammenhang mit Demenz und allgemein im Alter wird oft zu einer sogenannten Vorsorgevollmacht geraten. Der Unterschied zwischen „normalen" Vollmachten und einer Vorsorgevollmacht besteht lediglich darin, dass die Vorsorgevollmacht nicht ab dem Ausstellungstermin genutzt werden soll, sondern erst dann, wenn der Vollmachtgeber selbst nicht mehr handlungsfähig ist. Die Bedingungen zur Anwendung sollten aber nicht in der Vollmacht selbst benannt sein. Sonst muss der Bevollmächtigte bei jedem Rechtsgeschäft nachweisen, dass diese Bedingungen erfüllt sind. Deshalb sollte auch eine Vorsorgevollmacht nach außen gegenüber Dritten sofort und ohne Einschränkungen gültig und damit eine ganz normale Vollmacht sein. Wer nähere Details festlegen will, etwa Bedingungen zum Einsatz der Vollmacht, die Art und Weise, was wie getan werden soll, eventuell auch die Aufgabenteilung zwischen mehreren Bevollmächtigten, der kann im sogenannten Innenverhältnis einen Vertrag zwischen Vollmachtgeber und Bevollmächtigtem aufsetzen.

Lösungen finden!

Vollmacht griffbereit halten. Als Bevollmächtigter müssen Sie im Bedarfsfall die Vollmacht im Original vorzeigen. Am besten, Sie bitten von Anfang an um mehrere unterschriebene Originaldokumente, damit Sie sofort handeln und bei Bedarf an Ämter oder sonstige Institutionen ein Exemplar zu Beweiszwecken abgeben können.

Checkliste

Bevollmächtigter sein – wollen Sie das?

Als Bevollmächtigter übernehmen Sie eine verantwortungsvolle Aufgabe. Sie sollten sich dessen bewusst sein und folgende Punkte beachten:

- ☐ **Handlungsfähigkeit.** Sie können die Vollmacht nur umsetzen, wenn Sie Handlungsspielräume haben. Ist die Vollmacht umfassend und ohne Bedingungen nach außen gültig? Können Sie Untervollmachten erteilen? Haben Sie Bankvollmachten und Zugang zu eventuellen Online-Netzwerken? Haben Sie mehrere Originale der Vollmacht?

- ☐ **Haftung.** Als Bevollmächtigter haften Sie gegenüber dem Vollmachtgeber – und nach dessen Tod auch gegenüber seinen Erben. Ist Ihre Haftung in der Vollmacht beschränkt? Halten Sie sich an die Regeln in der Vollmacht. Das gilt insbesondere, wenn Sie mithilfe der Vollmacht Handlungen vornehmen, von denen Sie oder Ihre Familie profitieren. Prüfen Sie, ob Ihre Haftpflichtversicherung für Schäden aus der Übernahme der Vollmacht aufkommt.

- ☐ **Dokumentation.** Führen Sie Buch über die wesentlichen Kontobewegungen, die von Ihnen für Ihren Angehörigen ausgeführt werden, und bewahren Sie Belege sorgfältig auf. Dokumentieren Sie Entscheidungen, damit sie im Nachhinein nachvollziehbar sind. Behalten Sie Kopien von allen wichtigen Schriftwechseln.

- ☐ **Beratung.** Holen Sie sich Beratung zur Aufgabe des Bevollmächtigten, beispielsweise bei einem Betreuungsverein. Nutzen Sie bei schwierigen Entscheidungen eine Fachberatung, etwa durch einen Anwalt oder einen Steuerberater.

- ☐ **Auf Vollmacht verzichten.** Wenn Sie merken, dass Ihnen die Arbeit und Verantwortung als Bevollmächtigter zu viel wird, müssen Sie den Vollmachtgeber informieren. Kann dieser auf die Absage selbst nicht mehr angemessen reagieren, informieren Sie das Betreuungsgericht, dass die Einrichtung einer gesetzlichen Betreuung nötig ist.

Gesetzliche Betreuung

Für den Fall, dass es keine Vollmacht gibt oder die Inhalte nicht weitreichend genug sind, regelt das deutsche Betreuungsrecht, wie die gesetzliche Vertretung für eine Person, die nicht für sich entscheiden kann, sichergestellt werden kann. Es gibt also immer die Option der gesetzlichen Betreuung.

Eine Betreuung wird vom Betreuungsgericht (früher: Vormundschaftsgericht), einer Abteilung des Amtsgerichts, eingerichtet. Üblicherweise ist das Amtsgericht am Wohnort des Betroffenen zuständig. Um das Verfahren einzuleiten, gibt es zwei Wege: Entweder stellt der Betroffene selbst beim Gericht einen Antrag oder das Gericht erhält die Anregung zu einer Betreuung von einer anderen Stelle, beispielsweise vom Krankenhaus oder von den Angehörigen. Das Gericht arbeitet mit der Betreuungsbehörde zusammen. Um festzustellen, ob eine Betreuung nötig ist, und wenn ja, für welche Aufgabengebiete, wird sich der Amtsrichter oder Rechtspfleger einen persönlichen Eindruck vom Kranken verschaffen, das heißt, er kommt in dessen Wohnung oder in die Klinik. Außerdem wird der Richter weitere Personen wie Angehörige und andere Vertrauenspersonen befragen.

→ Wer wird gesetzlicher Betreuer?

Das Gericht entscheidet, wen es als gesetzlichen Betreuer einsetzt. Dabei soll der Richter in erster Linie die Wünsche des Betroffenen berücksichtigen, die dieser beispielsweise in einer Betreuungsverfügung festgehalten hat. Vorrang haben grundsätzlich Betreuer, die die Aufgabe ehrenamtlich ausüben. Befindet sich im persönlichen Umfeld des Kranken keine Person, die bereit oder in der Lage ist, diese Aufgaben wahrzunehmen, oder ist eine besondere Sachkunde notwendig, wird der Richter einen beruflich tätigen Betreuer wählen. Der Betreuer erhält eine Urkunde, die ihn als Betreuer ausweist.

Aufgaben des gesetzlichen Betreuers

Eine gesetzliche Betreuung wird erst eingerichtet, wenn tatsächlich Handlungsbedarf besteht und auch nur für die Aufgabenbereiche, in denen sich der Betroffene nicht selbst helfen kann. Es ist ja durchaus möglich, dass jemand zwar seine persönliche Lebenssituation und die medizinische Behandlung bestimmen kann, aber mit finanziellen und behördlichen Dingen überfordert ist. Deshalb enthält die Betreuerurkunde die Aufgabenbereiche des Betreuers. Diese können beispielsweise sein:

- Vermögenssorge
- Aufenthaltsbestimmung
- Gesundheitssorge
- persönliche Angelegenheiten

Nur wenn ein Betreuer für „alle Angelegenheiten“ bestellt ist, gibt es keinerlei Einschränkungen seiner Aufgaben. Selbst dann ist der Betreuer aber immer den Wünschen des Betroffenen verpflichtet. Es geht hier also nicht um „Entmündigung“, sondern der gesetzliche Betreuer muss sich immer daran messen lassen, dass er den Willen des Betroffenen umgesetzt hat. Dazu muss er den Willen des Betroffenen regelmäßig erfragen und sich mit dessen Lebenseinstellung auseinandersetzen.

Dass der Betreuer seine Aufgaben im Sinne des Betroffenen erfüllt, muss er gegenüber dem Gericht nachweisen. Dazu gehören in der Regel jährlich eine Aufstellung der Finanzen und eine Begründung wesentlicher Finanzgeschäfte (soweit die Vermögenssorge zum Aufgabengebiet gehört) und auch andere wesentliche Vorgänge sowie ein Bericht zur Entscheidungsfähigkeit des Betroffenen. Für besonders wichtige Entscheidungen muss sich der Betreuer vorab eine Genehmigung des Betreuungsgerichts einholen. Das betrifft zum Beispiel die Auflösung der Wohnung, den Umzug ins Heim, die Anwendung freiheitsentziehender Maßnahmen, schwerwiegende medizinische Eingriffe oder die Beendigung lebenserhaltender Maßnahmen.

Betreuungsverfügung

Für den Fall, dass eine gesetzliche Betreuung eingerichtet werden soll, etwa weil keine Vertrauensperson als Bevollmächtigter zur Verfügung steht oder um sicherzugehen, dass sich auch dann jemand Bekanntes kümmert, wenn die Vollmacht nicht greift, kann jeder eine Betreuungsverfügung aufsetzen. Gibt es schon eine Vollmacht, lässt sich dort mit wenigen Sätzen ergänzen, dass der Bevollmächtigte auch als Betreuer bestellt werden soll.

Eine Betreuungsverfügung kann aber auch gesondert erstellt werden. Der Verfügende muss dabei nicht unbedingt geschäftsfähig sein. Es reicht, wenn er seinen Willen ausdrücken kann.

Ehrenamtliche Betreuer haben ein Recht auf eine pauschale Aufwandsentschädigung von 323 Euro pro Jahr. Alternativ können sie den Ersatz ihrer tatsächlichen Aufwendungen, etwa Fahrtkosten, verlangen. Für Berufsbetreuer gibt es gesetzlich festgelegte Stundensätze. Hinzu kommen Gerichtskosten. Alle diese Kosten muss der Betreute aus seinen Mitteln zahlen. Nur wenn er dazu nicht in der Lage ist, übernimmt die Justizkasse des jeweiligen Bundeslandes die Betreuerkosten.

Eine Betreuungsverfügung muss schriftlich erstellt sein, damit das Gericht sich darauf berufen kann. Im Kern geht es bei der Betreuungsverfügung darum, einen Wunschbetreuer (mit Kontaktdaten), vielleicht auch noch Alternativpersonen zu benennen. Wer ausschließen möchte, dass eine bestimmte Person die Betreuung übernimmt, kann auch dies in der Betreuungsverfügung regeln.

Inwieweit die Betreuungsverfügung auch noch weitere inhaltliche Angaben enthält, hängt davon ob, ob es vielleicht schon andere vorsorgende Dokumente gibt. Wenn es schon eine Patientenverfügung, eine Vollmacht und eine grundsätzliche Beschreibung der eigenen Vorstellungen von Leben und Sterben gibt, reicht es, auf diese zu verweisen und Kopien anzufügen. Wenn es aber keine anderen Vorsorgedokumente gibt, erleichtert es dem Betreuer und dem Gericht, im Sinne des Betreuten zu entscheiden, wenn die Betreuungsverfügung wesentliche Wünsche zum Leben und Sterben enthält.

Patientenverfügung

Grundsätzlich sind Ärzte immer in der Pflicht, alles Mögliche zu unternehmen, um mit medizinischen Mitteln eine Krankheit zu heilen und das Leben zu verlängern. Dazu gehören beispielsweise die Gabe von Antibiotika bei einer Lungenentzündung, das Legen einer Magensonde (siehe S. 98) oder die Reanimation nach einem Herzstillstand.

Lösungen finden!

Vorsorgedokumente registrieren. Vollmachten und Betreuungsverfügungen nützen nur, wenn offizielle Stellen von ihrer Existenz erfahren. Im Vorsorgeregister der Bundesnotarkammer können Vollmachten und Betreuungsverfügungen mit ihren wichtigsten Daten registriert werden. Gerichte können im Fall der Fälle nachprüfen, ob vorsorgende Dokumente vorhanden sind und wer Ansprechpartner ist.

Wenn ein Patient nicht mehr in der Lage ist, seinen Willen zu äußern, ist die Patientenverfügung das Mittel der Wahl, um den Patientenwillen zu ermitteln.

Es ist gesetzlich vorgeschrieben, dass schriftlich verfasste Patientenverfügungen, die auf die aktuelle Situation passen, von Ärzten und Pflegekräften beachtet werden müssen. Damit dient die Patientenverfügung in erster Linie der Kommunikation zwischen Arzt und Patient und gibt dem Arzt Anweisungen zur medizinischen Behandlung. Nur wenn der Arzt sich nicht sicher ist, ob die Verfügung für die konkrete Situation ausreichend klar ist, muss er andere Personen, insbesondere Bevollmächtigte und gesetzliche Betreuer, bei seiner Entscheidung hinzuziehen. Gesetzliche Betreuer und Bevollmächtigte sind ihrerseits gehalten, die Wünsche des Betroffenen und damit die Inhalte seiner Patientenverfügung durchzusetzen. Bei Entscheidungen zu lebensgefährlichen oder zum Abbruch lebenserhaltender Maßnahmen müssen Betreuer und Bevollmächtigte auch noch das Gericht bitten, zu bestätigen, dass sie damit den Patientenwillen im Sinne des Betroffenen umsetzen.

Damit alle wesentlichen Situationen erfasst sind, sollte die Patientenverfügung wenigstens auf vier Lebenssituationen ausdrücklich eingehen:

- Der Sterbeprozess hat bereits eingesetzt oder steht unmittelbar bevor.
- Der Patient leidet an einer schweren Krankheit, die zum Tode führen wird, aber der Sterbeprozess ist noch nicht absehbar.
- Der Patient befindet sich in einem Zustand einer dauerhaften Gehirnschädigung, die es ihm nicht mehr möglich macht, mit seinen Mitmenschen zu kommunizieren („Wachkoma").
- Der Patient leidet an einer fortschreitenden Gehirnschädigung (Demenz), die irgendwann zu einem Verlust wesentlicher Körperfunktionen führen wird.

Die inhaltlichen Festlegungen der Patientenverfügung befassen sich naturgemäß vor allem mit der Haltung zu lebensverlängernden Maßnahmen und dem Einsatz lebensgefährdender medizinischer Maßnahmen. Damit die Patientenverfügung sicher angewandt werden kann, reicht es allerdings nicht, mit einer ganz allgemeinen Formulierung alle Maßnahmen abzulehnen oder ihnen zuzustimmen. Einige wesentliche Dinge müssen konkret benannt sein. Dazu gehören:

- Abbruch lebenserhaltender Maßnahmen, insbesondere Beatmung und Gabe von Nahrung
- Verzicht auf Wiederbelebung nach Herzstillstand
- Einsatz von Schmerzmitteln (auch wenn damit eventuell eine Bewusstseinseintrübung oder ein früherer Tod eintritt)

Kompetente Beratung zur Vorsorgevollmacht, zum Betreuungsrecht und zur Patientenverfügung bieten kostenfrei örtliche Betreuungsvereine, die kommunale Betreuungsstelle oder die Rechtspfleger beim Betreuungsgericht, einer Abteilung beim Amtsgericht. Speziell zur Patientenverfügung beraten unter anderem die Stiftung Patientenschutz und der Humanistische Verein Deutschland.

Besser ausführlich: Da es immer schwierig ist, alle Details in der Patientenverfügung genau zu beschreiben, ist es empfehlenswert, die Behandlungswünsche mit den Schilderungen eigener Erfahrungen mit dem Leben und Sterben zu ergänzen. Auch die Darstellung persönlicher oder religiöser Vorstellungen hilft, die Inhalte der Patientenverfügung richtig zu interpretieren.

- Beenden einer medizinischen Behandlung und Beschränkung auf eine Linderung belastender Symptome, beispielsweise starker Schmerzen (Palliativmedizin)
- Einsatz der PEG-Sonde (siehe S. 98f)

Mit der Patientenverfügung werden letztlich Entscheidungen über Leben und Tod getroffen. Bevor eine Patientenverfügung erstellt wird, ist es immer ratsam, die Beratung durch Fachleute, wie den Arzt und Demenzberatungsstellen, zu suchen. Muster-Textbausteine, die beispielsweise das Bundesministerium für Justiz zur Verfügung stellt, helfen bei der Formulierung. Reine Ankreuzformulare werden oft nicht akzeptiert, weil sie keinen Raum für individuelle Willensäußerung lassen. Bedenken Sie: Wird eine Patientenverfügung umgesetzt, kann das einen früheren Tod bedeuten. Da lohnt es, sich intensiv mit dem Thema zu befassen und nicht nur auf die Schnelle ein paar Kreuze zu setzen.

Damit Ärzte die Patientenverfügung kennen, sollte den behandelnden Ärzten eine Kopie der Verfügung für die Krankenakte überlassen werden. Gleiches gilt für die Pflegedokumentation eines beauftragten Pflegedienstes oder beim Heimeinzug.

▶ **Die Stiftung Warentest hat alle wichtigen Informationen zu Patientenverfügung, Testament, Betreuungsverfügung und Vorsorgevollmacht mit allen zugehörigen Formularen zum Ausfüllen im „Vorsorge-Set" zusammengestellt.**

Leistungen der Pflegeversicherung

Mit Leistungen der Pflegeversicherung können Sie Unterstützung bei Pflege, Betreuung und Hauswirtschaft finanzieren. Auch für pflegende Angehörige gibt es Hilfe.

Für Pflegebedürftige ist die Pflegeversicherung eine wichtige Unterstützung. Wer krankenversichert ist, ist – meistens auch bei dieser Kasse – pflegeversichert, unabhängig davon, ob er bei einer gesetzlichen oder privaten Kasse versichert ist. Die Leistungen der Pflegeversicherung sind gesetzlich festgeschrieben.

Wer Leistungen der Pflegeversicherung erhalten will, muss aktiv an seine Kasse herantreten und diese Leistungen dort beantragen. Ist der Pflegebedürftige selbst dazu nicht mehr in der Lage, können Sie als Angehöriger den Antrag stellen. Diesen Antrag werden die Kassen noch ohne weitere Fragen akzeptieren, für alle weiteren Schritte werden Sie sich allerdings mit Vertretungsbefugnissen als Bevollmächtigter oder gesetzlicher Betreuer ausweisen müssen (siehe S. 172ff).

Seit dem Jahr 2017 gelten neue Regeln in der Pflegeversicherung, die nach 20 Jahren der Diskussion endlich die Bedarfe von Menschen mit geistigen Einschränkungen als gleichwertig mit dem Hilfebedarf aufgrund körperlicher Einschränkungen berücksichtigen sollen. Dazu wurde die Bewertung von Pflegebedürftigkeit grundlegend geändert. Bei der Struktur der Leistungen ist allerdings bisher fast alles wie im alten System geblieben.

Die Pflegegrade

Die Art und vor allem die Höhe der Leistungen der Pflegeversicherung sind abhängig vom sogenannten Pflegegrad. Das Maß der Dinge ist der Grad der Selbstständigkeit der betroffenen Person in wesentlichen Bereichen des Lebens. Dementsprechend werden Pflegegrade von 1 (geringe Beeinträchtigung der Selbstständigkeit) bis 5 (schwerste Beeinträchtigungen der Selbstständigkeit mit besonderen Anforderungen an die Pflege) vergeben.

Im Rahmen eines persönlichen Kontakts mit dem Betroffenen wird nach einem vorgegebenen Fragenkatalog mit insgesamt sechs Themenbereichen die Selbstständigkeit des Betroffenen beurteilt:

1. **Mobilität,** zum Beispiel sich in der Wohnung bewegen und Treppen steigen

2. **Kognitive und kommunikative Fähigkeiten,** zum Beispiel bekannte Personen erkennen und gesprochene Aufforderungen verstehen
3. **Verhaltensweisen und psychische Problemlagen,** zum Beispiel Störung des Tag-Nacht-Rhythmus oder aggressives Verhalten
4. **Selbstversorgung,** zum Beispiel Körperpflege oder Essen
5. **Umgang mit krankheitsspezifischen/therapiebedingten Anforderungen,** zum Beispiel, wenn Wunden zu versorgen sind oder Hilfestellung bei der Einnahme von Medikamenten nötig ist
6. **Gestaltung des Alltagslebens und soziale Kontakte,** zum Beispiel sich beschäftigen und Kontakte mit Bekannten pflegen

Bei allen Fragen geht es ausschließlich darum, inwieweit der betroffene Mensch in der Lage ist, bestimmte Aktivitäten selbst auszuführen. Von Interesse ist nur die Fähigkeit, etwas zu tun. Die tatsächliche Wohnsituation, Lebensgewohnheiten oder das vorhandene Hilfenetzwerk werden dabei nicht berücksichtigt. Für Demenzkranke besonders wichtig: Es kommt nicht darauf an, warum jemand etwas nicht kann, sondern nur, wieweit die Selbstständigkeit vorhanden ist. Damit wird sich eine Demenz mit hoher Wahrscheinlichkeit auf alle sechs Themenbereiche auswirken und nicht nur auf den speziellen Bereich der geistigen und kommunikativen Fähigkeiten.

In der Bewertung der Selbstständigkeit werden je Frage Punkte vergeben und jeder der sechs Themenbereiche wird gesondert ausgewertet. In der Gesamtbewertung werden dann die Punkte der jeweiligen Themenbereiche nach einem vorgegebenen Algorithmus unterschiedlich stark gewichtet und schließlich zu einer Gesamtpunktzahl addiert. Mittlerweile sind im Internet sogenannte Pflegegradrechner zu finden, mit denen Sie selbst testen können, wie viele Punkte und welcher Pflegegrad bei einer Begutachtung herauskommen könnten.

Antrag durch den Krankenhaussozialdienst: Auch bei Demenzpatienten kann es sein, dass sie erst nach einem Krankenhausaufenthalt, etwa infolge eines Unfalls oder einer Erkrankung, zum Pflegefall werden. Dann sollte eigentlich der Sozialdienst des Krankenhauses bei Bedarf den Antrag stellen. Verlassen Sie sich aber nicht darauf, sondern fragen Sie beim Sozialdienst nach oder kümmern Sie sich selbst um den Antrag.

Bereits mit relativ geringen Einschränkungen der Selbstständigkeit sind 12,5 Punkte zu erreichen, die für den Pflegegrad 1 Voraussetzung sind. Wer die für Pflegegrad 2 erforderlichen 27 Punkte erhält, hat meistens in mehreren Themenbereichen Einschränkungen und um mindestens 47,5 Punkte für den Pflegegrad 3 zu erhalten, müssen diese Einschränkungen auch bereits sehr weitreichend sein. Die 70 Punkte für den Pflegegrad 4 und erst recht die 90 Punkte für den Pflegegrad 5 werden bei einer Erstbegutachtung nur selten vergeben.

Wenn die Demenz weiter fortschreitet, sollten Sie zwischendurch erneut mithilfe eines Pflegegradrechners oder zusammen mit einem Pflegedienst prüfen, ob sich die Selbstständigkeit so stark verringert hat, dass sich ein Antrag auf eine erneute Begutachtung, mit dem Ziel eines höheren Pflegegrades, lohnt. In der Regel wird es mit Fortschreiten der Demenz auch einen höheren Pflegegrad geben.

Lösungen finden!

Gezielte Vorbereitung. In der Begutachtung müssen auch die Bereiche „Alltagsleben und soziale Kontakte" und „Verhaltensweisen und psychische Probleme" angemessen berücksichtigt werden. Hier geht es um Fähigkeiten, den Tag zu gestalten und zu planen, sowie um besondere Verhaltensauffälligkeiten oder Ängste. Die Deutsche Alzheimer Gesellschaft hat einen Selbsteinschätzungsbogen zur Vorbereitung auf die Begutachtung zum Pflegegrad entwickelt, der auf diese Themen besonders eingeht.

Vom Antrag zum Pflegebescheid

Den Antrag auf Leistungen der Pflegeversicherung muss der Versicherte oder sein gesetzlicher Vertreter stellen. Entscheidend für den Beginn der Leistungen ist der Tag, an dem der Antrag bei der Kasse eingeht. Deshalb sollte der Antrag schriftlich erfolgen. Sie können direkt ein Formular der Pflegekasse des Betroffenen aus dem Internet verwenden oder Sie stellen den Antrag zunächst formlos und füllen später das Formular aus, das die Kasse dem Antragsteller dann schicken wird.

Nach einer Vorprüfung zur Anspruchsberechtigung wird die Kasse einen Gutachterdienst beauftragen, um sich einen persönlichen Eindruck vom Pflegebedürftigen zu machen. In der Regel beauftragen die gesetzlichen Pflegekassen den Medizinischen Dienst der Krankenversicherung (MDK) und die privaten Versicherungen ihren eigenen Prüfdienst Medicproof. Die Gutachter dieser Prüfdienste müssen sich an gesetzlich festgelegte Regeln halten, was unter anderem bedeutet, dass der Begutachtungsbesuch vorher angekündigt sein muss. Die

Die fünf Grade der Pflegebedürftigkeit

Anhand der Punkte, die bei der Begutachtung vergeben werden, wird der Pflegegrad ermittelt.

Pflege-grad	Beschreibung	Mindest-punktzahl
1	Geringe Beeinträchtigung der Selbstständigkeit	12,5
2	Erhebliche Beeinträchtigung der Selbstständigkeit	27
3	Schwere Beeinträchtigung der Selbstständigkeit	47,5
4	Schwerste Beeinträchtigung der Selbstständigkeit	70
5	Schwerste Beeinträchtigung der Selbstständigkeit mit besonderen Anforderungen an die pflegerische Versorgung	90

Hauptaufgabe des Gutachters ist es, den Grad der Selbstständigkeit und den daraus folgenden Unterstützungsbedarf festzustellen. Darüber hinaus soll er aber auch beraten, etwa zur Anpassung der Wohnung oder zu Rehabilitationsmöglichkeiten. Auf Wunsch des Versicherten kann der Gutachter gleich die entsprechenden Anträge zusammen mit seinem Pflegegutachten an die Kasse übermitteln.

Die Ergebnisse seines Besuchs sendet der Gutachter an die zuständige Pflegekasse. Auf dieser Basis trifft die Pflegekasse eine Entscheidung zum Pflegegrad und schickt einen Leistungsbescheid an den Versicherten. Damit ist für Sie immer die Pflegekasse der Ansprechpartner, nicht der Gutachter. Die gesamte Bearbeitungszeit vom Antrag bis zum Bescheid sollte 25 Werktage nicht überschreiten. In dringenden Fällen, etwa bei der nötigen Weiterversorgung nach einem Krankenhausaufenthalt oder wenn Sie zur Pflege Ihres Angehörigen Pflegezeit (siehe S. 200) beantragen wollen, sollte die Begutachtung innerhalb einer Woche erfolgen. Dies wird an vorgegebener Stelle auf dem Antragsformular vermerkt.

Widerspruch bei Ablehnung oder falscher Einstufung

Sind Sie mit dem Ergebnis im Bescheid nicht einverstanden, müssen Sie innerhalb eines Monats schriftlich Widerspruch dagegen bei der gesetzlichen Pflegekasse einlegen. Dies gilt sowohl, wenn Ihr Antrag abgelehnt wurde, als auch dann, wenn Sie mit der Bewertung der Selbstständigkeit und der Berechnung des Pflegegrades nicht einverstanden sind, also einen höheren Pflegegrad für angemessen halten.

Der Widerspruch kann zunächst fristwahrend, ohne weitere Begründung erfolgen. Sofern das Gutachten dem Bescheid der Pflegekasse nicht schon beilag, können Sie in Ihrem Widerspruch das Gutachten anfordern. In der Begründung des Widerspruchs sollten Sie die relevanten Abweichungen zu den einzelnen Punkten im Gutachten darstellen. Am besten, Sie beraten sich dazu mit einem Pflegefachmann.

Bei Privatversicherten gibt es diese Widerspruchsverfahren nicht, sodass nur der Klageweg bleibt.

Welche Leistungen bei welchem Pflegegrad?

Die meisten Leistungen der Pflegeversicherung sind in ihrer Höhe abhängig vom Pflegegrad. Eine Besonderheit stellt der Pflegegrad 1 dar. Dieser ist quasi eine Vorstufe, die zwar ein gewisses Maß an Entlastungsmöglichkeiten – unter anderem den sogenannten Entlastungsbetrag – bietet, aber noch nicht den vollen Umfang der Leistungsarten der Pflegeversicherung. Diesen gibt es erst ab Pflegegrad 2. Ab dieser Eingraduierung hat man bei ambulanter Pflege Anspruch auf Pflegegeld oder Pflegesachleistung, deren Höhe mit zunehmendem Pflegegrad steigt.

Pflegegeld oder Pflegesachleistung

Wer die Pflege zu Hause organisiert, hat grundsätzlich die Wahl, das Pflegegeld direkt aufs Konto zu erhalten, um damit privat organisierte Helfer finanziell zu unterstützen, oder die Pflegesachleistung durch einen von der Pflegekasse zugelassenen Pflegedienst in Anspruch zu nehmen. Dieser rechnet bis zum jeweiligen Höchstbetrag direkt mit der Pflegekasse ab. Wer den Pflegedienst mit weiteren Leistungen beauftragt, muss die Mehrkosten selbst tragen. Wer weniger Hilfe von den Profis nutzt, als das Budget zulassen würde, kann sich

---

Beim Begutachtungsbesuch sollten Sie dabei sein. Sorgen Sie auf jeden Fall dafür, dass Ihr Angehöriger nicht mit dem Gutachter allein ist, sondern eine kompetente Vertrauensperson an seiner Seite hat. Wenn Sie etwas nicht vor dem Demenzkranken ansprechen wollen, bitten Sie den Gutachter beispielsweise auf dem Weg zur Haustür noch um ein paar Minuten Zeit, um die Gesamtsituation zu erklären.

den prozentualen Restbetrag auf sein Pflegegeld anrechnen lassen und dementsprechend einen Teil Pflegegelds erhalten.

Entlastungsbetrag

Mit dem Entlastungsbetrag können Unterstützungsleistungen durch Pflegedienste, Tagespflege, Nachtpflege, Kurzzeitpflege in einer stationären Einrichtung und durch nach Landesrecht zugelassene Betreuungs- und Entlastungsdienste eingekauft werden. Normalerweise soll dieser Betrag ausdrücklich die Pflegesituation entlasten, etwa durch Betreuungsangebote und Haushaltshilfe für den Betroffenen. Der Entlastungsbetrag lässt sich aber auch nutzen, um die sonst fälligen Eigenanteile für die Tages- oder Nachtpflege oder die Kurzzeitpflege zu refinanzieren. Hilfe bei der Körperpflege, beim Essen oder beim Aufstehen/Zubettgehen durch einen Pflegedienst dürfen jedoch nur Versicherte mit Pflegegrad 1 mit dem Entlastungsbetrag finanzieren. Der monatliche Entlastungsbetrag kann aufgespart werden, sodass dann bei Bedarf auch mehr Leistungen eingekauft werden können. Spätestens am 30. Juni des Folgejahres verfällt der Restbetrag des Vorjahres jedoch.

Verhinderungspflege

Die Verhinderungspflege ist gedacht für den Fall, dass die Pflegeperson ausfällt und jemand anderes, egal ob eine Privatperson, ein Pflegedienst oder eine Tages-/Nachtpflege, während dieser Zeit die Unterstützung übernimmt.

Der jährliche Höchstbetrag kann mit dem Betrag für die Kurzzeitpflege aufstockt

Leistungen der Pflegeversicherung

Wenn der Pflegebedürftige ambulant betreut wird, hat er Anspruch auf folgende monatliche Leistungen.

Pflegegrad	Pflegegeld	Pflegesachleistung	Entlastungsbetrag
1	--	--	125 €
2	316 €	689 €	125 €
3	545 €	1 298 €	125 €
4	728 €	1 612 €	125 €
5	901 €	1 995 €	125 €

werden, wenn entsprechend weniger für die Kurzzeitpflege verbraucht wird. Die Höhe der Aufstockung ist allerdings auf 806 Euro, also auf die Hälfte des maximalen Betrags für die Kurzzeitpflege, begrenzt.

Wird die Ersatzpflege durch nahe Angehörige oder eine andere im Haushalt des Betroffenen lebende Person übernommen, gibt es statt des vollen Betrags der Verhinderungspflege jedoch nur maximal das 1,5-Fache der Leistungen für Pflegegeld.

Kurzzeitpflege

Das Budget für die Kurzzeitpflege ist ausschließlich für die vorübergehende Pflege in einer vollstationären Einrichtung mit Vertrag als Kurzzeitpflegeeinrichtung vorgesehen. Dies ist besonders in einer Krisensituation hilfreich, etwa nach einem Krankenhausaufenthalt oder wenn die Betreuung eines Demenzkranken zu Hause während einer längeren Abwesenheit der Pflegeperson nicht anders gesichert werden kann.

Wird das Budget der Verhinderungspflege nicht verbraucht, kann der Rest auf das Budget für die Kurzzeitpflege hinzugerechnet werden, sodass dann bis zu 3224 Euro pro Jahr für die Kurzzeitpflege zur Verfügung stehen.

Tages- und Nachtpflege

Zur Sicherung der häuslichen Versorgung hat jeder Pflegebedürftige ab Pflegegrad 2 Anspruch darauf, eine Tages- oder Nachtpflege (siehe S. 142f) zu besuchen. Je nach Pflegegrad reicht der Betrag zur Finanzierung von mindestens einem Tag pro Woche

Ergänzende Leistungen der Pflegeversicherung

Folgende ergänzende Leistungen stehen Versicherten mit Pflegegrad zu:

Pflegegrad	**Verhinderungspflege** (pro Jahr, max. 6 Wochen)	**Kurzzeitpflege** (pro Jahr, max. 8 Wochen)	**Tages-/Nachtpflege** (monatlich)	**WG-Zuschlag** (monatlich)
1	--	--	--	214 €
2	1612 €	1612 €	689 €	214 €
3	1612 €	1612 €	1298 €	214 €
4	1612 €	1612 €	1612 €	214 €
5	1612 €	1612 €	1995 €	214 €

Lösungen finden!

Verhinderungspflege stundenweise nutzen. Bei der Betreuung von Menschen mit Demenz ist es besonders hilfreich, dass die Verhinderungspflege auch stundenweise genutzt werden kann. Darauf können Sie zurückgreifen, wenn Sie kurz das Haus verlassen müssen, etwa um einzukaufen oder für eigene Arzttermine.

in einer Tagespflege. Von der grundsätzlichen Option einer Nachtpflege sollten Sie sich dagegen nicht zu viel versprechen. Sofern es überhaupt ein solches Angebot gibt, ist dieses deutlich teurer als die Tagespflege.

WG-Zuschlag

Wer in einer ambulant betreuten Wohngemeinschaft, etwa einer Demenz-WG (siehe S. 68f), lebt und gemeinsam mit seinen Mitbewohnern eine sogenannte Präsenzkraft für organisatorische und den Alltag gestaltende Aufgaben engagiert hat, kann unter bestimmten Voraussetzungen den monatlichen WG-Zuschlag von 214 Euro je WG-Bewohner beantragen. Erkundigen Sie sich aber vorher, inwieweit die Pflegekasse Ihres Angehörigen tatsächlich diesen Zuschlag übernimmt. Während die meisten Pflegekassen sehr kulant mit dem WG-Zuschlag umgehen, lehnen einzelne Kassen trotz der gesetzlichen Regelungen den Zuschlag rigoros ab und sind erst nach aufwendigen Klageverfahren zur Zahlung bereit. Versuchen Sie, Ihre Ansprüche bei Ihrer zuständigen Pflegekasse geltend zu machen.

Weitere Leistungen für die häusliche Versorgung

Die Pflegeversicherung unterstützt mit weiteren Leistungen die häusliche Versorgung. Darüber hinaus gewährt sie Leistungen für die Pflegeperson, wenn diese beispielsweise für die Pflege im Beruf aussetzt (siehe S. 200f) oder Pflegekurse (siehe S. 105f) belegen möchte.

- **Hausnotruf.** Wird zur Sicherung der häuslichen Versorgung ein Hausnotruf benötigt, übernimmt die Pflegekasse den Grundbetrag sowohl für die einmalige Anschaffung der Geräte als auch für die monatliche Rufbereitschaft. Dazu schließt die Pflegekasse Verträge mit dem Hausnotrufanbieter. Wer mehr als den einfachen Rufservice will, muss aus eigener Tasche draufzahlen.
- **Pflegehilfsmittel.** Für Hygienematerialien, etwa Desinfektionsmittel und Einmalhandschuhe, gewährt die Pflegekasse einen monatlichen Zuschuss in Höhe von 40 Euro. Sie können Ihre Einzelabrechnungen bei der Kasse einreichen, oder Sie schließen einen Vertrag mit einem Dienstleister ab, der Sie monatlich beliefert und direkt mit der Kasse abrechnet. Technische Hilfsmittel

Pflege-Zusatzversicherungen werben damit, die Lücke zwischen tatsächlichem Bedarf und den gedeckelten Leistungen der Pflegeversicherung zu schließen. Ob diese Rechnung aufgeht, hängt von den Versicherungsbedingungen ab. Prüfen Sie, ob Ihr Angehöriger so eine Versicherung hat, und machen Sie Ansprüche geltend. Für Menschen, bei denen bereits Pflegebedarf besteht, ist der Abschluss solcher Versicherungen wegen der hohen Beiträge nicht mehr sinnvoll bzw. nicht mehr möglich.

wie Pflegebetten oder Toilettensitzerhöhungen werden in der Regel leihweise überlassen.

Oft streiten Kranken- und Pflegekassen darüber, wer für die Finanzierung von Hilfsmitteln zuständig ist. Allerdings muss die Kasse, bei der der Antrag auf das Hilfsmittel eingeht, diesen an die andere Kasse weiterleiten. Das Sanitätshaus hilft im Dschungel der Zuständigkeiten.

- **Wohnungsanpassung.** Für Umbauten in der Wohnung (siehe S. 59f), etwa den Einbau einer flachen Duschtasse im Bad, übernimmt die Pflegekasse einmalig einen Zuschuss von bis zu 4000 Euro. Verschlechtert sich die Pflegesituation deutlich, kann dieser Zuschuss ein weiteres Mal beantragt werden.

Leben mehrere Pflegebedürftige zusammen in einer Wohnung, etwa in einer Wohngemeinschaft, können die Einzelansprüche auf bis zu 16 000 Euro zusammengerechnet werden, sodass auch umfassende Umbaumaßnahmen oder der Einbau eines Treppenlifts möglich sind. Allerdings gehen die Kassen auch hier sehr unterschiedlich mit der Gewährung der gesetzlich vorgesehenen Leistungsansprüche um.

Vollstationäre Pflege

Sofern häusliche Pflege nicht möglich ist, übernimmt die Pflegekasse einen Teil der Pflegekosten im Heim. Auch hier ist der monatliche Leistungsbetrag gestaffelt, von 770 Euro bei Pflegegrad 2 bis zu 2005 Euro bei Pflegegrad 5. In der Praxis wird dies für den Betroffenen jedoch nicht sichtbar, da der Eigenanteil für die Pflegekosten im Heim für alle Bewohner einheitlich, unabhängig vom Pflegegrad, berechnet wird (s. Seite 67f).

▶ **Für viele Leistungen der Pflegeversicherung gibt es Einschränkungen, Ausnahmeregelungen oder bestimmte Voraussetzungen. Nutzen Sie die Informationsmaterialien, die Sie in Pflegeberatungsstellen und von den Pflegekassen erhalten. Umfangreiche Informationen finden Sie auch in dem Ratgeber „Schnelle Hilfe im Pflegefall" der Stiftung Warentest.**

Die gesetzliche Krankenversicherung

Die Kosten, die im Zusammenhang mit der Diagnose und der Behandlung einer Krankheit entstehen, übernimmt die Krankenkasse. Das gilt auch bei einer demenziellen Erkrankung.

Die Diagnose einer Demenz ist sehr aufwendig und auch die anschließenden Therapiemaßnahmen und Medikamente kosten Geld. Anders als bei der Pflegeversicherung, die gesetzlich gleiche Leistungen vorschreibt, egal ob jemand gesetzlich oder privat versichert ist, gibt es bei der Krankenversicherung deutliche Unterschiede zwischen gesetzlich und privat Versicherten. Abhängig von den abgeschlossenen Verträgen können die Leistungen der privaten Krankenversicherungen, und bei Beamten auch die Beihilfe, deutlich von den gesetzlichen Ansprüchen abweichen. Dabei ist nicht alles nur zum Vorteil der Privatversicherten. Leistungen wie Haushaltshilfe, Unterstützung nach Krankenhausaufenthalt, Hilfs- und Heilmittel oder Palliativversorgung sind in der gesetzlichen Krankenversicherung deutlich umfangreicher als in den Basistarifen der privaten Versicherungen. Die nachfolgend beschriebenen Leistungen gelten deshalb nur für gesetzlich Krankenversicherte. Wenn Ihr Angehöriger privatversichert ist, müssen Sie seine Police genau prüfen.

Kostenübernahme und Zuzahlungen

Die gesetzlichen Krankenkassen gewähren in der Regel Sachleistungen. Das heißt, der Patient erhält die notwendige Maßnahme und die Kasse rechnet direkt mit dem Arzt, dem Krankenhaus, dem Therapeuten, dem Sanitätshaus oder der Apotheke ab. Für die Versicherten fallen allerdings Zuzahlungen an, beispielsweise 10 Euro je Rezept für häusliche Krankenpflege oder 10 Euro je Tag im Krankenhaus. Bei vielen Heil- und Hilfsmitteln beträgt die Zuzahlung 10 Prozent der Kosten.

→ Befreiung von Zuzahlungen

Wenn die persönliche Belastungsgrenze erreicht ist, ist es möglich, dass Ihr Angehöriger von den Zuzahlungen befreit wird. Diese Grenze liegt bei 2 Prozent des Bruttoeinkommens. Bei chronisch Kranken (auch Demenzpatienten) ist eine Reduzierung auf 1 Prozent möglich. Sammeln Sie daher alle Belege für Zuzahlungen übers Jahr und reichen Sie dann den Antrag auf Befreiung von der Zuzahlung ein.

Voraussetzung für die Leistungen der gesetzlichen Krankenkasse ist, dass ein Arzt eine Verordnung (ein Rezept) oder eine Überweisung in eine andere medizinische Einrichtung ausstellt. Bei vielen Verordnungen muss dann der Leistungserbringer noch eine Genehmigung der Kostenübernahme der Krankenkasse einholen. Das kann einige Tage, manchmal auch Wochen dauern. Manche Dienstleister gehen bereits in Vorleistung, auch wenn die Genehmigung der Krankenkasse noch nicht vorliegt. Lehnt die Kasse dann die Kostenübernahme ab, muss der Patient manchmal selbst für die entstandenen Kosten aufkommen. Erkundigen Sie sich deshalb vorher, wie das Genehmigungsverfahren abläuft und ob Sie und Ihr Angehöriger damit rechnen müssen, die Kosten selbst tragen zu müssen.

Häusliche Krankenpflege

Die gesetzlichen Krankenkassen finanzieren die sogenannte häusliche Krankenpflege, wenn sich dadurch ein Aufenthalt in einem Krankenhaus vermeiden oder verkürzen lässt. Diese Leistung umfasst Behandlungspflege (zum Beispiel Medikamentengabe), Grundpflege (zum Beispiel Hilfe beim Waschen und Anziehen) und die notwendige hauswirtschaftliche Hilfe. Sie wird im Regelfall für maximal vier Wochen gewährt, eine Verlängerung ist nur in Ausnahmefällen möglich. Für reine Behandlungspflege zahlt die Kasse über einen längeren Zeitraum hinweg, wenn diese im Rahmen einer medizinischen Therapie notwendig ist, beispielsweise die regelmäßige Behandlung eines Druckgeschwürs (Dekubitus). Psychiatrische Behandlungspflege wird für einen Zeitraum von bis zu vier Monaten übernommen. Voraussetzung für die häusliche Krankenpflege ist eine ärztliche Verordnung, im Falle der psychiatrischen Behandlungspflege ausdrücklich von einem Nervenarzt, Neurologen oder Psychiater. Die häusliche Krankenpflege dürfen nur Pflegedienste durchführen, die von der Krankenkasse zugelassen sind.

Lösungen finden!

Zuzahlungsbefreiung im Voraus. Normalerweise müssen Sie bei Zuzahlungen zunächst in Vorleistung gehen und alle Belege sammeln. Ist jedoch absehbar, dass nur ein geringes Einkommen besteht und hohe Zuzahlungen anfallen, lassen sich manche Kassen nach der einmaligen Zahlung des maximalen Zusatzbeitrages auf eine Befreiung von den Zuzahlungen für das ganze kommende Jahr ein.

Heilmittel

Heilmittel sind therapeutische Maßnahmen, die den Heilungsverlauf einer Erkrankung unterstützen können. Unterschieden werden drei Gruppen:

- **Physikalische Therapie.** Zur physikalischen Therapie gehören Massage- und Bewegungstherapie (Krankengymnastik), Traktionsbehandlung, Elektrotherapie, Kohlensäurebäder, Inhalations- und Thermotherapie. Diese Maßnahmen können beispielsweise die Bewegungsfähigkeit von Demenzkranken im fortgeschrittenen Krankheitsstadium fördern und so dem Verkümmern von Muskeln und dem Versteifen von Gelenken entgegenwirken. Sie werden hauptsächlich von Physiotherapeuten, Masseuren und medizinischen Bademeistern angeboten.
- **Stimm- und Sprachtherapie.** Diese Leistungen erbringen Logopäden und Sprachheilpädagogen. Hilfreich sind diese Maßnahmen beispielsweise bei Sprachschwierigkeiten und Schluckstörungen.
- **Ergotherapie.** Ergotherapeuten helfen den Patienten, ihre Fähigkeiten zur Bewältigung des Alltags wiederzuerlangen und zu erhalten. Für demenzkranke Menschen gibt es beispielsweise Übungen, um die Koordination zu schulen und die Gehirnaktivität anzuregen.

Hilfsmittel

Hilfsmittel sollen den Erfolg der Krankenbehandlung sichern, einer drohenden Behinderung vorbeugen oder eine Behinderung ausgleichen. Welches Hilfsmittel erforderlich ist, sollte der Arzt so genau wie möglich in seiner Verordnung beschreiben. Anhaltspunkte für verschreibungsfähige Hilfsmittel bietet das Hilfsmittelverzeichnis der Krankenkassen. Dieser Katalog wird regelmäßig aktualisiert. Es können jedoch auch Hilfsmittel beschafft werden, die nicht im Hilfsmittelverzeichnis aufgelistet sind, denn es muss im Einzelfall geprüft werden,

---

Teure Hilfsmittel werden von der Kasse in der Regel nur leihweise zur Verfügung gestellt. Fragen Sie daher immer zuerst bei der Kasse Ihres Angehörigen, welche Regeln für die Kostenübernahme gelten und mit welchen Lieferanten Verträge bestehen. Wenn Sie einfach beim Sanitätshaus oder im Internet ein Hilfsmittel kaufen, müssen Sie damit rechnen, dass die Kosten nicht übernommen werden.

ob ein Hilfsmittel notwendig ist oder nicht. Beispiele für Hilfsmittel sind:

- **Inkontinenzhilfen.** Saugende Vorlagen (Windeln) sind klassische Inkontinenzhilfen. Aus Kostengründen sind die Krankenkassen gesetzlich gezwungen, mit Großhändlern Lieferverträge zu vereinbaren und diese Verträge regelmäßig neu auszuschreiben. Welche Händler dies sind, muss die Krankenkasse ihren Versicherten mitteilen. Wenn Sie Inkontinenzhilfen woanders besorgen wollen oder eine andere Art verwenden wollen als die in dem Vertrag mit den Krankenkassen vorgesehene, müssen Sie die anfallenden Mehrkosten selbst bezahlen.
- **Toilettenhilfen.** Hierzu gehören beispielsweise Toilettenstühle oder Toilettensitzerhöhungen. In der Regel werden diese Hilfsmittel von Sanitätshäusern leihweise überlassen.
- **Mobilitätshilfen.** Rollstühle, Rollatoren oder Gehstöcke werden von den Krankenkassen bei Bedarf in einer Basisversion leihweise zur Verfügung gestellt. Wer eine komfortablere Ausstattung will, muss den Differenzbetrag zuzahlen.
- **Hilfsmittel bei Dekubitus.** Wenn ein Wundliegen droht oder sich bereits Hautschädigungen zeigen, übernimmt die Krankenkasse die Kosten für Spezialmatratzen oder besondere Polster zur Druckentlastung. Beraten Sie sich mit Pflegeexperten, wie die Dekubitusversorgung gestaltet werden kann und welche Hilfsmittel tatsächlich für die individuelle Situation am besten geeignet sind. Allgemeine Informationen aus dem Internet oder vom Sanitätshaus ohne persönliche Prüfung der Versorgungssituation reichen nicht aus.

Staatliche Unterstützung

Wer sich die notwendige Pflege nicht leisten kann, bekommt Hilfe aus den Sozialkassen. So ist ein Mindestmaß an Versorgungssicherheit für jeden sichergestellt.

Wenn kein Netzwerk familiärer oder ehrenamtlicher Helfer vor Ort vorhanden ist, muss Ihr Angehöriger damit rechnen, dass mit zunehmender Demenz umfassende Hilfe durch Profis nötig wird. Die Leistungen der Pflegeversicherung decken dann nur einen kleinen Teil der Kosten und zu den ohnehin üblichen Lebenshaltungskosten kommen dann schnell 1000 Euro und mehr für Betreuung und Pflege hinzu. Eine durchschnittliche Rente reicht dann nicht mehr aus. Vor allem, wenn ein Umzug ins Pflegeheim oder in eine ambulant betreute Wohngruppe ansteht, kommen viele Betroffene an die Grenze ihrer finanziellen Mittel. Voraussetzung für Leistungen der Sozialhilfe ist immer, dass der Betroffene zunächst sowohl sein eigenes Einkommen als auch sein Vermögen einsetzt, um seine Pflege zu finanzieren. Erst wenn bis auf einen kleinen Selbstbehalt alles verbraucht ist, springt der Staat ein.

Hilfe zur Pflege

Das Sozialamt zahlt die Hilfe zur Pflege für Pflegeversicherte, bei denen die Leistungen der Pflegekasse zusammen mit den eigenen finanziellen Mitteln nicht ausreichen, um den tatsächlichen Bedarf zu decken. Außerdem übernimmt das Sozialamt auch Pflegekosten für Bedürftige, die nicht pflegeversichert sind oder bei denen die Pflegeversicherung wegen fehlender Vorversicherungszeiten noch nicht leistungspflichtig ist.

Grundsätzlich gibt es Hilfe zur Pflege erst, wenn mindestens der Pflegegrad 2 festgestellt wurde. Liegt ein Pflegegutachten der Pflegekasse vor, ist dieses bindend. Ist die Pflegekasse nicht involviert, muss das Sozialamt selbst analog zu den Regeln der Pflegeversicherung den Pflegegrad feststellen.

Es ist gesetzlich vorgeschrieben, dass das Sozialamt immer zunächst prüfen muss, ob häusliche Pflegehilfe durch Angehörige oder Nachbarn übernommen werden kann. Ausgezahlt wird dann das Pflegegeld in gleicher Höhe wie bei der Pflegekasse. Auch Kosten für die Unterstützung der häuslichen Pflegesituation wie Pflegehilfsmittel, Wohnungsanpassung, Verhinderungspflege oder Tagespflege werden vom Sozialamt finanziert, soweit diese notwendig sind.

Auf folgende Arten kann das Sozialamt bei Bedarf Ihren Angehörigen unterstützen, je nachdem, wie die Pflege organisiert werden soll:

- **Pflegedienst.** Soll die häusliche Pflege durch einen Pflegedienst übernommen werden, muss ein Hilfeplan erstellt werden – am besten bei einem gemeinsamen Termin von Sozialamt und Pflegedienst beim Pflegebedürftigen. Nur die Leistungen, die im Hilfeplan mit dem Sozialamt vereinbart sind, können vom Pflegedienst erbracht und abgerechnet werden.
- **Pflegeheim.** Die Kosten fürs Pflegeheim übernimmt das Sozialamt nur, wenn die Pflege nicht in der Häuslichkeit sichergestellt werden kann. Dies muss das Sozialamt gesondert prüfen. Übernimmt das Sozialamt die Heimkosten, gewährt es dem Heimbewohner einen kleinen monatlichen Barbetrag, um Dinge des persönlichen Bedarfs, etwa den Friseur oder Zuzahlungen für Leistungen der Krankenkasse, zu finanzieren. Im Jahr 2019 sind dies 114,48 Euro (immer 27 Prozent vom Eckregelsatz der Sozialhilfe).
- **Wohngemeinschaften.** Unterstützung in ambulant betreuten Wohngemeinschaften ist im gesetzlichen Leistungsspektrum der Hilfe zur Pflege nicht gesondert vorgesehen. Einige Sozialämter werten Demenz-Wohngemeinschaften unter bestimmten Voraussetzungen jedoch ähnlich wie stationäre Einrichtungen und schließen mit den Betreibern sogenannte Leistungs- und Qualitätsvereinbarungen ab, in denen auch die umfassende Betreuung enthalten ist. Andere Sozialämter bewerten Wohngemeinschaften wie eine normale häusliche Versorgung durch einen ambulanten Pflegedienst und bestehen dementsprechend auf der Ausarbeitung eines individuellen Hilfeplans. Klären Sie deshalb unbedingt vor dem Umzug in eine Demenz-WG, ob

Lösungen finden!

Wenn es schnell gehen muss. Problematisch wird es vor allem, wenn nach einer Krisensituation, etwa einem Krankenhausaufenthalt, kurzfristig der Übergang in ein Heim ansteht. Liegt bereits ein Pflegegrad vor, verzichten manche Sozialämter auf eine Detailprüfung ab Pflegegrad 4, manchmal auch schon ab Pflegegrad 3. Andere bestehen immer auf der Vorprüfung. Um die Zeit zu überbrücken, können Sie es zunächst über die Kurzzeitpflege im Heim Ihrer Wahl versuchen. Vielleicht lässt sich der Krankenhausaufenthalt auch noch etwas hinauszögern durch die Überweisung auf eine geriatrische Station oder eine anschließende Rehamaßnahme.

und welche Regelungen zur Kostenübernahme durch das Sozialamt für diese bestimmte Wohngemeinschaft bestehen. Sonst droht vielleicht der Auszug, wenn die Kosten für die Wohngemeinschaft nicht mehr aus eigenen Mitteln finanziert werden können.

Unterhaltspflicht von Kindern und Ehepartnern

Zwar wird das Sozialamt zunächst in Vorleistung treten, wenn Bedürftige Pflege benötigen, es wird sich dann aber an eventuell vorhandene Kinder wenden, um zu prüfen, inwieweit diese in der Lage sind, aufgrund ihres Einkommens und Vermögens für den Unterhalt der Eltern aufzukommen. Gemeint ist der sogenannte Elternunterhalt, also die Unterhaltspflichten der Kinder für ihre Eltern. Grundsätzlich geht die Sozialgesetzgebung davon aus, dass Kinder mit all ihren verfügbaren Mitteln für die Versorgung ihrer Eltern einstehen. Mittlerweile gibt es aber diverse Gerichtsurteile, die insbesondere für die Pflegesituation festgestellt haben, dass Kinder nur bis zu einem bestimmten Teil für ihre Eltern aufkommen müssen. Es gilt die Maßgabe, dass die Kinder ihren bisherigen Lebensstandard halten können sollen, auch wenn sie Unterhalt für ihre Eltern zahlen. Im Einzelnen gelten dabei folgende Regelungen:

- **Einkommen.** Das monatliche Netto-Einkommen der Kinder berechnet sich aus den monatlichen Einkünften, abzüglich Steuern, Sozialabgaben, Versicherungen, berufsbedingte Werbungskosten und Altersvorsorge. Vom Rest wird ein Selbstbehalt abgezogen. Dabei orientieren sich die Sozialämter üblicherweise an der „Düsseldorfer Tabelle“. Danach liegt der Selbstbehalt im Jahr 2019 beim Elternunterhalt bei monatlich 1800 Euro. Dieser Betrag ist frei für die allgemeine Lebensführung. Von dem dann noch verbleibenden Rest kann das Sozialamt die Hälfte für den Elternunterhalt einfordern.

Pflegewohngeld für Heimbewohner wird in Mecklenburg-Vorpommern, Nordrhein-Westfalen und Schleswig-Holstein von den Sozialämtern gezahlt, um Heimbewohner von den Zahlungen der Investitionskosten zu entlasten. In der Regel müssen die Pflegebedürftigen ebenfalls nachweisen, dass ihr Einkommen für die Finanzierung des Pflegeplatzes nicht ausreicht. Weiteres Vermögen oder der Unterhalt der Kinder muss aber nur in Ausnahmefällen berücksichtigt werden.

- **Vermögen.** Grundsätzlich müssen Kinder ihr Vermögen zum Elternunterhalt einsetzen. Allerdings gibt es auch hier Schongrenzen. So muss ein selbstgenutztes Eigenheim in der Regel nicht verwertet werden und auch Rücklagen für die Sanierung und Modernisierung des Hauses und für die eigene Altersvorsorge sind geschützt.

Für Ehegatten gelten strengere Regeln beim Unterhalt als für Kinder. So sieht die Düsseldorfer Tabelle für das Jahr 2019 nur einen monatlichen Selbstbehalt von 1080 Euro für erwerbstätige und 880 Euro für nicht erwerbstätige Ehegatten vor. Ehegatten müssen auch ihr Vermögen einsetzen. Allerdings darf das selbstgenutzte Wohneigentum in der Regel weiter bewohnt werden, auch wenn der Pflegebedürftige ins Heim umzieht.

▶ Die Berechnung von Unterhaltsleistungen ist kompliziert. Die Sozialverbände VdK und SoVD und Fachanwälte für Sozialrecht helfen, die Grenzwerte zu berechnen und die Bescheide vom Sozialamt zu überprüfen. Holen Sie sich bei diesen Fachleuten Rat, um die Ansprüche Ihres Angehörigen gegenüber dem Sozialamt zu sichern.

Teilhabe bei Schwerbehinderung

Wer an einer Demenz leidet, ist in der Regel auch schwerbehindert. Für Schwerbehinderte sieht das Sozialgesetz besondere Ausgleichsleistungen vor.

Menschen mit Demenz sind meistens in ihrer Lebensführung behindert, weshalb für sie auch Regelungen für Schwerbehinderte gelten. Bei der Ermittlung des Grades der Behinderung werden sowohl einzelne Hirnleistungsstörungen, etwa Störungen des Tag-Nacht-Rhythmus oder Sprachschwierigkeiten, als auch komplexe Gesamtschäden des Gehirns berücksichtigt. Letztlich geht es um die Frage, inwieweit der Alltag gemeistert werden kann.

Die Bewertung der Schwere der Behinderung erfolgt durch das zuständige Amt, je nach Bundesland meistens die Sozialämter

Die Merkzeichen im Behindertenausweis

Menschen, bei denen der Grad der Behinderung (GdB) mindestens 50 beträgt, können einen Schwerbehindertenausweis beantragen. Je nach Art ihrer Beeinträchtigung wird der Ausweis mit Merkzeichen versehen, aus denen sich unterschiedliche Vorrechte ergeben.

Merkzeichen	
G	Das „G" zeigt an, dass sich ein Mensch nur sehr eingeschränkt bewegen kann. Das Merkzeichen berechtigt zu Freifahrten[1] im Nahverkehr. Menschen mit einem „G"und einem GdB von mindestens 70 können zusätzlich Parkerleichterungen beantragen.
aG	Das „aG" steht für außergewöhnlich gehbehinderte Menschen. Sie sind zu Freifahrten[1] im Nahverkehr berechtigt und können einen besonderen blauen Parkausweis bekommen, mit dem sie in Fußgängerzonen, im Halteverbot und auf Anwohnerparkplätzen parken dürfen.
H	Wer länger als sechs Monate Hilfe bei Alltagsverrichtungen wie Anziehen oder Essen benötigt, erhält das Merkzeichen „H". Betroffene – meist Blinde, Rollstuhlfahrer oder Hirngeschädigte – bekommen damit Freifahrten[2] und Steuererleichterungen.
Bl	Blinde und stark sehbehinderte Menschen können Parkerleichterungen in Anspruch nehmen, die denen für das Merkzeichen „aG" entsprechen. Das Merkzeichen „Bl" erlaubt auch Freifahrten[2] für den Ausweisinhaber sowie eine Begleitperson oder -hund im Nahverkehr.
Gl	„Gl" steht für „gehörlos". Besitzer eines Ausweises mit diesem Zeichen können Freifahrten im Nahverkehr[1] und Steuererleichterungen in Anspruch nehmen.
B	Das „B" im Schwerbehindertenausweis berechtigt, unentgeltlich eine Begleitperson im Nah- und Fernverkehr sowie bei vielen innerdeutschen Flügen mitzunehmen.
RF	„RF" bekommen Menschen, die aufgrund ihrer Behinderung keine öffentlichen Veranstaltungen besuchen können, etwa weil sie andere stören. Ihr Rundfunkbeitrag wird um ein Drittel ermäßigt und beträgt dann 5,99 Euro pro Monat. Auch Blinde und Gehörlose erhalten „RF".

1) Fällig wird allerdings eine Jahresgebühr von 80 Euro für eine Wertmarke. In Sonderfällen, etwa wenn der Betroffene Empfänger von Grundsicherung im Alter ist, gibt es die Wertmarke kostenlos. Schwerbehinderte mit einem Grad der Behinderung von mindestens 70 erhalten zudem die BahnCard 50 der Deutschen Bahn zum halben Preis.
2) Notwendig ist nur eine kostenlose Wertmarke für den Ausweis.

oder Versorgungsämter. Diese stützen sich dabei in der Regel auf vorgelegte ärztliche Gutachten und Berichte. Der Pflegegrad der Pflegekasse ist nicht unbedingt ein Bewertungsmaßstab, genauso wie umgekehrt der Schwerbehindertenausweis nicht bei der Begutachtung des Pflegebedarfs berücksichtigt wird. Dennoch kann das Pflegegutachten die anderen ärztlichen Unterlagen ergänzen und den Gesamteindruck vervollständigen. Eine individuelle, persönliche Inaugenscheinnahme des Antragstellers ist jedoch normalerweise nicht vorgesehen.

Entsprechend der Gesamtbewertung aller Einschränkungen (zusätzlich zur Demenzerkrankung können auch noch weitere krankheitsbedingte Beeinträchtigungen vorliegen) entscheidet das Amt über einen Grad der Behinderung (GdB). Wer einen GdB von mindestens 50 Prozent hat, hat Anspruch auf einen Schwerbehindertenausweis. In diesem Ausweis wird neben dem GdB auch die Art der Einschränkung als Merkzeichen eingetragen.

Nachteilsausgleiche

Je nach GdB und Merkzeichen gibt es unterschiedliche Nachteilsausgleiche. Damit soll Menschen mit Behinderungen die Teilhabe am öffentlichen Leben erleichtert werden. Dazu gehören beispielsweise Freifahrten im öffentlichen Personennahverkehr für den Betroffenen und bei Bedarf auch für seine Begleitperson, die Nutzung von Behindertenparkplätzen, die Ermäßigung der Kfz-Steuer für den notwendigen Pkw des Behinderten (bei Demenz mit einem anderen Fahrer), Steuerermäßigungen für zusätzliche, durch die Demenzbehandlung entstandene Aufwendungen, Reduzierung oder Befreiung von Rundfunk- und Fernsehgebühren und Abschläge von der Einkommensermittlung für den Wohnberechtigungsschein. Darüber hinaus gewähren viele Dienstleister, Veranstalter und Vereine Ermäßigungen für Schwerbehinderte. Manche Kommunen bieten auch eine vergünstigte Hundesteuer für Schwerbehinderte.

Für jüngere Betroffene, die noch berufstätig sind, kann es hilfreich sein, dass Schwerbehinderte Ansprüche auf besondere Leistungen am Arbeitsplatz haben, etwa auf eine auf die Bedarfe angepasste Büroausstattung. Für Arbeitgeber gibt es Nachteilsausgleiche bei eingeschränkter Leistungsfähigkeit. Darüber hinaus haben schwerbehinderte Arbeitnehmer Anspruch auf zusätzliche Urlaubstage und einen umfassenden Kündigungsschutz.

Rechte und Ansprüche pflegender Angehöriger

Auch Sie selbst haben Rechte und Ansprüche, wenn Sie Ihren Angehörigen zu Hause pflegen, insbesondere dann, wenn Sie deshalb im Job kürzer treten müssen.

Die Pflege eines Angehörigen im privaten Umfeld ist eine große Leistung, die nach wie vor gesellschaftlich nicht in vollem Umfang gewürdigt wird. Die Pflegeversicherung hatte von Beginn an ein paar Leistungen speziell für pflegende Angehörige vorgesehen, etwa Pflegekurse (siehe S. 105f) oder Beiträge zur Rentenversicherung. Insbesondere mit Blick auf berufstätige Frauen wurde in den letzten Jahren nachgearbeitet, sodass nun auch die Vereinbarkeit von Beruf und Pflege unter wirtschaftlichen Gesichtspunkten stärker berücksichtigt wird. Dennoch bleibt es aber dabei, dass die langfristige Übernahme von Pflegeverantwortung häufig mit finanziellen Einschnitten verbunden ist.

Kurzzeitige Arbeitsverhinderung

Wenn ein akuter Pflege-(Not-)Fall auftritt, kann ein Familienangehöriger bis zu zehn Tage von seiner Arbeit fernbleiben. Voraussetzung ist, dass der Arbeitgeber umgehend darüber informiert wird, auch über die voraussichtliche Dauer. Für die Abwesenheitszeit zahlt die Pflegekasse des Kranken auf Antrag eine Lohnersatzleistung, die ca. 90 Prozent des durchschnittlichen Nettogehalts entspricht. Diesem Antrag sollte ein ärztliches Attest mit einer Bescheinigung des Pflegebedarfs beiliegen. Dieser Anspruch ist grundsätzlich auf insgesamt zehn Tage beschränkt. Allerdings kann er aufgeteilt werden, wenn beispielsweise zunächst nur fünf Tage benötigt werden und später die restlichen Tage.

Pflegezeit

Wer in einem Unternehmen mit mehr als 15 Beschäftigten arbeitet, kann sich für die Pflege eines Angehörigen bis zu sechs Monate ganz oder teilweise vom Job freistellen lassen. In dieser Zeit besteht jedoch kein Anspruch auf das ausgefallene Gehalt. Wer das wirtschaftliche Risiko etwas ausgleichen will, erhält vom Bundesamt für Familie und zivilgesellschaftliche Aufgaben (BAFzA) ein zinsloses Darlehen, das in Raten ausgezahlt wird. Nach Ende der Pflegezeit muss dieses Darlehen ebenfalls in Raten wieder zurückgezahlt werden.

Angehörige im rechtlichen Sinne sind enge Verwandte, Ehe- oder Lebenspartner. Je nach gesetzlicher Norm ist der Angehörigenbegriff auf eine oder zwei Generationen beschränkt. Falls Sie kein enger Verwandter des Betroffenen sind, sollten Sie sich informieren, welche Leistungen dennoch für Sie in Betracht kommen, da hier jeweils unterschiedliche Regelungen gelten.

Familienpflegezeit

Wer seinen Job für bis zu 24 Monate für die häusliche Pflege seines Angehörigen reduzieren will, hat darauf einen Rechtsanspruch, wenn er in einem Unternehmen mit mehr als 25 Beschäftigten arbeitet. Damit anschließend eine Rückkehr in den Beruf möglich ist, muss die reduzierte Arbeitszeit mindestens 15 Wochenstunden betragen. Auch hier springt das BAFzA mit einem zinslosen Kredit für den Lohnausfall ein, der im Anschluss an die Familienpflegezeit in Raten wieder zurückzuzahlen ist.

Beiträge zur Rentenversicherung von der Pflegeversicherung

Wer regelmäßig mindestens zehn Stunden pro Woche an wenigstens zwei Tagen einen Pflegebedürftigen ab Pflegegrad 2 versorgt, erhält Beiträge zur Rentenversicherung aus der Pflegekasse. Diese Leistungen gibt es unabhängig davon, ob jemand vorher berufstätig war oder nicht und ob er seinen Job ganz aufgibt oder nur reduziert (maximal 30 Arbeitsstunden Berufstätigkeit pro Woche). Die Zeit der Pflege wird voll auf die sogenannte Wartezeit der Rentenversicherung angerechnet. Außerdem zahlt die Pflegeversicherung je nach Pflegegrad des Betroffenen und je geleisteter Pflegestunden Beiträge in die Rentenkasse, die auf den späteren Auszahlungsbetrag angerechnet werden.

▶ **Tipps zu finanziellen Unterstützungsangeboten bei der Reduzierung der Berufstätigkeit wegen der Pflege eines nahen Angehörigen finden Sie unter www.wege-zur-pflege.de (unter der Rubrik „Familienpflegezeit"). Dort finden Sie auch einen Internetrechner, mit dem Sie die finanziellen Auswirkungen bei der Inanspruchnahme von Pflegezeit und/oder Familienpflegezeit abschätzen können.**

Hilfe

1 Adressen
Kontakte und Internetadressen, die Ihnen weiterhelfen können.

2 Stichwortverzeichnis
Alle wichtigen Begriffe auf einen Blick – für ein leichtes Nachschlagen.

Adressen

Beratung (Auswahl)

Deutsche Alzheimer Gesellschaft e. V.
Friedrichstr. 236
10969 Berlin-Kreuzberg
Tel: 030/25937950
www. deutsche -alzheimer.de

Alzheimer Angehörigen-Initiative
Reinickendorfer Str. 61
13347 Berlin
Tel.: 030/47378995
www.alzheimer-organisation.de

Landesinitiative Demenz-Service NRW
Koordinierungsstelle
Gürzenichstraße 25
50667 Köln
Tel.: 0221/93184727
www.demenz-service-nrw.de

Angehörigenberatung e. V.
Beratungsstelle für Angehörige von Menschen mit Demenz in Nürnberg
Adam-Klein-Str. 6
90429 Nürnberg
Tel. 0911/266126
www.angehoerigenberatung-nbg.de

Internetadressen (Auswahl)

Mehr zu Demenz

Wegweiser Demenz
www.wegweiser-demenz.de

Kompetenznetz Demenzen
www.kompetenznetz-demenzen.de

Alzheimer Forschung Initiative e. V.
www.alzheimer-forschung.de

Aktion Demenz e. V.
www.aktion-demenz.de

Informationen zur Pflege

Netzwerk Pflegeberatung
www.pflegebegleitung.de

Staatliche Pflegestützpunkte und Pflegeberatung
www.pflegestuetzpunkt-online.de
www.pflegestuetzpunkte-deutschlandweit.de
www.pflegenetz.sachsen.de
www.pflegeberatung-sachsen-anhalt.de

Pflegenetz-Forum
forum.pflegenetz.net

Treffpunkt für pflegende Angehörige
www.pflegendeangehoerige.info

Wege zur Pflege
www.wege-zur-pflege.de

Beratung für pflegende Angehörige
www.pflegen-und-leben.de

Urlaub und Pflege
www.urlaub-und-pflege.de

Bundesarbeitsgemeinschaft der Senioren-Organisationen e. V. (BAGSO)
www.bagso.de

Deutsche Seniorenliga e. V.
www.deutsche-seniorenliga.de

Weisse Liste
www.weisse-liste.de

Wohnumfeld anpassen

Barrierefrei leben e. V.
www.barrierefrei-leben.de

Bundesarbeitsgemeinschaft Wohnungsanpassung
www.wohungsanpassung-bag.de

Kreditanstalt für Wiederaufbau (KfW)
www.kfw.de

Stichwortverzeichnis

A

Aggressionen
- bei Demenz 131
- bei der Pflege 29

Aktivität, körperliche 126
Alleinleben mit Demenz 45
- Grenzen erkennen 59
- Unterstützung für 46

Alltag gestalten 73
Alzheimergesellschaften 20
Alzheimerkrankheit 13
Ansprüche, eigene 198
Antidementiva 17
Antidepressiva 17
Antipsychotika 17
Appetit 91
- anregen 92
- zügeln 92

Arbeitsverhinderung, kurzzeitige 198
Aufenthaltsbestimmung 174
Austausch mit Außenstehenden 37
Auszeiten von der Pflege 6
Autofahren mit Demenz 110

B

Baden 98
Badezimmer sicher gestalten 58
Barrierefreiheit 57
Begleitung, psychische 21
Behandlungspflege 189
- , psychiatrische 139, 189

Behindertenausweis 196
Beratung 19
- im Internet 21
- , rechtliche 20
- zu Hause 20

Berufsbetreuer 175
Berufstätigkeit reduzieren 28, 99
Beruhigungsmittel 127
Berührungen 81
Beschäftigung in Haus und Garten 83
Betreuung 49
- Arbeitgebermodell 51
- Entsendemodell 51
- Haushaltshilfe 52
- rund um die Uhr 51
- stundenweise 49, 138
- zu Hause 137

Betreuung, gesetzliche 174
- Aufgaben 174
- Aufwandsentschädigung 175

Betreuungsangebote, professionelle 137
Betreuungsdienstleistungen 138
Betreuungsgericht 174
Betreuungskräfte, ausländische 51
Betreuungsrecht 174
Betreuungsverfügung 175
Bett sichern 56
Bewegung 84
Bewegungsdrang 126
Bewegungsmelder 50
Bezugspersonen 83
- im Krankenhaus 113
- , mehrere 125

Blasenkatheter 103
Blutdrucksenker 17
Body-Mass-Index (BMI) 91
Bürgerrechte bei Demenz 168

D

Dehydration erkennen 90
Dekubitus (siehe Wundliegen)
Deliktfähigkeit 169
Delir 14, 114
- Risikofaktoren 115

Demenz-Betroffene
- in Entscheidungen einbeziehen 32
- informieren 18
- , junge 149, 197
- verstehen 122
- Wünsche kennen 32

Demenz-Diagnose 5, 12
- Alzheimerkrankheit 15
- , fortgeschrittene 62
- , frontotemporale 16
- Lewy-Körperchen-Demenz 16
- Mischformen 17
- , vaskuläre 15

Demenz-Café 49
Demenzchöre 84
Demenzdörfer 66
Depressionen im Alter 13
Düsseldorfer Tabelle 194

E

Ehrenamtliche Helfer 136
Einkaufsservice 48

Einrichtungseinheitlicher Eigenanteil (EEE) 65
Ekel-Empfindungen in der Pflege 125
Elternunterhalt 194
Entlastung 132
Entlastungsbetrag 184
Entscheidungen finden 35, 37, 39
– in Gruppen 36
– , medizinische 172
Entspannungstechniken 81, 130
Ergotherapie 17, 190
Erinnern 78
– , Orte des 17
Erinnerungen
– nutzen 78
– , Verlust der 149
Erinnerungsalbum 78
Erkrankungen, degenerative 13
Ernährung 88, 91
– , schlechte 61
Essen 88
– anrichten 95
– auf Rädern 48
– , geeignetes 94
– , mangelhaftes 61
– , regelmäßiges 48
– Temperatur 96
Exsikkose 14

F

Familie informieren 37
Familienpflegezeit 199
Familienposter 79
Familienrat 38
Fernsehen 86
Feuer, offenes 109
Feuerschutz 56
Finanzierung der Pflege 167
Flüssigkeitsbedarf 90
Flüssigkeitsmangel 14
Fragen, wiederholende 74
Freiheitsbeschränkende Maßnahmen 127
Fußpflege 101

G

Gartentherapie 83
Gasherde 109
Gedächtnissprechstunden 12
Gedächtnistraining 17
Gefährliche Situationen 61
Gefühle ernst nehmen 77
– , negative 152
Gehirnjogging 18
Gehirntumor 14
Geld, Umgang mit 48
Gerinnungshemmer 17
Gerontopsychiatrie 131
Geschäftsunfähigkeit 168
Gesellschaftsspiele 86
Gesprächskreise 133
Gesundheitliche Versorgungsplanung für die letzte Lebensphase 156
Gewalt
– des Betroffenen 127, 131
– durch andere Pflegepersonen 121, 129, 130
– , psychische 121, 129
Gewichtsverlust 91
Grad der Behinderung (GdB) 196
Grundpflege 189

H, I

Haftpflichtversicherung 170
Haftung 173
Harninkontinenz 102
Harnröhrenkatheter 103
Haushalt, Unterstützungsangebote 47
Haushaltsdienst 48
Haushaltshilfe 52, 139
– Kosten 140
– Steuern sparen 140
Hausnotruf 57, 186
Hausratversicherung 170
Hautpflege 101
Heilmittel 190
Herd sichern 56, 109
Herumirren 50, 126
Hilfe zur Pflege 192
Hilfenetz aufbauen 25, 46, 136
Hilfsmittel 190
Hobbys 17, 83, 86
Hörhilfen prüfen 76
Hospizhilfe, ambulante 155
Hygiene 98
Information im Internet 21
Inkontinenz 102, 103, 191

K, L

Kalorienbedarf 88
Katheter, suprapubischer 103
Kinder, Umgang mit 107
Kleidung wechseln 100
Kommunikation 6, 74
– , nonverbale 80
– , Probleme in der 74
– , verbale 76
Konflikte bewältigen 121

Kontakte erhalten 105
Körperhygiene 61, 99, 121
– , Unterstützung bei der 139
Körperliche Einschränkungen erkennen 76, 150
Krankenhaus 112
– Aufenthalt vorbereiten 113
Krankenpflege, häusliche 189
Krankenversicherung, gesetzliche 188
– Leistungen 188
– Sachleistungen 188
– Zuzahlungen 188
Krankenversicherungen, private 188
Kunsttherapie 17
Kurzzeitgedächtnis 74
Kurzzeitpflege 135, 185
Lewy-Körperchen-Demenz 16
Logopädie 17, 75

M

Mahlzeiten 82, 88, 92
Mangelernährung 61
Maßnahmen
– , freiheitsentziehende 172
– , lebenserhaltende 155, 172, 177
Medicproof 181
Medikamente 16, 17
– im Krankenhaus 113
– , Nebenwirkungen von 14
Medizinische Versorgung regeln 176
Medizinischer Dienst der Krankenversicherung (MDK) 181
Mobile Soziale Dienste 139
Mobilität 111
Mobilitätshilfen 191
Musiktherapie 17

N

Nachbarschaft 47
Nachteilsausgleiche 197
Nachtruhe 87
Nachtstruktur schaffen 82
Nährstoffe, wichtige 88
Nahrungsergänzungsmittel 88
Neurologen 11

O, P

Optische Täuschungen vermeiden 54
Palliativnetzwerke 155
Parkinsonkrankheit 13
Patientenverfügung 33, 176
PEG-Sonde 96
Persönlichkeit, Veränderungen der 10, 149
Pflege
– Entlastung 132
– finanzieren 167
– , Gewalt in der 121
– mit Beruf kombinieren 29
– Motive 24
– professionelle Dienste 25
– , vollstationäre 187
Pflegebedarf, erhöhter 58
Pflegebescheid 181
Pflegedienste, ambulante 50, 138, 193
Pflegeeinrichtung
– Einrichtung auswählen 63
– Qualitätskriterien 64
– Therapie- und Betreuungsangebote 64
Pflegegrade 179, 183
– Begutachtung vorbereiten 181
– , Leistungen je 183
– Widerspruch 182
Pflegegradrechner 180
Pflegeheim 62
– Kosten 66
– Personal 65
Pflegehilfsmittel 186
Pflegekasse 65, 181
Pflegekosten 65
Pflegekurse, Kosten 104
Pflegesachleistung 183
Pflegestützpunkte 19
Pflegeversicherung 104, 139, 167
– Antrag stellen 179, 181
– Begutachtungsbesuch 181
– ergänzende Leistungen 185
– , Leistungen der 179, 184
Pflegewohngeld 194
Pflege-Wohngemeinschaft 66
– Zuschlag 186
Pflegezeit 29, 198
Pflege-Zusatzversicherungen 187
Physiotherapie 17
Psychiater 11

R, S

Rentenversicherung, Beiträge von der Pflegeversicherung 199
Ressourcen einschätzen 25
Scham in der Pflege 125
Schilddrüsenunterfunktion 14

Schlaf- und Beruhigungsmittel 87
Schlafstörungen 87
Schluckstörungen 94, 190
Schmerzen erkennen 127
Schuldgefühle 152, 157
Schulungen zu Hause 104
Schulungskurse 103
Schwerbehinderung 195
Selbsthilfegruppe 134
Selbstständigkeit erhalten 54
Sinnesreize aktivieren 81
Sitzgymnastik 84
Snoezelen 81
Sozialamt, Unterstützungen durch das 192
Sozialhilfe 192
Sprache, Verlust der 150
Sprachschwierigkeiten 190
Sprechen 74, 76
– ohne Worte 80
– trainieren 84
Sterbephase begleiten 154
Stimm- und Sprachtherapie 190
Stimulation, basale 81
Streit 78
Stuhlinkontinenz 102

T

Tages- und Nachtpflege 185
Tagesablauf 54, 82
– , geregelter 46
Tagespflege 49, 140
– Kosten 141
Tanz-Cafés 85
Testament 169
Testierfähigkeit 169
Therapie 16
– , frühzeitige 16
– , nicht medikamentöse 16, 17
– , physikalische 190
Tiere 107
Tod 147, 150, 153, 157
Toilettenhilfen 191
Trauerbegleiter 157
Trauerprozess 150, 154
Treppe sichern 56
Trinken, ausreichendes 48, 61, 90, 96

U

Überlastung, Warnzeichen der 128
Überschwemmungsschutz 57
Umfeld, soziales 16, 17, 105
Umzug 29, 60, 62
– ins Heim 150
Unfallschutz 56
Unfallversicherung 170
Unterernährung 89
Unterhaltspflicht 194
Unterstützung für ältere Mieter 26
Unterstützungsangebote 26
Urlaub 135

V

Validation 79
Vergesslichkeit 10
Verhalten, auffälliges 10, 106
Verhaltenstherapie 17
Verhinderungspflege 135, 137, 184, 186
Verkehrsmittel, öffentliche 111
Vermögenssorge 174
Versicherungsschutz 169
Verständniskarte 106
Verständnisprobleme 74
Verwahrlosung 60
Verwirrung 124
Vollmacht 168, 170, 173, 176
Vorsorgedokumente 33, 176
Vorsorgevollmacht 33, 172

W, Z

Wahnvorstellungen 131
Weglaufen 50, 126
Wohnberatungsstellen 53, 58
Wohnformen, alternative 62
Wohngemeinschaften für Pflegebedürftige und Demenzkranke (siehe Pflege-Wohngemeinschaft)
Wohnung
– anpassen 187
– , barrierefreie 57
– , Orientierung in der 53
– Orientierung verbessern 55
– Pflege erleichtern 58
– sicher gestalten 30, 53
– Unfälle vermeiden 57
Wortfindungsstörungen 74
Wundliegen 101
Zahnprothese 93
Zahnschmerzen 93

Die Stiftung Warentest wurde 1964 auf Beschluss des Deutschen Bundestages gegründet, um dem Verbraucher durch vergleichende Tests von Waren und Dienstleistungen eine unabhängige und objektive Unterstützung zu bieten.

Die Autorin: Heike Nordmann ist Fachreferentin für ambulant betreute Wohngemeinschaften und Tagespflege bei einem Verband privater Pflegedienste. Die Erfahrungen aus der Beratungsarbeit nutzt sie als Autorin von Fachbüchern und Ratgebern u. a. zu Demenz, Betreuungsrecht und Patientenverfügung.

Unsere Experten:
Prof. Dr. Peter Berlit ist Generalsekretär der Deutschen Gesellschaft für Neurologie. Zuvor war er 25 Jahre Chefarzt der Klinik für Neurologie am Alfried Krupp Krankenhaus Essen.
Gerlinde Strunk-Richter ist Lehrkraft für besondere Aufgaben/Pflegeexpertise an der Fakultät Pflegewissenschaften an der Privaten Hochschule Vallendar. Zuvor war sie viele Jahre Leiterin des Bereichs Demenz im Kuratorium Deutsche Altershilfe.

Stiftung Warentest
Lützowplatz 11–13
10785 Berlin
Telefon 0 30/26 31–0
Fax 0 30/26 31–25 25
www.test.de
email@stiftung-warentest.de

USt-IdNr.: DE136725570

Vorstand: Hubertus Primus
Weitere Mitglieder der Geschäftsleitung:
Dr. Holger Brackemann, Daniel Gläser

Programmleitung: Niclas Dewitz

Autorin: Heike Nordmann
Projektleitung: Veronika Schuster
Lektorat: Eva Gößwein, Berlin
Mitarbeit: Merit Niemeitz
Korrektorat: Nicole Woratz
Fachliche Unterstützung: Ulrike Steckkönig, Finanztest, Antje Jones, Angehörigenberatung e. V. Nürnberg
Fotografien Umschlag und Innenteil: Sibylle Fendt/Ostkreuz
Titelentwurf: Josephine Rank, Berlin
Layout: Büro Brendel, Berlin
Grafik, Satz: Sylvia Heisler

Produktion: Vera Göring
Verlagsherstellung: Rita Brosius (Ltg.), Romy Alig, Susanne Beeh
Litho: tiff.any, Berlin
Druck: brandenburgische universitätsdruckerei, potsdam

ISBN: 978-3-7471-0043-1

Wir haben für dieses Buch 100 % Recyclingpapier und mineralölfreie Druckfarben verwendet. Stiftung Warentest druckt ausschließlich in Deutschland, weil hier hohe Umweltstandards gelten und kurze Transportwege für geringe CO_2-Emissionen sorgen. Auch die Weiterverarbeitung erfolgt ausschließlich in Deutschland.